抜髄する前にもう一度歯髄診断をしよう

失敗しない歯髄保存療法

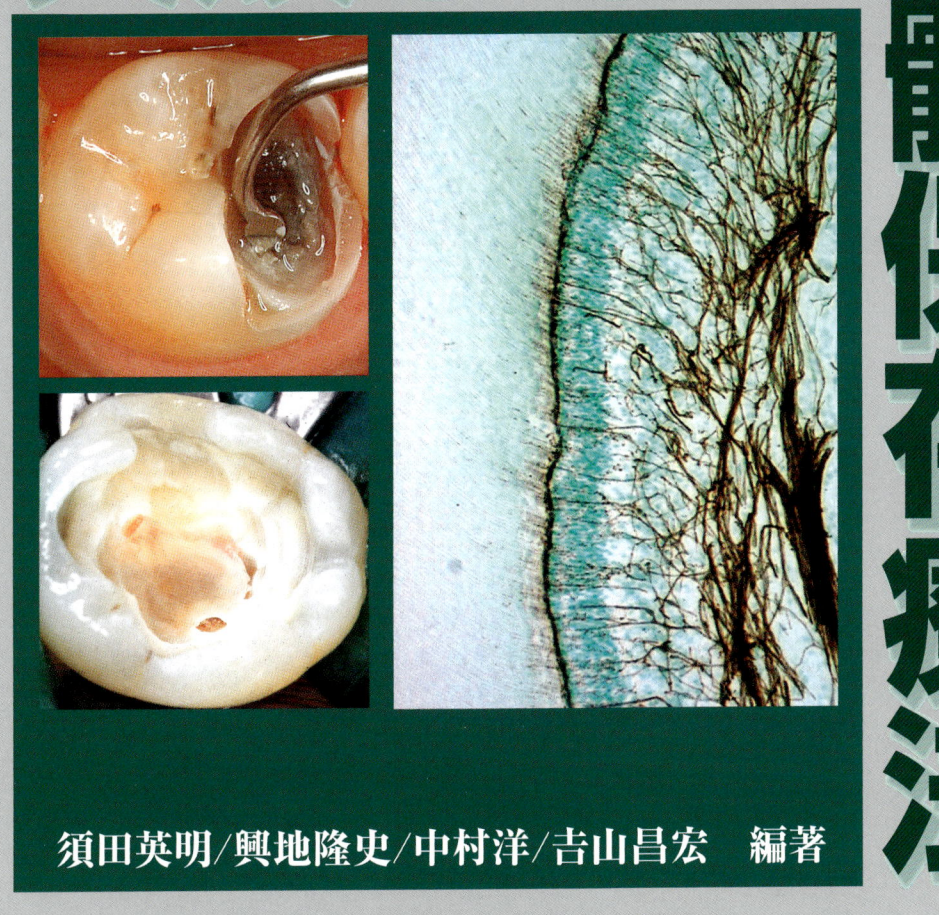

須田英明／興地隆史／中村洋／吉山昌宏　編著

クインテッセンス出版株式会社　2006

Tokyo, Berlin, Chicago, London, Paris, Barcelona, Istanbul, Milano, São Paulo, Moscow, Prague, Warsaw, New Delhi, Beijing, and Bukarest

刊行にあたって

　歯内療法という言葉から直ぐに連想されるのは，ファイルを手にして根管と格闘している歯科医師の姿ではないでしょうか．しかし，最善の歯内療法は，疑いもなく歯髄の保護・保存です．歯髄が喪われた歯は，歯根破折，歯質の変色，う蝕の易進行性，難治性疼痛の惹起，根尖性歯周炎の発症，根管内事故の発生など，さまざまな問題を抱え込むことになります．根管の解剖学的複雑性を考えてみても，歯髄が安易に手を入れるべき領域でないことは明らかです．歯髄というパンドラの箱を開ければ，さまざまな災いが降り注ぐ恐れがあります．

　他方，症例を的確に選択すれば，歯髄保存療法の成功率は非常に高いことが証明されています．近年の接着歯学の進歩や手術用顕微鏡を利用するマイクロエンドドンティクスの普及は，歯髄保護・保存の術式をさらに確実かつ容易にしています．しかしながら，日常の臨床では歯髄を保存すべきか抜髄すべきか迷うことが少なくありません．このような境界領域の症例では，歯髄保存の可否を100パーセント正確に鑑別するのは困難ですので，当然のことといえるでしょう．しかしながら，グレイゾーンにある症例を，歯髄保存の成功率が可能性の高いものと低いものとに鑑別・分類することは可能です．換言すれば，保存不可能な歯髄を残そうと無駄な努力を重ねたり，保存可能な歯髄を抜髄してしまう誤りを，できる限り回避することはできます．

　本書では，最新の基礎的・臨床的知識と臨床データとを基盤にして，10名の著者が歯髄保護・保存に関する今日的原則と多数の臨床ヒントを提供しています．われわれが歯髄保護・保存に努めれば，いわゆる歯内療法の難治症例は激減するはずです．本書の内容が，皆様の歯内療法の臨床に少しでも応用され，役立つことを心より願っております．

2006年9月

　　　　　　　　　　　　　　　　　　編集委員　　須田英明
　　　　　　　　　　　　　　　　　　　　　　　　興地隆史
　　　　　　　　　　　　　　　　　　　　　　　　中村　洋
　　　　　　　　　　　　　　　　　　　　　　　　吉山昌宏

[編著者]（五十音順）

興地　隆史（おきぢ　たかし）
兵庫県出身
歯学博士
1984年　東京医科歯科大学卒業
1988年　東京医科歯科大学大学院修了
1994年　スウェーデン王国イエテボリ大学留学
2001年　新潟大学歯学部附属病院教授（総合診療部）
現在　　新潟大学大学院教授（う蝕学分野）

〈主な著書〉
『Seltzer and Bender's Dental Pulp』Quintessence Publishing 2002年（共著）／『エンドサージェリーのエッセンス アトラス外科的歯内療法』クインテッセンス出版 2003年（共著）／『保存修復学21』永末書店 2006年（共著）

須田　英明（すだ　ひであき）
群馬県出身
歯学博士
1974年　東京医科歯科大学卒業
1978年　東京医科歯科大学大学院修了
1981年　英国ブリストル大学留学
1990年　東京医科歯科大学歯学部教授
現在　　東京医科歯科大学大学院教授（歯髄生物学分野）

〈主な著書〉
『Seltzer and Bender's Dental Pulp』Quintessence Publishing 2002年（共著）／『Pathways of the Pulp』Mosby 2002年（共著）／『Essential Endodontology』Blackwell Publishing 2006年（共著）

中村　洋（なかむら　ひろし）
愛知県出身
歯学博士
1968年　愛知学院大学歯学部歯学科卒業
1981年　University of California San Francisco校留学
　　　　（客員教授）
現在　　愛知学院大学歯学部教授（口腔治療学講座）
　　　　愛知学院大学口腔先端科学研究所所長

〈主な著書〉
『歯内療法のインデザイン』デンタルダイヤモンド社 2006年（共著）／『カラーアトラスハンドブック・歯内療法臨床ヒント集』クインテッセンス出版 2004年（共著）／『歯科医療事故予防学』医歯薬出版 2003年（共著）

吉山　昌宏（よしやま　まさひろ）
大阪府出身
歯学博士
1982年　徳島大学歯学部卒業
1986年　徳島大学大学院歯学研究科終了
1994年　ジョージア医科大学歯学部客員講師
2000年　岡山大学歯学部教授
現在　　岡山大学大学院教授（歯科保存修復学分野）

〈主な著書〉
『目的別PMTCとオーラルケア』クインテッセンス出版 2006年（共著）／『う蝕治療のミニマルインターベンション 象牙質‐歯髄を守るために』クインテッセンス出版 2004年（監修）／『現代の治療指針　全治療分野とカリオロジー』クインテッセンス出版 2003年（共著）

[著者]（五十音順）

子田　晃一（こた　こういち）
新潟県出身
歯学博士
1970年　東京医科歯科大学卒業
1970年　新潟大学歯学部助手
1980年　デンマーク国王立歯科大学留学
1984年　新潟大学歯学部助教授
現在　　新潟大学大学院助教授（う蝕学分野）

〈主な著書〉
『接着歯学 Minimal Interventionを求めて』医歯薬出版 2002年（共著）／『保存修復学21』永末書店 1998年（共著）／『抗菌剤による新しい歯髄保存法』日本歯科評論社 1996年（共著）

鈴木　一吉（すずき　かずよし）
静岡県出身
博士（歯学）
1991年　愛知学院大学歯学部歯学科卒業
1995年　愛知学院大学大学院歯学研究科修了
1995年　愛知学院大学歯学部助手
2005年　愛知教育大学非常勤講師
現在　　愛知学院大学歯学部講師（口腔治療学講座）

〈主な著書・論文〉
『カラーアトラスハンドブック・歯内治療ヒント集』クインテッセンス出版 2004年（共著）／「歯内療法のベーシックテクニック8　根管治療消毒剤の特徴と選択」デンタルダイヤモンド．2004；29（8）：52-57（共著）／『言語聴覚士のための基礎知識　臨床歯科医学・口腔外科学』医学書院 2006年（共著）

中田　和彦（なかた　かずひこ）
愛知県出身
博士（歯学）
1988年　愛知学院大学歯学部歯学科卒業
1992年　愛知学院大学大学院歯学研究科修了
1992年　愛知学院大学歯学部助手
1997年　クイーンズランド大学歯学部（オーストラリア）留学　客員研究員
現在　愛知学院大学歯学部講師（口腔治療学講座）

〈主な著書・論文〉
「Effectiveness of dental computed tomography in diagnostic imaging of periradicular lesion of each root of a multirooted tooth : a case report」J Endod. 2006. 32（6）: 583-587（共著）／「歯科用CTとマイクロスコープを併用した歯内療法の有効症例から」日本歯科評論. 65（10）: 131-137, 2005年（共著）／『カラーアトラスハンドブック・歯内治療臨床ヒント集』クインテッセンス出版　2004年（共著）

福西　一浩（ふくにし　かずひろ）
大阪市出身
1986年　大阪大学歯学部卒業
1997年　福西歯科クリニック　開院
2000年　大阪大学歯学部非常勤講師（口腔総合診療部）
2001年　医療法人　福西歯科クリニック　開設
2004年　審美歯科サロン　デンタルクリニック　デコール　開院
2006年　大阪大学歯学部臨床助教授

〈主な著書〉
『治癒の歯内療法』クインテッセンス出版　2000年（共著）／『う蝕治療のミニマルインターベンション　象牙質-歯髄を守るために』クインテッセンス出版　2004年（共著）／『こうして無菌の根管をつくった』永末書店　2004年（共著）

冨士谷　盛興（ふじたに　もりおき）
広島県出身
歯学博士
1982年　東京医科歯科大学卒業
1986年　東京医科歯科大学大学院修了
1988年　米国ハーバード大学，フォーサイスデンタルセンター客員研究員
1995年　東京医科歯科大学講師
1995年　広島大学講師
2001年　広島大学助教授
現在　広島大学大学院助教授（顎口腔頸部医科学講座）
　　　広島大学病院　むし歯・変色歯診療科長

〈主な著書〉
『接着歯学 Minimal Intervention を求めて』医歯薬出版 2002年（共著）／『う蝕治療のミニマルインターベンション　象牙質-歯髄を守るために』クインテッセンス出版　2004年（共著）／『臨床歯科理工学』医歯薬出版　2006年（共著）

吉羽　邦彦（よしば　くにひこ）
栃木県出身
歯学博士
1984年　新潟大学卒業
1988年　新潟大学大学院修了
1989年　新潟大学歯学部附属病院・助手
1995年　ルイ・パスツール大学（フランス）留学
2001年　新潟大学大学院医歯学総合研究科・助手
現在　新潟大学医歯学総合病院・病院講師

〈主な論文〉
「ClassⅡ antigen-presenting dendritic cell and nerve fiber responses to cavities, caries, or caries treatment in human teeth」Journal of Dental Research. 2003 ; 82（6）: 422-427（共著）／「An immunohistochemical study on hard tissue formation in a subcutaneously transplanted rat molar」Histochemistry and Cell Biology. 2003 ; 119（1）: 27-35（共著）

目次

第1章　歯髄喪失の悲劇

1　歯髄喪失の悲劇 ——— 須田英明 ——— 10
- 永久歯の抜歯原因調査報告書 ——— 10
- 歯髄の防御機構 ——— 10
- 警告信号としての歯痛 ——— 12
- 抜髄の失敗 ——— 13
- 歯冠側からの漏洩(coronal leakage) ——— 14
- 垂直性歯根破折 ——— 16
- 審美性の喪失 ——— 20
- 抜髄の診療報酬 ——— 21
- 歯髄の防御能を活用 ——— 21

「コラム●かなり正確に診断できる不可逆性歯髄炎」——— 須田英明 ——— 22

第2章　抜髄の現状

1　抜髄の現状 ——— 須田英明 ——— 26
- 抜髄の頻度 ——— 26
- 抜髄のタイムスタディー調査 ——— 27
- 米国における根管処置の料金 ——— 29
- 抜髄の予後成績 ——— 32
- 稿を終えるにあたり ——— 33

「コラム●根管処置歯の運命」——— 須田英明 ——— 34

第3章　歯髄の鑑別診断のポイント

1　歯髄のスクリーニング検査と痛みの鑑別診断 ——— 須田英明 ——— 38
- スクリーニング検査の感度(sensitivity)と特異度(specificity) ——— 38
- 痛みと鑑別診断 ——— 41

2　歯髄保存か抜髄かを診断する ——— 中村　洋／鈴木一吉／中田和彦／須田英明 ——— 42
- 診断の重要性 ——— 中村　洋 ——— 42
- 問診 ——— 42
  - 主訴／42
  - 現病歴／42
  - 既往歴／44
- 視診 ——— 45
  - 視診による歯髄保存の可否のクライテリア／46
- 触診 ——— 46
- 打診 ——— 47
- 動揺度診査 ——— 鈴木一吉 ——— 47
  - 診査内容／48
  - 歯髄を保存すべきか否かのポイント／48
- 温度診 ——— 49
  - 方法／49
  - 診査内容／51
  - 歯髄を保存すべきか否かのポイント／51
- 電気診(電気的検査) ——— 52
  - 方法／53
  - 診査内容／54
  - 歯髄を保存すべきか否かのポイント／54
- 透照診(透過光による検査) ——— 57
  - 方法／57
  - 診査内容／57
  - 歯髄を保存すべきか否かのポイント／57
- エックス線検査 ——— 中田和彦 ——— 59
  - 従来のエックス線投影法による検査／59
  - パノラマ断層撮影法(オルソパントモグラフィー)／65

　　　　　デジタルエックス線画像撮影システム／67
　　　　　パノラマデジタルエックス線画像撮影法／69
　　　　　歯科用CTによる検査／71
　　　麻酔診（局所麻酔による検査） ─────────────────── 75
　　　顕微鏡検査 ─────────────────────────── 78
　　　　　マイクロスコープを使用した臨床例から／79
　　　切削による検査（切削法） ─────────────── 須田英明 ── 85
　　　インピーダンス測定検査 ───────────────────── 86
　　　レーザー光による診断 ─────────────────────── 88
　　　待機的診断法 ────────────────────────── 88

　　　「コラム●むずかしい再根管治療」 ───────────── 須田英明 ── 91

第4章　歯髄保存療法の術式

　1　歯髄保存療法の術式とその成功率 ─────────── 吉羽邦彦 ── 94
　　　歯髄は最良の根管充填材 ───────────────────── 94
　　　歯髄保存療法の適応症 ─────────────────────── 94
　　　歯髄保存療法の臨床術式 ───────────────────── 94
　　　　　間接覆髄法／94
　　　　　直接覆髄法／96
　　　　　暫間的間接覆髄法（indirect Pulp Capping : IPC法）／98
　　　覆髄剤 ────────────────────────────── 100
　　　　　水酸化カルシウム／100
　　　　　リン酸カルシウム系セラミクス／100
　　　　　Mineral Trioxide Aggregate（MTA）／100
　　　　　接着性レジンシステム／100
　　　歯髄保存療法の成功率 ────────────────────── 100
　　　歯髄保存療法へのレーザーの応用 ─────────────── 101

　2　3種混合抗菌剤（3-Mix）療法 ───────────── 子田晃一 ── 102
　　　3種混合抗菌剤（3-Mix）療法の出現 ──────────────── 102
　　　3種混合抗菌剤療法の実際 ──────────────────── 102
　　　　　使用材料／102
　　　　　術式／103
　　　3種混合抗菌剤療法の禁忌症 ────────────────── 104

　3　ラバーダムと歯髄保存 ─────────────── 興地隆史 ── 105
　　　日常臨床とラバーダム防湿 ──────────────────── 105
　　　ラバーダム防湿の意義 ────────────────────── 105
　　　　　無菌的術野の確保／唾液・血液による術野の汚染阻止／105
　　　　　口腔内環境の遮断／105
　　　　　処置の安全性確保／106
　　　　　インフェクション・コントロール／106
　　　　　術野の隔離によるアクセスや視認性の向上／107
　　　ラバーダム防湿の臨床エビデンス ─────────────── 107
　　　　　ラバーダム防湿とコンポジットレジン修復／107
　　　　　ラバーダム防湿と覆髄法／108
　　　　　ラバーダム防湿と歯内療法／108
　　　ラバーダム防湿は患者にとって不快か ─────────────── 109
　　　ラバーダム装着の工夫 ────────────────────── 109
　　　　　連続防湿／109
　　　　　クランプが装着しづらい場合への対応／110
　　　　　漏洩への配慮／111
　　　ラバーダム防湿とリスク評価 ────────────────── 111

第5章　歯髄保存はどこまで可能か

　1　深在性象牙質う蝕，象牙質知覚過敏症 ──────── 吉山昌宏 ── 114
　　　失敗しない歯髄保存療法 ───────────────────── 114

目次

深在性う蝕が歯髄に及ぼす影響 ———————————————————— 114
歯髄の診査方法 ————————————————————————— 115
可逆性歯髄炎か非可逆性歯髄炎かの診断 ——————————————— 117
深部う蝕のレジン修復症例 ———————————————————— 117
深部う蝕症例のレジンコーティング法による処置 ——————————— 127
　　レジンコーティング法のコンセプト／127
重度の知覚過敏症の処置 ————————————————————— 129
　　重度の知覚過敏症の治療ポイント／129

2　レジンによる直接覆髄 ——その判断基準と診断・施術のポイント——— 冨士谷盛興 —— 132
接着性レジンによる直接覆髄 ——————————————————— 132
インフォームドチョイス ————————————————————— 132
レジンによる直接覆髄で歯髄は壊死するのか？ ———————————— 132
レジンによる直接覆髄の適応症と禁忌症 ——————————————— 132
レジンによる直接覆髄を成功に導く要件 ——————————————— 135
直接覆髄に推奨されるレジン ——————————————————— 138
偶発的露髄＝抜髄ではない ———————————————————— 138

3　歯根未完成歯の移植から考察される歯髄治癒 ————————— 福西一浩 —— 140
歯根未完成歯の自家歯牙移植 ——————————————————— 140
症例の概要と経過 ———————————————————————— 140
考察と結果 —————————————————————————— 146
　　移植歯の歯髄治癒のメカニズム／146
　　歯髄治癒に影響を与える因子／147
　　移植後の歯根発育の可能性／148
　　本症例の検証／148
稿を終えるにあたり ——————————————————————— 149

4　外傷歯，移植歯，根未完成歯と
　高齢者の歯髄保存療法はどこまで可能か ——————————— 興地隆史 —— 151
外傷歯への対応と歯髄保存 ———————————————————— 151
　　亀裂／151
　　歯冠破折／153
　　歯冠・歯根破折／154
　　不完全脱臼／156
　　完全脱臼(再植歯)／159
移植歯と歯髄保存療法 —————————————————————— 160
根未完成歯の歯髄保存療法 ———————————————————— 161
高齢者の歯髄保存はどこまで可能か ————————————————— 161

第6章　ここまで進んだ歯髄の研究

1　歯髄保存療法の基礎 ——歯髄の病態 ————————————— 興地隆史 —— 166
歯髄の病態 —————————————————————————— 166
象牙芽細胞の修復・再生 ————————————————————— 167
歯髄の微小循環系 ———————————————————————— 168
歯髄の神経系 ————————————————————————— 169
歯髄の免疫担当細胞 ——————————————————————— 172
歯髄疾患の分子生物学的解析 ——————————————————— 174

2　歯髄再生 ——————————————————————————— 吉山昌宏 —— 175
歯髄再生療法の可能性 —————————————————————— 175
歯髄幹細胞(DPSC) ——————————————————————— 175
DPSCを用いた生体外遺伝子治療法による歯髄再生 —————————— 176
成長因子(CTGF)を応用した歯髄／象牙質複合体再生療法 ——————— 177
コラーゲン固定化EVAの歯髄再生療法への応用 ———————————— 178
今後の展望 —————————————————————————— 179

索引 ———————————————————————————————————— 180

第1章
歯髄喪失の悲劇

歯髄喪失の悲劇 | 須田英明

1 歯髄喪失の悲劇

●須田英明

東京医科歯科大学大学院医歯学総合研究科歯髄生物学分野

永久歯の抜歯原因調査報告書

2005年3月に8020推進財団が発表した「永久歯の抜歯原因調査報告書」[1]によれば,2005年2月1日〜7日の1週間に,全国の2,001歯科診療所で抜去された歯の総数は9,350本であったという.歯髄の状態別にみると,無髄歯(根管充填あり)4,030本が最も多く,次いで有髄歯3,553本,無髄歯(根管充填なし)1,607本,不明160本であった(図1).すなわち,抜去された歯の6割以上は無髄歯であったことになる.また,う蝕,破折が主原因で抜去されたものが,それぞれ32.4%,11.4%であったという.母集団の残存歯の無髄歯率,さらに破折で抜去された歯の有髄・無髄の別が不明なため,詳細な解析は困難であるが,抜髄によって無髄となった歯の末路に関し,その一端を窺うことができる.

歯髄にはわれわれが想像する以上の防御能が備わっているようである[2].第二・第三象牙質の形成,象牙細管内容液の外向き流による為害物質の排除,歯髄内免疫担当細胞による抗原物質の処理などは,う蝕をはじめとする外来侵襲に対する防御の典型例である.また,硬組織で構成された外殻の芯部に歯髄が存在し,活発な代謝活動を行うことにより,歯の堅牢さが保たれているものと考えられる.臨床では,こうした歯髄の防御能を,いかに上手に活用するかがポイントとなる.抜髄は歯髄が本来有している精巧な機能をすべて剥奪してしまうことになる.

歯髄の防御機構

象牙細管経由の外来侵襲に対し,歯髄は従来の認識をはるかに上回る防御能を発揮している.周知のごとく,象牙質の透過性は硬化象牙質の形成や,第三象牙質の形成によって低下し,病原性物質の歯髄への侵入が抑止される[2].第三象牙質のうち,生残した象牙芽細胞によって形成されたものは反応象牙質,新たに分化した象牙芽細胞によって形成されたものは修復象牙質と呼ばれる[3].

歯髄の血流量は重量100gあたり毎分40〜50mL[4]という報告がある.この数値は,骨格筋,脾臓,歯肉,唾液腺などよりも高く,脳血流に匹敵する量である.歯髄血流は,歯髄内に侵入した病原物質の希釈・排除に関与すると考えられる.初期の歯髄炎による血管透過性の亢進は,その機能を増大させる.同時に,歯髄内圧を上昇させることにより,象牙細管内容液の外向き流を増大させ,病原物質の歯髄内への流入に拮抗する[2].なお血管透過性の亢進には,歯髄神経末端から遊離される神経ペプチド(SP:P

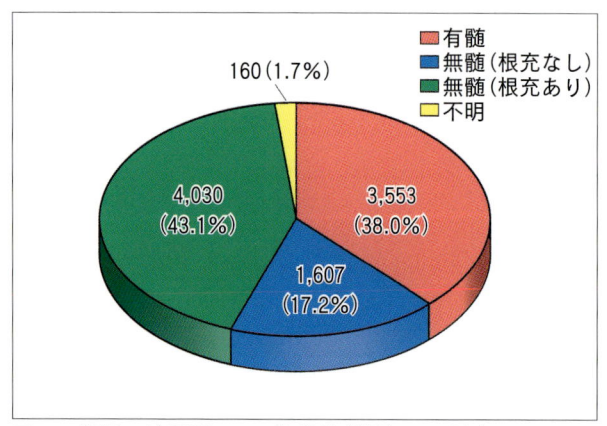

図1 歯髄の状態別にみた抜歯数(総数9,350歯)[1].

1｜歯髄喪失の悲劇

[歯髄の防御機構]

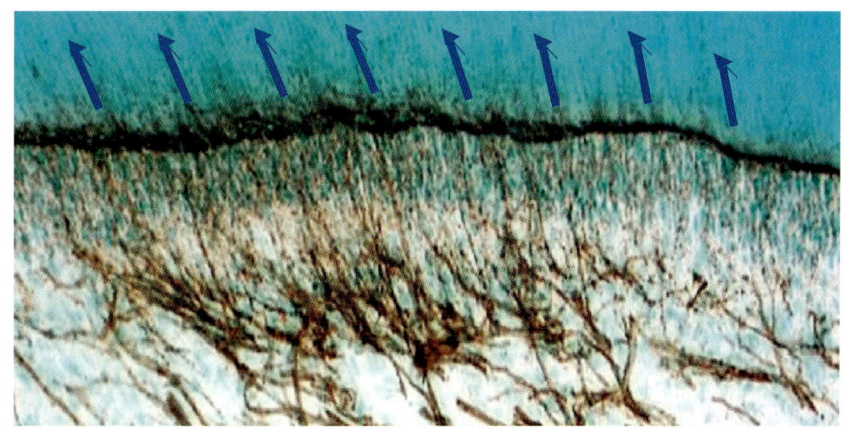

図2　歯髄内圧の上昇．外来刺激によって感覚神経末端が興奮すると，神経末端から神経ペプチド（SP, CGRP）が放出される．その結果，血管浸透性が亢進して歯髄内圧が上昇，さらに象牙細管内溶液の外向き流が増大して，病原物質の歯髄内流入に拮抗する．

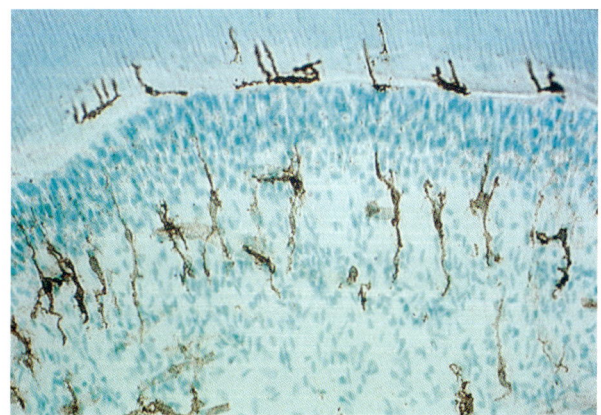

図3　歯髄内樹状細胞（ヒト）．象牙芽細胞層の近傍に多数認められる．

[警告信号としての歯痛]

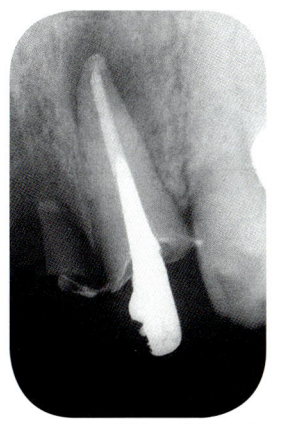 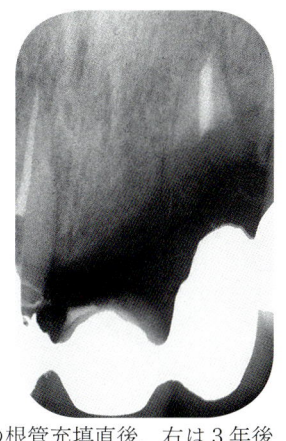

図4, 5　65歳，男性．左は|2の根管充填直後．右は3年後のエックス線写真．根尖病変はほぼ治癒しているものの，歯質の大半が失われている．ブリッジ装着後，患者は多忙のため来院できなかった．

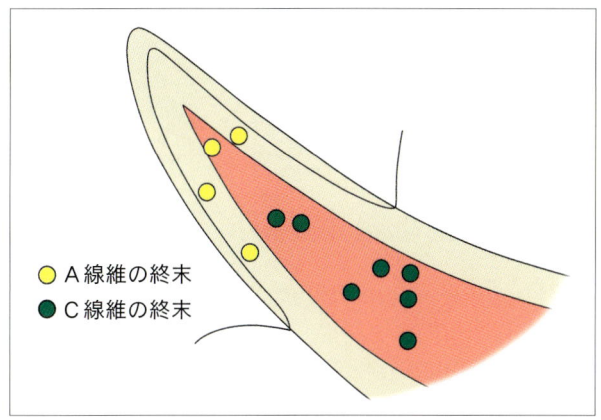

図6　歯髄内におけるA線維とC線維の終止部位．A線維の終末は歯髄外層から象牙質深層に，C線維の終末は歯髄深層に存在する．

物質，CGRP：カルシトニン遺伝子関連ペプチド）も関与している[4]（図2）．

歯髄にはマクロファージをはじめ，多数の免疫担当細胞が常在しており，歯髄の恒常性維持，防御ならびに修復に関与している．図3は，ヒト歯髄の象牙芽細胞層近傍に存在する歯髄内樹状細胞の分布を示す．これらの細胞は，抗原提示あるいは異物貪食を行う機能を有している．窩洞形成[5]，う蝕[6]あるいは再植[7]により，これらの細胞がダイナミックに変化することが確認されている．

第1章　歯髄喪失の悲劇

[複雑な根管形態]

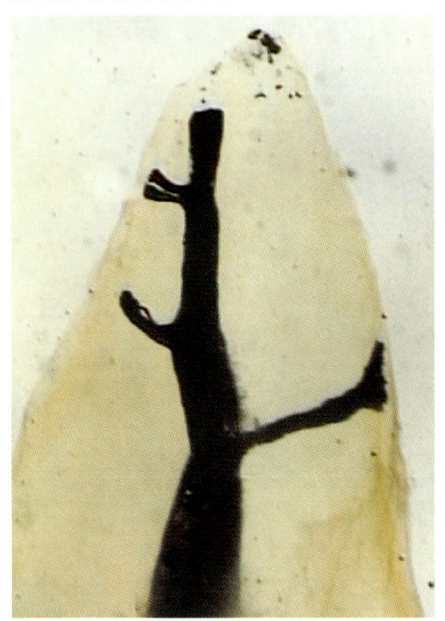

図7　上顎中切歯．複数の根管側枝が認められる．

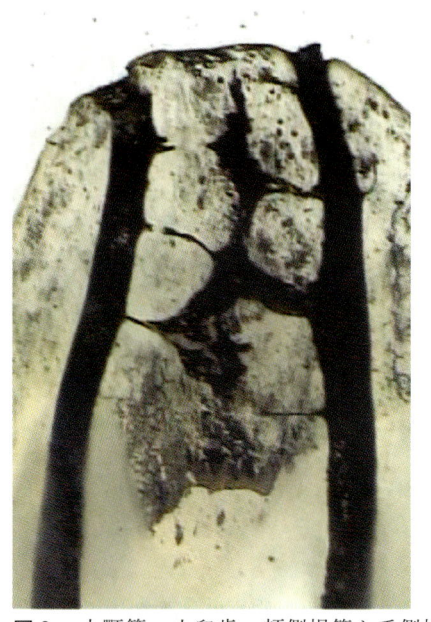

図8　上顎第一小臼歯．頬側根管と舌側根管とを繋ぐT字型の副根管が認められる．

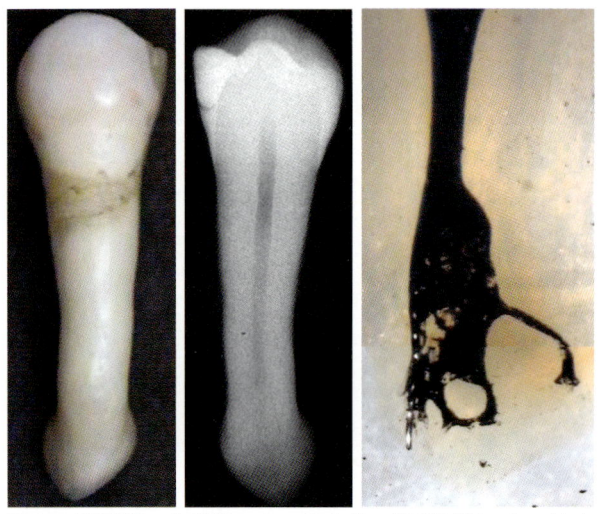

図9　下顎第一小臼歯．左：抜去歯の頬側面観，中：抜去歯のエックス線写真，右：根尖部の複雑な根管形態．

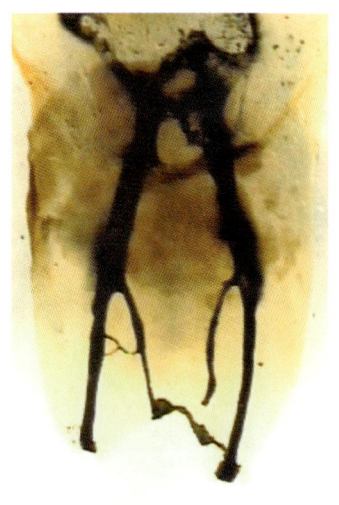

図10　下顎第一大臼歯近心根．頬側根管，舌側根管とも側枝を有している．

警告信号としての歯痛

　生まれたときから痛みを感じない，先天性無痛無汗症（CIPA：Congenital Insensitivity to Pain with Anhidrosis）という疾患がある．遺伝性の末梢神経疾患で，染色体1q21-22領域に存在するチロシンキナーゼ型神経成長因子受容体遺伝子 TRKA（NTRK1）が，その責任遺伝子であることが見出されている[8]．この疾患では，末梢神経のなかの有髄細径Aδ線維と無髄C線維が欠損もしくは減少している．このため，温度感覚，痛覚，発汗などの障害が認められる．このうち，痛覚障害は警告信号としての痛みが発信されない状態を引き起こす．生体に危険を知らせるアラーム機構が障害を受けるため，患者は重篤な病態に陥りやすく，短命に終わることも少なくない．

　抜髄によって無髄となった歯は，CIPAと類似した側面を有する．歯髄内には多数のAδ線維およびC線維が分布しており[9]，歯髄が危険に曝されれば，これらの神経線維が興奮して警報が発せられる．抜髄とは，その警報機を取り外してしまう処置にほかならないので，処置後の歯はアラーム機構が欠如

1 | 歯髄喪失の悲劇

[抜髄の失敗症例]

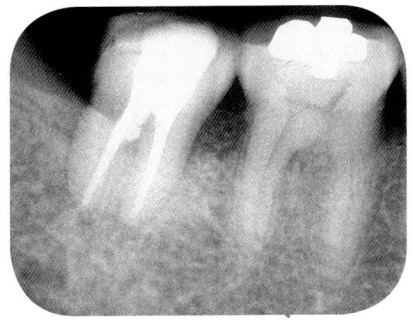
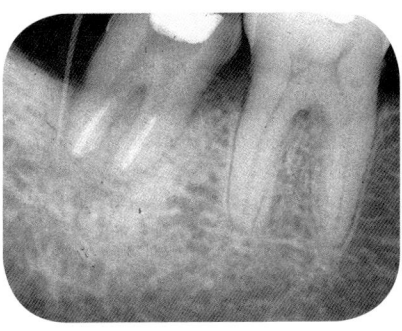
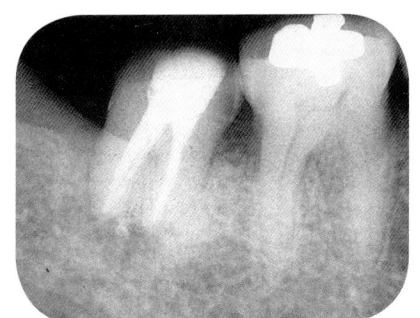

図11 | 図12 | 図13
図14

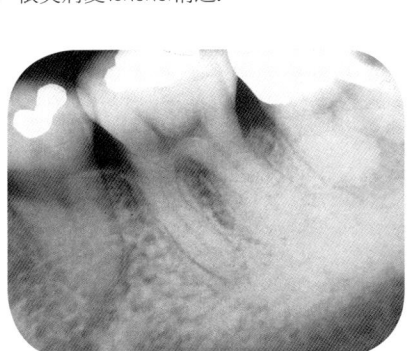
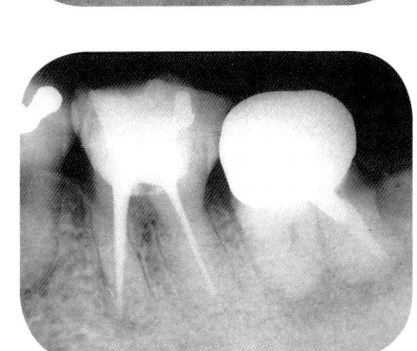

図11 65歳, 女性. 7|の根管充填直後.
図12 1年半後. 頬側歯肉に存在する瘻孔からガッタパーチャポイントを挿入して撮影.
図13 再根管充填直後（見落とされていた遠心根の第二根管を処置）.
図14 再根管充填5か月後. 臨床症状(－). 根尖病変はほぼ消退.

図15 |6の抜髄.
　左：術前, 右：根管充填直後. 近心根に根管壁穿孔が認められる.

した状態に陥る. 歯に痛みが生じないと, 患者が歯科医院を訪れる時期が遅れ, 抜歯のやむなきに至ることも多い(図4, 5). 歯痛は不快なものであるが, 患者を早めに歯科医院へ誘導する大切な感覚でもある. "禍災"予防のためにも, 警報機を取り外すべきではない.

歯髄の痛覚に関与するAδ線維とC線維は, 歯髄内神経終末が感覚受容器と考えられているが, その存在位置はかなり異なっている[9](図6). すなわち, Aδ線維の終末が比較的に歯髄の外層に存在するのに対し, C線維は歯髄の深層に終止している. したがって, Aδ線維は外来刺激に反応しやすく, 象牙細管内容液を移動させる刺激(温度, 甘味, 浸透圧, 擦過, 歯面乾燥など)に対し, 活発に反応する. Aδ線維が興奮すると, 象牙質知覚過敏症でみられるような, 鋭い痛みを生じる. 他方, 歯髄深層に存在するC線維は, 炎症性ケミカルメディエーターに対して活発に反応し, 歯髄炎時にみられるような灼熱痛を生じる. C線維はAδ線維と比べて不活化されにくいのが特徴である[10]. 臨床的には, Aδ線維の興奮が主役を担っているうちに処置を行うのが望ましいことはいうまでもない.

抜髄の失敗

抜髄は, 生活歯髄の"可及的"全摘出と定義される. しかし, 周知のごとく根管系は非常に複雑な解剖学的形態を有しており(図7～10), その全摘出は事実上極めて困難である. 小澤ら[11]は, 抜髄で根管を根尖まで穿通できなかった症例が, 1,663例中139症例(8.4％)存在したと報告している. さらに, 肉眼で

第1章　歯髄喪失の悲劇

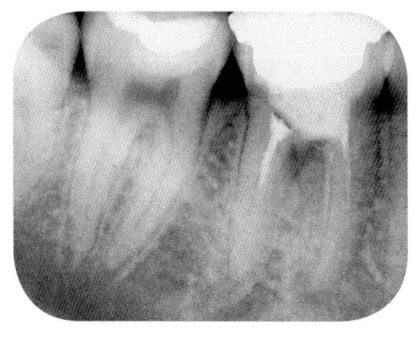
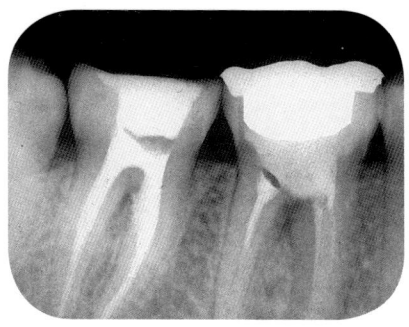
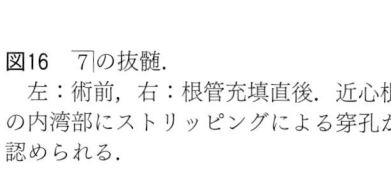

図16　7̄の抜髄.
　左：術前，右：根管充填直後．近心根の内湾部にストリッピングによる穿孔が認められる．

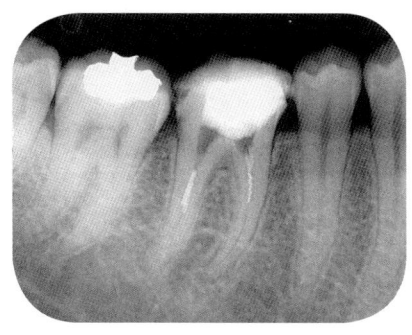
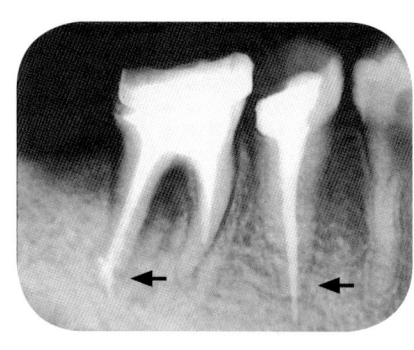

図17 ｜ 図18

図17　根管内器具破折．
　6̄の近心根にファイル破折が認められる．
図18　根管充填材の根尖孔外逸出．
　5̄および6̄遠心根に根管充填材の逸出が認められる．

処置を行えば，頻繁に根管を見落とす結果となり[12]，術後疼痛の持続あるいは根尖病変の発現を招く恐れがある（図11〜14）．

　歯髄保存療法と異なり，根管壁穿孔（図15, 16），根管内器具破折（図17），器具・根管充填材の根尖孔外への逸出（図18），気腫の発生など，抜髄では術中にさまざまな根管事故が発生しうる．これらの要因は，いずれも予後を危うくすることが報告されている．抜髄法の成功率については，国内外でさまざまな報告があるが，少なくとも10％前後の失敗は不可避と考えられる（2章の「抜髄の現状」26頁を参照）．

歯冠側からの漏洩 (coronal leakage)

　根管処置の失敗原因は多種多様であるが，とりわけ「不完全な根管充填」は主たる原因として位置づけられている[13]．従来，根管充填の緊密性に関しては，もっぱら根尖部の封鎖性に目が向けられていた．しかし，近年では歯冠側からの漏洩（コロナルリーケージ）も重視されるようになった．すなわち，根管充填および歯冠修復が終了した後，歯冠側から細菌や起炎物質の漏洩が起こり，数年後の根尖病変の発現につながるという概念である（図19）．抜髄法が成功しても，コロナルリーケージのために処置が失敗に帰する可能性がある．

　コロナルリーケージに関する先駆的な研究は，1961年にMarshallら[14]によって行われた．彼らは，放射性同位元素を用い，歯冠側からの漏洩が生じ得ることを証明している．Allisonら[15]も不十分な歯冠側封鎖が失敗を招く恐れを指摘している．その後，コロナルリーケージ問題は一時下火となったが，1987年にSwansonら[16]が再びこの問題に光を投げかけた．彼らの色素浸透研究によれば，根管充填後の根管を人工唾液に3日間曝しただけで，著しい根管漏洩が認められるようになったという．同様の結果は，細菌をトレーサーとして使用した研究[17,18]でも確認されている．

　コロナルリーケージの臨床的意義を間接的に示したものとして，Rayら[19]の研究をあげることができる．彼らは根管充填が施された1,010歯をエックス線写真で調べ，歯冠修復・根管充填の状態と根尖部エックス線透過像の有無との関係を分析した．表1に彼らの研究結果を示す．歯冠修復と根管充填の両者がともに良質であった群では，根尖病変（−）が91.4％であったのに対し，歯冠修復と根管充填がいずれも不良であった群では，根尖病変（−）はわずか18.1％であった．また，表1の第2群と第3群との比較から，根管充填後の歯冠修復の良否は，根管充填の良否よりも重要であることを示唆している．

［歯冠側からの漏洩（colonal leakage）］

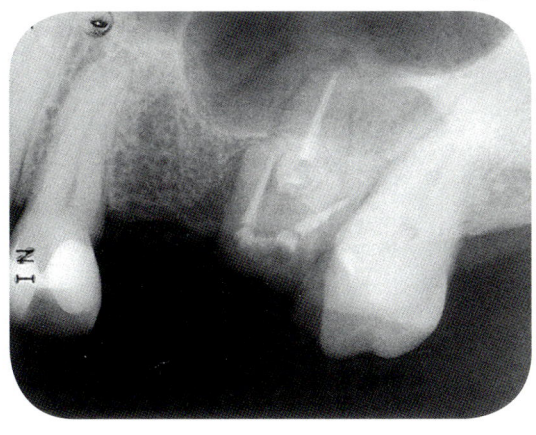

図19　57歳，男性．
$\underline{6}$の歯冠修復物の脱離を放置していた．コロナルリーケージに起因すると思われる根尖部エックス線透過像が，口蓋根に認められる．

表1　根管充填・歯冠修復の状態と根尖病変発現との関係[19]．

	歯内療法	歯冠修復	根尖病変なし(%)
第1群	良	良	91.4
第2群	良	不良	44.1
第3群	不良	良	67.6
第4群	不良	不良	18.1

表2　根管充填・歯冠修復の状態と根尖病変発現との関係[20]．

	歯内療法	歯冠修復	根尖病変なし(%)
第1群	良	良	81
第2群	良	不良	71
第3群	不良	良	56
第4群	不良	不良	57

［垂直性歯根破折］

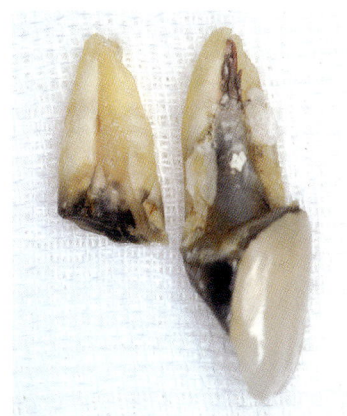

図20　$\underline{2}$の垂直性歯根破折（66歳，女性）．

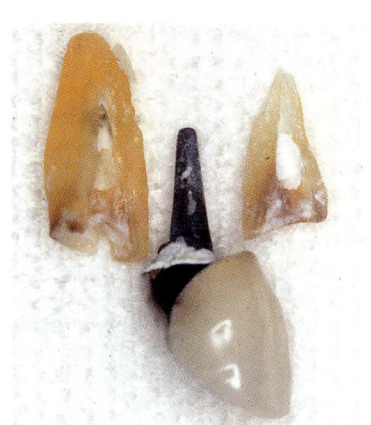

図21　$2\underline{}$の垂直性歯根破折（69歳，男性）．エックス線像では$2\underline{}$に歯根膜腔の拡大が認められる．

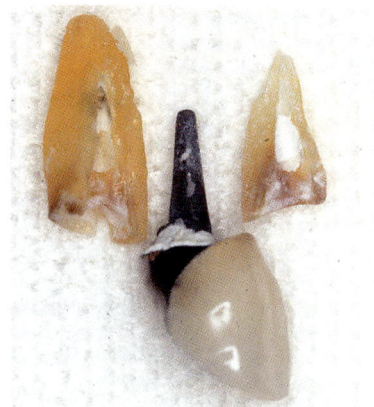

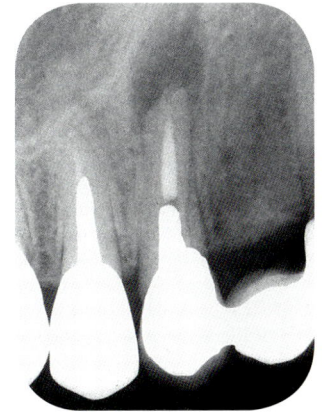
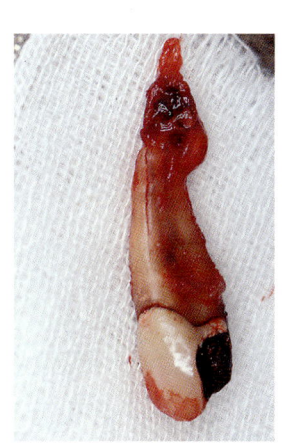

図22　根尖部エックス線透過像を伴う$\underline{4}$の垂直性歯根破折（44歳，女性）．根尖性の破折で，歯頸部には破折線の波及が認められない．

第1章　歯髄喪失の悲劇

表3　垂直性歯根破折の自覚症状[23].

自覚症状	%
不快感または接触痛	21
軽度の痛み	20
強い痛み	9
腫脹	24
圧迫感	5
違和感	2
歯の動揺	14
無症状	21
その他	2

表4　垂直性歯根破折の客観的臨床所見[23].

客観的臨床所見	%
歯周ポケット形成	64
急性膿瘍	24
瘻孔形成	14
動揺のみ	10
打診痛のみ	7
触診痛	7
歯片の分離	2

表5　垂直性歯根破折のエックス線所見[24-26].

エックス線透過像	エックス線不透過像
歯根の破折・分離	根管充填材の破折部への侵入
破折線の存在	逆根管充填材の破折部への侵入
暈状のエックス線透過像	逆根管充填材の遊離
根尖部エックス線透過像	
歯根膜腔の拡大	
歯周疾患様の骨吸収像	
歯根の外部吸収	

　その後のTronstadら[20]の調査研究でも，根管充填後の歯冠修復の重要性が確認されたが，根管充填不良群では，歯冠修復の良否にかかわらず根尖病変が有意に多かったと述べられている（表2）．Segura-Egeaら[21]も，根管充填後の歯冠修復の影響を認めているが，根管充填の良否は歯冠修復の良否よりも臨床成績に大きな影響を与えていたと結論している．

　根管充填後のコロナルリーケージの意義を直接的に証明することは難しいが，その可能性については十分に留意する必要がある．根管充填後の窩洞をストッピング材で安易に仮封するとコロナルリーケージをきたす恐れがあるので，やはり厳重に仮封すべきである．

垂直性歯根破折

　歯の破折は，
・歯冠破折（破折が歯冠部のみに限局しているもの）
・歯根破折（破折が歯根部のみに限局しているもの）
・歯冠-歯根破折（破折が歯冠部と歯根部の両方に及んでいるもの）
の3種類に分類できる．

　これら3種類の破折様相は，有髄歯にも無髄歯にもみられる．このうち，歯根破折はさらに水平性破折と垂直性破折とに区分することができるが，垂直性破折は圧倒的に無髄歯，とりわけ根管充填が施された歯に多いと報告されている（図20）．すなわち，抜髄処置が成功したとしても，抜髄後の歯は垂直性

1 | 歯髄喪失の悲劇

[症例1-1] ⌊3の垂直性歯根破折　76歳，男性

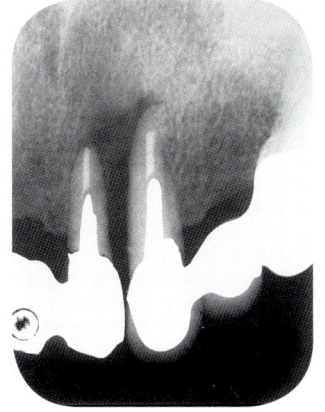
1-1a　歯槽中隔部の高度の骨吸収を伴う垂直性歯根破折．

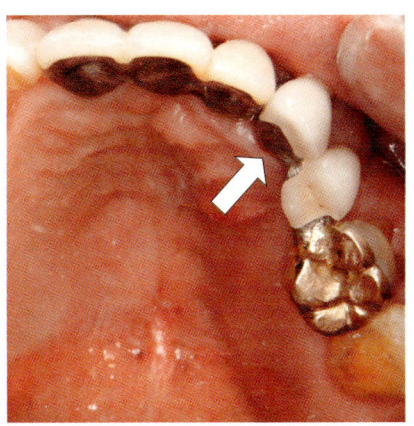
1-1b　初診時．矢印が歯根破折歯．

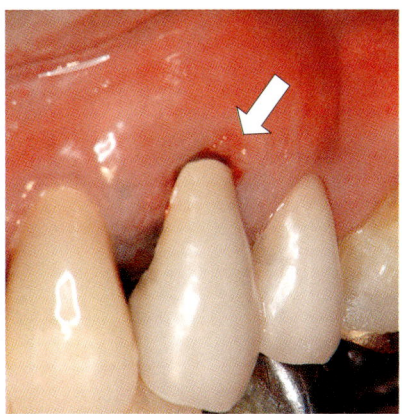
1-1c　初診時．矢印が歯根破折歯．

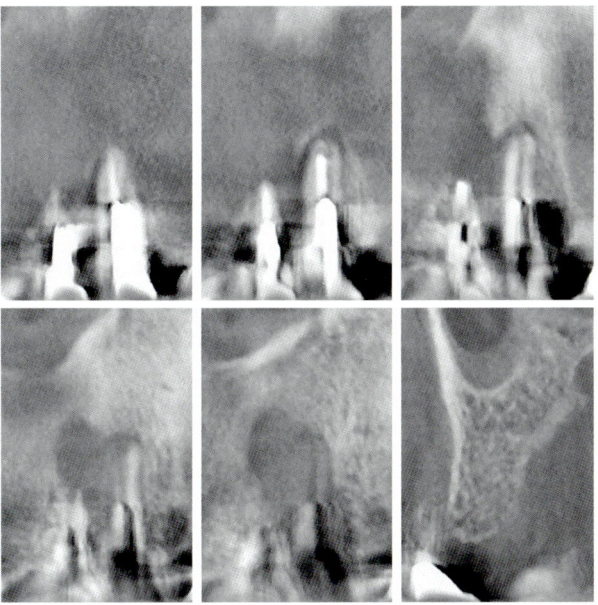
1-1d　小照射野エックス線CT像（近遠心断面）．

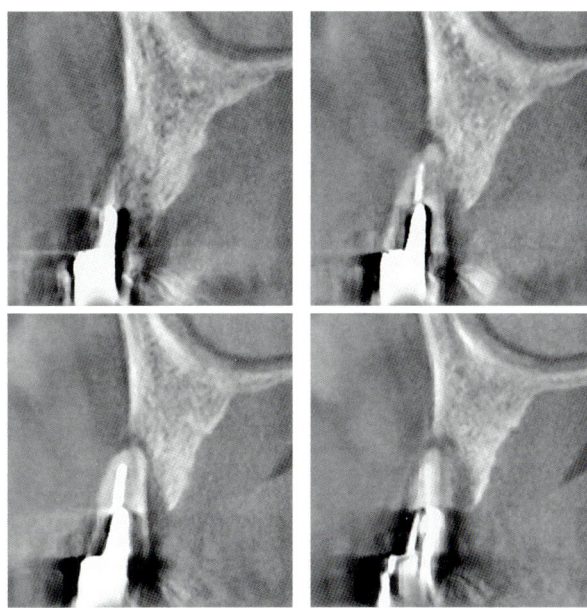
1-1e　小照射野エックス線CT像（頰舌断面）．

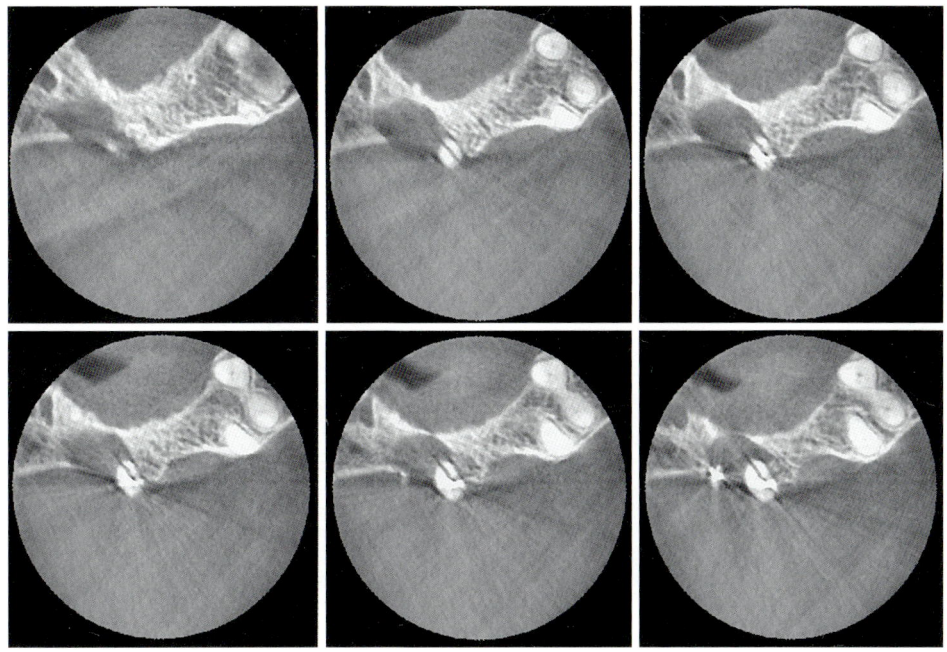
1-1f　小照射野エックス線CT像（水平断面）．

17

第1章　歯髄喪失の悲劇

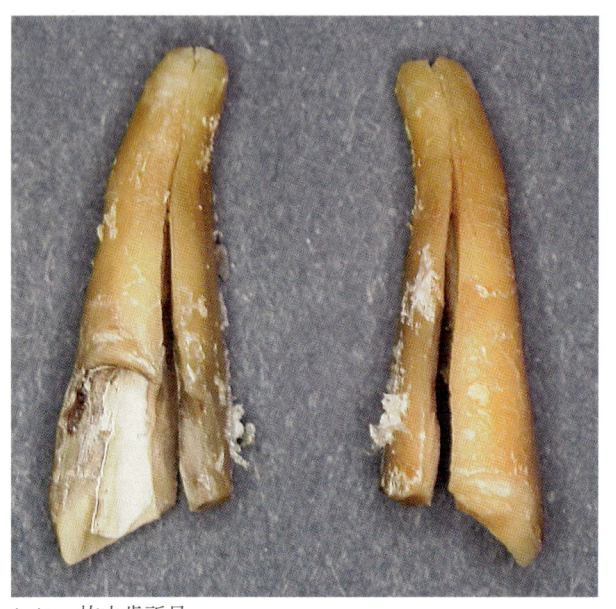
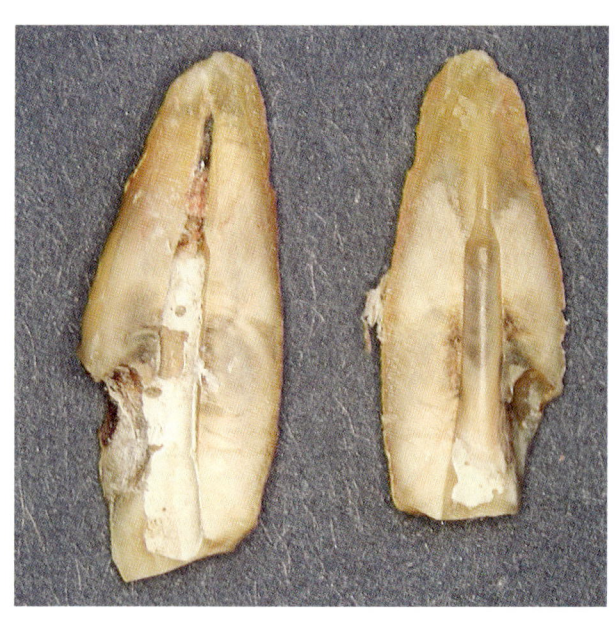

1-1g　抜去歯所見.

[症例1-2]　|4の垂直性歯根破折　68歳, 男性

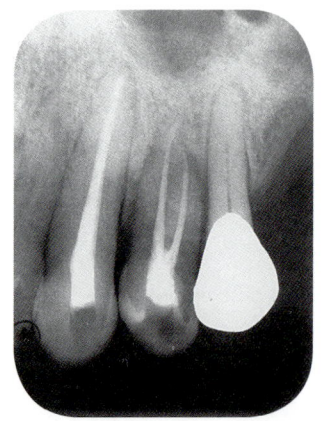
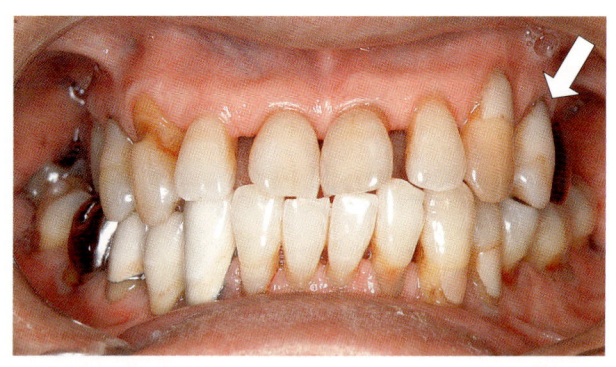

1-2a　初診時のエックス線写真と口腔内写真. 矢印が歯根破折歯.

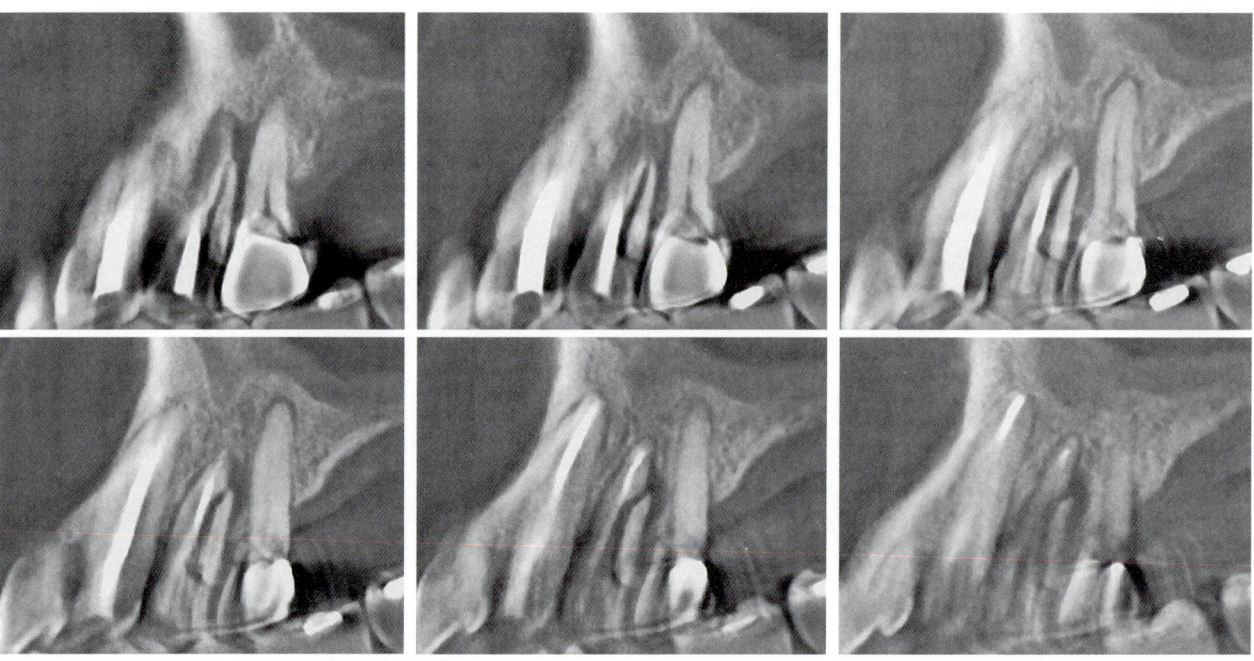

1-2b　小照射野エックス線CT像(近遠心断面).

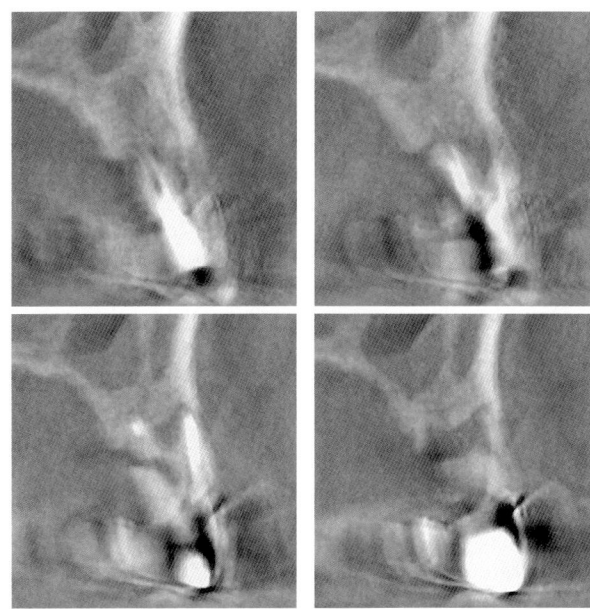

1-2c 小照射野エックス線CT像(頰舌断面).

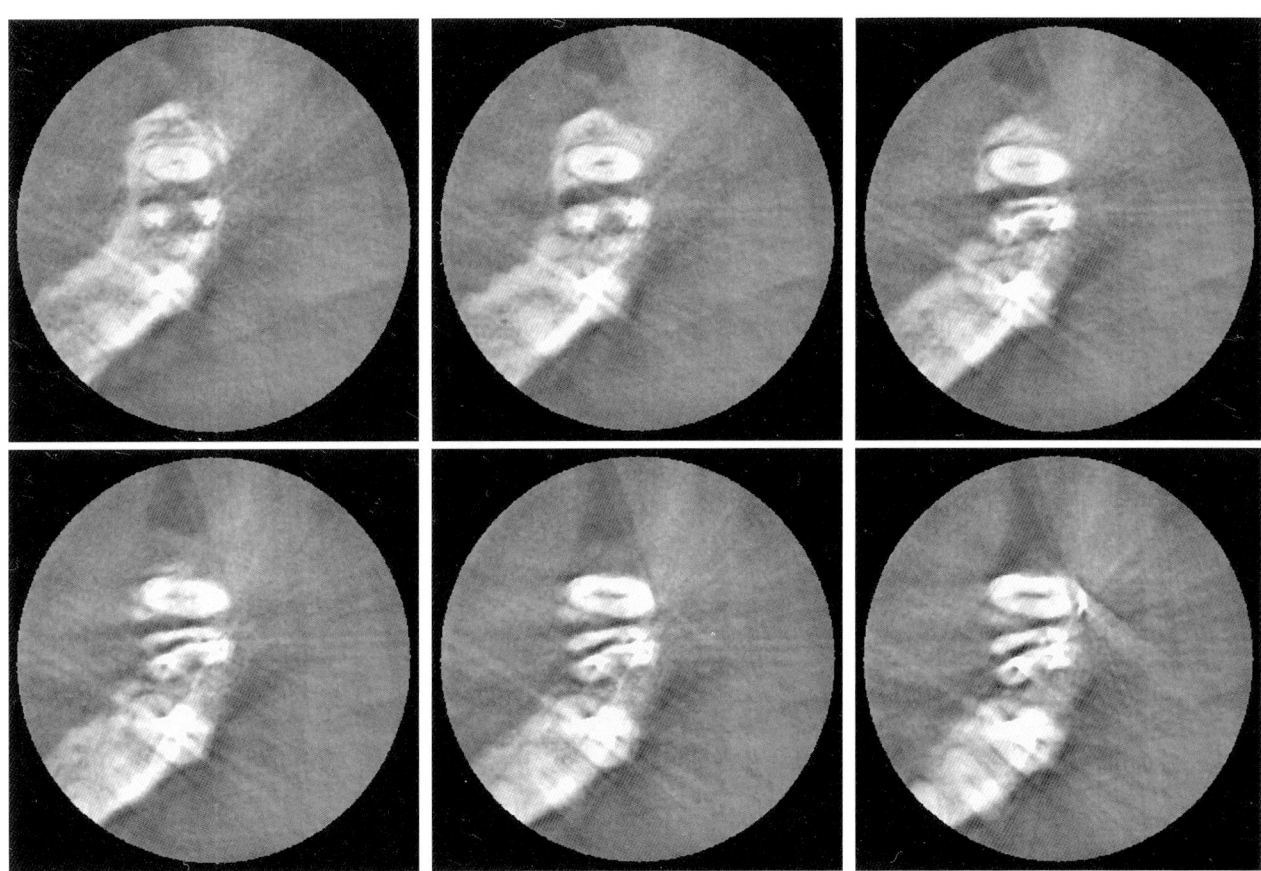

1-2d 小照射野エックス線CT像(水平断面).

歯根破折のハイリスクを終生抱え込むことになる．
　垂直性歯根破折は多様な臨床症状・所見を呈するため，しばしば診断が困難である．自覚症状がないものから強い痛みを訴えるものまで，また根尖病変(図21, 22)や歯周疾患(症例1-1, 症例1-2)に類似する場合もある．これらの症状・所見は，破折線の広がりや病期に大きく依存すると考えられ，とくに初期段階では正確な診断が難しい．診断のための外科手術が必要となることもある[22]．垂直性歯根破折の自覚症状および客観的臨床所見[23]を，それぞれ表3および表4に示す．根尖病変に類似した症状を呈する場合，歯内療法の失敗例のようにみえるので，とく

第1章　歯髄喪失の悲劇

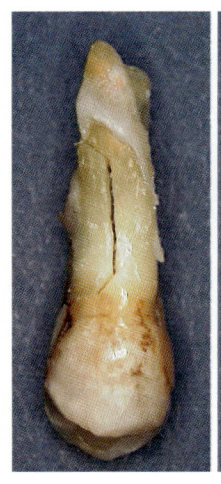
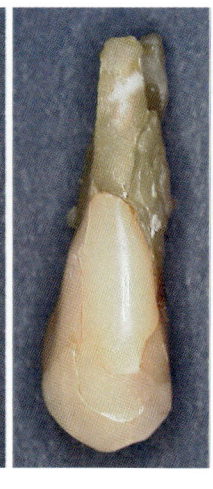
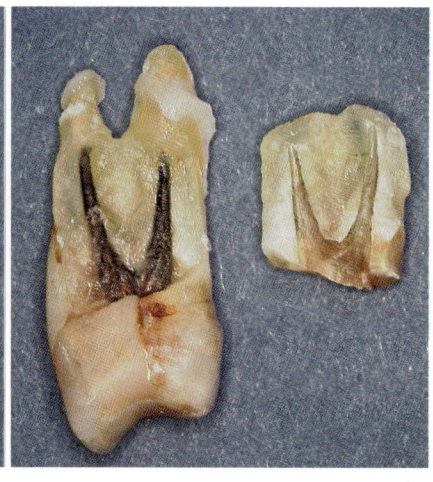

1-2e　抜去歯所見．

表6　生活歯と無髄歯の物性比較[26]．

	根管処置歯	生活歯	有意差
剪断強さ（Mpa）	70.42±12.39	69.76±11.69	なし
靱性（MJ／m^{-3}）	42.51±10.38	40.08± 8.91	なし
微小硬さ（ビッカース硬さ）	66.79± 4.83	69.15± 4.89	p＝0.002
破壊荷重（N）	811±148	574±153	なし

に注意が必要である．いくら根管を処置しても症状が改善されないため，根管治療の難治症例と混同されやすい．

　垂直性歯根破折のエックス線所見は，異常が全く認められないものから歯根分離が明瞭に観察されるものまで，さまざまである[24-26]（表5）．破折がある程度進行してからでないと，エックス線写真上には変化が現れない．このため，エックス線検査が役立たないことも少なくないが，デンタルエックス線写真で垂直性歯根破折が発見されなかった場合でも，小照射野エックス線CT画像で確認できることがある（症例1-1，症例1-2）．

　Gherら[22]は，根管充填された歯が破折しやすいことを報告しているが，歯質自体の機械的性質は抜髄前後でそれほど大きく変化しないので[27]（表6），無髄歯の易破折性には別の要因の関与が大きいと考えられる．すなわち，咬合力，根尖孔の太さ，根管形成やポスト孔形成による歯の脆弱化，ポストの楔効果，金属ポストの腐蝕・膨張，逆根管充填材の膨張など，さまざまな要因が挙げられている[28,29]．しかし，最も大きな要因は，根管充填時およびポスト合着時の加圧操作であるとされている[29]．

　垂直性歯根破折の処置法として最も確実なのは，歯根切断，根尖切除，ヘミセクションなどによって破折部位を完全に除去することである．しかし，実際には抜歯を選択せざるを得ない症例が多い[22]．このほか，接着材料による破折部の修復，あるいは接着・再植も選択できるが[30,31]，適応症に制約がある．

審美性の喪失

　抜髄された歯は，血液や歯髄の分解産物，根管貼薬剤，根管充填材，歯冠修復材，仮封材などの影響により変色することがある[32]（図23, 24）．Parsonsら[33]は，ヒト抜去小臼歯の髄室に4種類の根管シーラーを封入し，歯の色調の変化を12か月間観察した．その結果，歯冠変色が次第に進行し，軽度ないし中等度の変色が認められるようになったという．Davisら[34]も同様の研究を行い，2年間の観察の結果，象牙質自体の変色は認められなかったものの，シーラー自体が変色し，外部から歯の変色として観察さ

1 | 歯髄喪失の悲劇

[審美性の喪失]

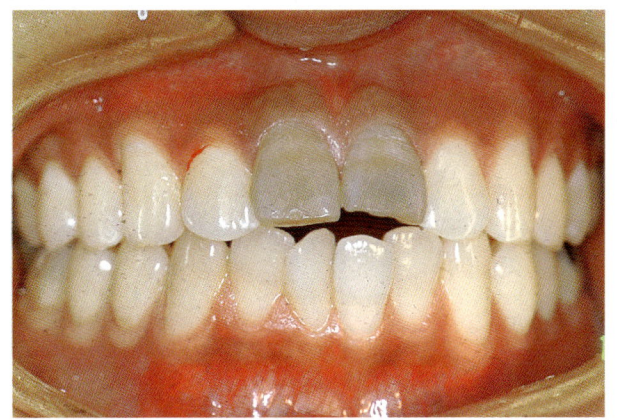

図23　1|1の変色．14歳，男性．

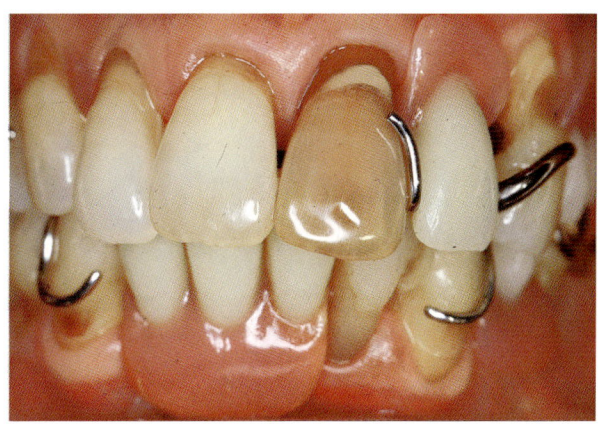

図24　|1の変色．44歳，男性．

れたと述べている．歯の硬組織は比較的透明度が高いため，髄室に存在する人工材料が外から透けて見えるものと考えられる．原因物質が象牙細管内に侵入していない場合でも，歯の変色を引き起こすので，注意が必要である．

　変色無髄歯への対応としては，ホワイトニングや審美修復が考えられるが，天然歯色を完全に回復するのは困難である．また，周囲の歯の色調が経年的に変化することを考慮すれば，可能な限り抜髄を回避すべきである．

抜髄の診療報酬

　抜髄は，求められる技術・所要時間・必要コストの割に，社会保険診療報酬の点数評価が低いといわれている．実際，わが国の社会保険診療下での抜髄法料金は，米国の一般開業医と比べて約1/6であり，非常に安い（2章の「抜髄の現状」26頁を参照）．単位時間あたりでみても，大臼歯（3根管，次回根管充填）の場合，包括して約105円／分にすぎない（平成18年4月1日現在）．これから必要コストを差し引き，さらに時おり遭遇する難治症例を勘案すれば，抜髄の社会保険診療報酬は著しく低額といえる．

歯髄の防御能を活用

　抜髄は，歯髄が本来有している精巧な機能を喪失させる処置である．難度の割に成功率が高いとはいえ，少なくとも10％前後の症例で予後不良に陥ると考えられる．また，長期経過後に歯根破折を生じたり，コロナルリーケージによって根尖病変が発現する恐れがある．こうした予後不良例では，術後疼痛を中心に，患者とのトラブルにも発展しかねない．安易な抜髄を避け，歯髄の防御能を活用することが最善の方策といえよう．

かなり正確に診断できる不可逆性歯髄炎

須田英明

東京医科歯科大学大学院医歯学総合研究科歯髄生物学分野

硬組織に包囲された歯髄の病態を，外部から正確に診断することの困難性については，従前より指摘されていた．確かに，患者の自覚症状と客観的臨床所見とから，歯髄の病理組織学的所見を推定するのは非常に困難である．しかし，これまでの臨床研究から，可逆性歯髄炎と不可逆性歯髄炎との鑑別はかなり正確にできることがわかっている．

図1は，Seltzerら[1]の報告から作成した，不可逆性歯髄炎のスクリーニングテスト結果である．この図から，温熱診，寒冷診，咬合診，触診については，特異度(specificity)は高いものの，感度(sensitivity)がかなり低いことがわかる．つまり，これらの検査法では不可逆性歯髄炎を拾いにくい．しかし自発痛，電気診閾値上昇，あるいは露髄の有無は，不可逆性歯髄炎のスクリーニングテストとして感度・特異度とも高く，優れた検査法といえる．

図2は，図1をレーダーチャートにしたものである．Seltzerらによる報告の前年に発表された冨田[2]の研究においても，同様の結果が報告されている(図3)．すなわち，電気診閾値の上昇，自発痛あるいは露髄の有無は，不可逆性歯髄炎の優れたスクリーニングテストであることがわかる．さらに，最近発表されたSegura-Egeaらによる研究[3]からも，自発痛の有無は不可逆性歯髄炎を診断するうえで，優れたスクリーニングテストであることがわかる(図4)．なおSegura-Egeaらは，寒冷診は極めて高い診断感度を有していた反面，特異度が低すぎるため，スクリーニングテストとして相応しくないとしている．

ただし，上述の臨床研究は，歯髄の病理組織学的所見と臨床検査結果とを単に対比したものである．今後は，真のエンドポイントを勘案したうえで，診断成績を正しく評価する研究が必要である．

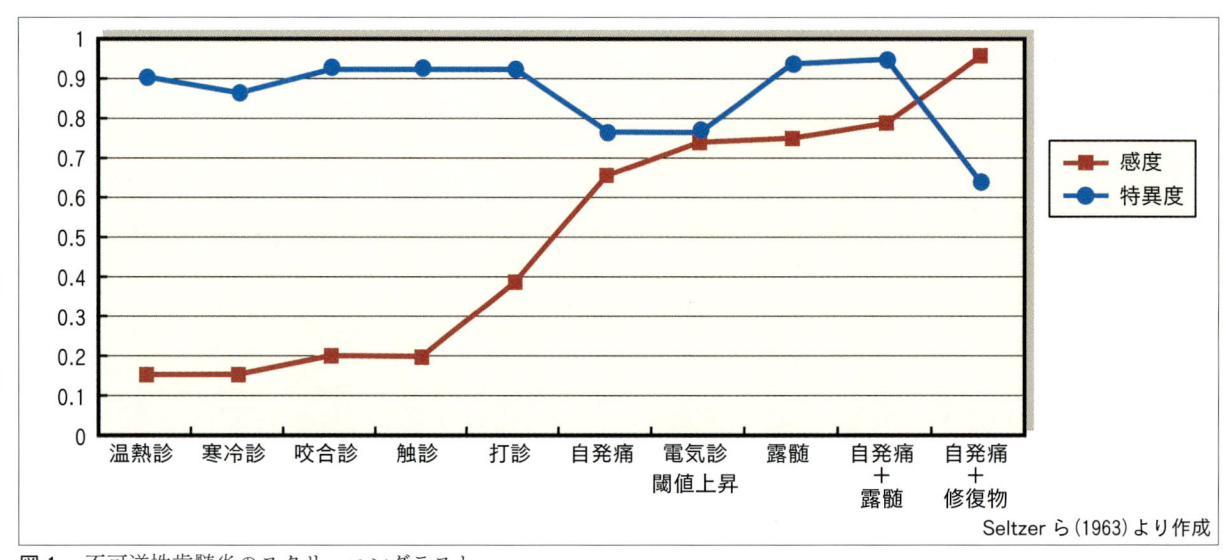

図1 不可逆性歯髄炎のスクリーニングテスト．

1 | 歯髄喪失の悲劇

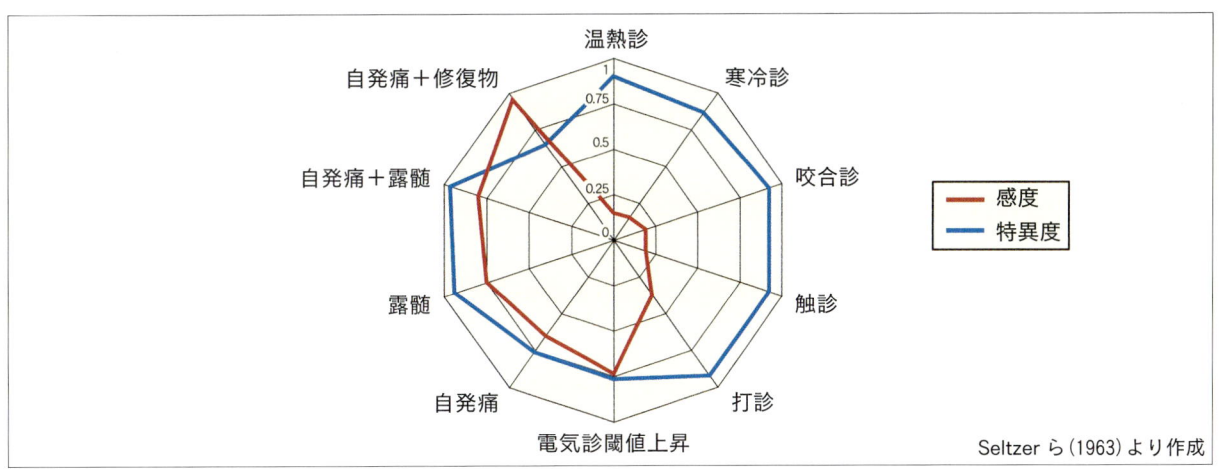

図2　不可逆性歯髄炎のスクリーニングテスト．

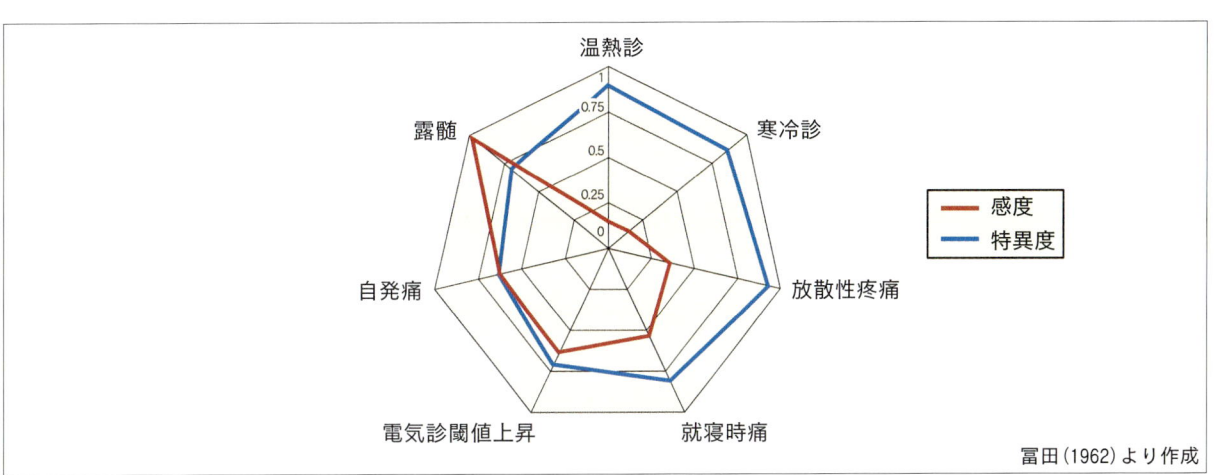

図3　不可逆性歯髄炎のスクリーニングテスト．

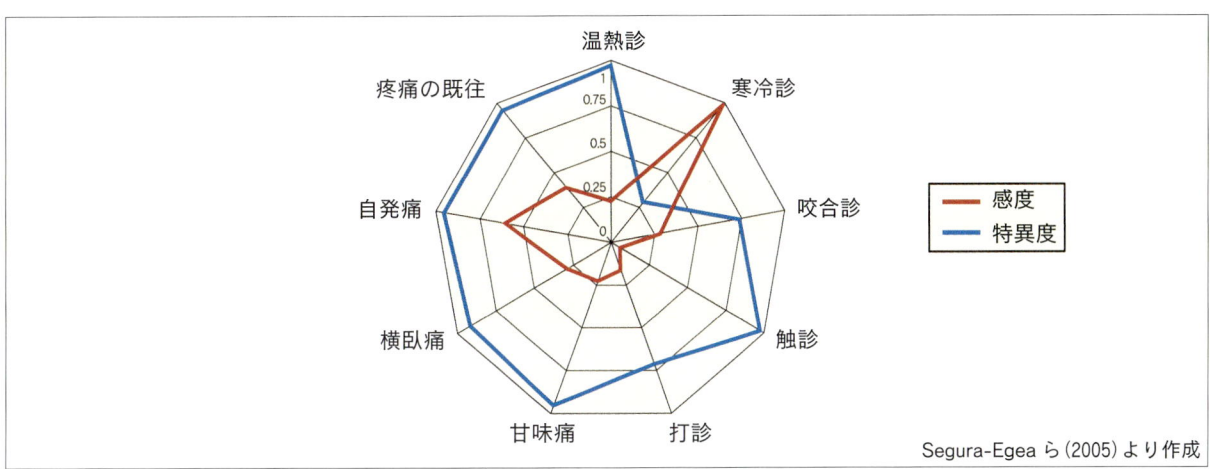

図4　不可逆性歯髄炎のスクリーニングテスト．

参考文献

1. Seltzer S et al. The dynamics of pulp inflammation : correlations between diagnostic data and actual histologic findings in the pulp. 1963 ; 16 : 846-871.
2. 冨田昭夫．電気抵抗値による歯髄炎の鑑別診断の研究．口病誌．1962 ; 29 : 304-319.
3. Segura-Egea JJ et al. Relationship of patient complaints and signs to histopathologic diagnosis of pulpal condition. Aust Endod J. 2005 ; 31 : 24-27.

第1章　歯髄喪失の悲劇

参考文献

1. 安藤雄一ほか．永久歯の抜歯原因調査．In：8020推進財団編．2005．
2. 興地隆史ほか．歯髄炎と根尖性歯周炎の成り立ち．In：須田英明編．歯界展望別冊．Newエンドドンティクス．東京：医歯薬出版，1999；5-16．
3. Smith AJ. Dentin formation and repair. In：Hargreaves KM & Goodies HE(eds). Seltzer and Bender's dental pulp. 1st ed. Chicago：Quintessence Publishing, 2002；41-62.
4. Suda H et al. The circulation of the pulp. In：Hargreaves KM & Goodies HE(eds). Seltzer and Bender's dental pulp 1st ed. Chicago：Quintessence Publishing Co, 2002；123-150, 2002.
5. Ohshima H et al. Responses of immunocompetent cells to cavity preparation in rat molars：an immunohistochemical study using OX6-monoclonal antibody. Connect Tissue Res. 1995；32：303-311.
6. Kamal AMM et al. Defense response of dentin/pulp complex to experimentally-induced caries in rat molars：an immunohistochemical study on kinetics of pulpal Ia antigen-expressing cells and macrophages. J Endodon. 1997；23：115-120.
7. Rungvechvuttivittaya S et al. Responses of macrophage-associated antigen-expressing cells in the dental pulp of rat molars to experimental tooth replantation. Arch Oral Biol. 1998；43：701-710.
8. Indo Y et al. Mutations in the TRKA/NGF receptor gene in patients with congenital insensitivity to pain with anhidrosis. Nat Genet. 1996；13：485-488.
9. 須田英明．痛みのメカニズム．痛みのサインと病態の把握．東京：日本歯科評論，629：84-92, 1995．
10. 池田英治．物理的および化学的刺激に対する歯髄神経線維の応答性の変化．口病誌．1988；55：570-584．
11. 小澤寿子ら．抜髄症例における未通根管の臨床的評価．日歯保存誌．2001；44：9-14．
12. Yoshioka T et al. Detection rate of root canal orifices with a microscope. J Endodon. 2002；28：452-453.
13. Ingle JI et al. Modern endodontic therapy. In：Ingle JI & Taintor JF. Endodontics. 3rd ed. Philadelphia：Lea & Febiger, 1985；1-53.
14. Marshall FJ et al. The sealing of pulpless teeth evaluated with radioisotopes. J Dent Med. 1961；16：172-184.
15. Allison D et al. The influence of the method of canal preparation on the quality of apical and coronal obturation. J Endodon. 1979；5：298-304.
16. Swanson K et al.：An evaluation of coronal microleakage in endodontically treated teeth. Part 1. Time periods. J Endodon, 13：56-59, 1987.
17. Barrieshi KM et al. Coronal leakage of mixed anaerobic bacteria after obturation and post space preparation. Oral Surg Oral Med Oral Pathol Oral Radiol Endod. 1997；84：310-314.
18. Gish SP et al. Coronal leakage：bacterial penetration through obturated canals following post preparation. JADA. 1994；125：1369-1372.
19. Ray HA et al. Periapical status of endodontically treated teeth in relation to the technical quality of the root filling and the coronal restoration. Int Endod J. 1995；28：12-18.
20. Tronstad L et al. Influence of coronal restorations on the periapical health of endodontically treated teeth. Endod Dent Traumatol. 2000；16：218-221.
21. Segura-Egea JJ et al. Periapical status and quality of root fillings and coronal restorations in an adult Spanish population. Int Endod J. 2004；37：525-530.
22. Gher ME Jr et al. Clinical survey of fractured teeth. JADA. 1987；114：174-177.
23. Tamse A et al. Iatrogenic vertical root fractures in endodontically treated teeth. Endod Dent Traumatol. 1988；4：190-196.
24. Meister F Jr et al. Diagnosis and possible causes of vertical root fractures. Oral Surg Oral Med Oral Pathol Oral Radiol Endod. 1980；49：243-253.
25. Pitts DL et al. Diagnosis and treatment of vertical root fractures. J Endodon. 1983；9：338-346.
26. Tamse A et al. Radiographic features of vertically fractured, endodontically treated maxillary premolars. Oral Surg Oral Med Oral Pathol Oral Radiol Endod. 1999；88：348-352.
27. Sedgley CM et al. Are endodontically treated teeth more brittle? J Endodon. 1992；18：332-335.
28. 興津茂登子ほか．根尖孔の太さ，根管充填の長さ，圧入長さが垂直破折の破折様相に与える影響．歯科材料・器材．2003；22：510-516．
29. Walton RE. Cracked tooth and vertical root fracture. In：Walton RE & Torabinejad M(eds). Principles and Practice of Endodontics. 2nd ed. Philadelphia：W. B. Saunders Co, 474-492, 1996.
30. Sugaya T et al. Periodontal healing after bonding treatment of vertical root fracture. Dental Traumatol. J. 2001；17：174-179.
31. Kawai K et al. Vertical root fracture treated by bonding fragments and rotational replantation. Dental Traumatol. 2002；18：42-45.
32. Walton RE et al. Bleaching of discolored teeth. internal and external. In：Walton RE & Torabinejad M(eds). Principles and Practice of Endodontics. 2nd ed. Philadelphia：W. B. Saunders Co. 1996；385-400.
33. Parsons JR et al. In vitro longitudinal assessment of coronal discoloration from endodontic sealers. J Endodon. 2001；27：699-702.
34. Davis MC et al. Sealer distribution in coronal dentin. J Endodon. 2002；28：464-466.

第2章
抜髄の現状

抜髄の現状 | 須田英明

第2章 抜髄の現状

1 抜髄の現状

●須田英明

東京医科歯科大学大学院医歯学総合研究科歯髄生物学分野

抜髄の頻度

　わが国において，1医療機関あたり毎月何例の抜髄処置が行われているのであろうか？　図1は，ある団体による東京都内の284歯科診療機関を対象とした平成17年の調査結果である．同年6月における抜髄の月間保険診療請求件数は，単根歯1,078(38.7％)，2根歯427(15.3％)，3根歯1,280(46.0％)であったと報告されている．1歯科診療機関あたりでは，単根歯3.8件，2根歯1.5件，3根歯4.5件となり，月間合計で約10例の抜髄が行われていることになる(図2)．歯種別には3根歯の抜髄が最も多く，次いで単根歯，2根歯の順である．

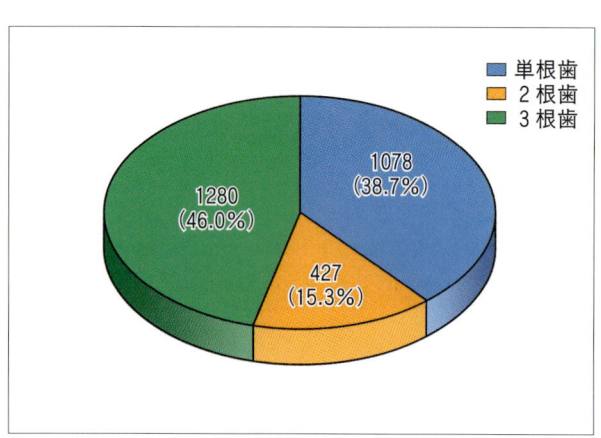

図1　歯種別の月間保険請求件数(抜髄／全2,785件，284医療機関).

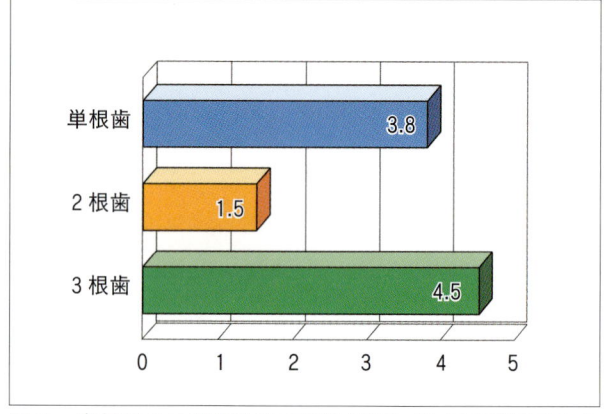

図2　歯種別の月間保険請求件数(抜髄／1医療機関あたり合計9.8件).

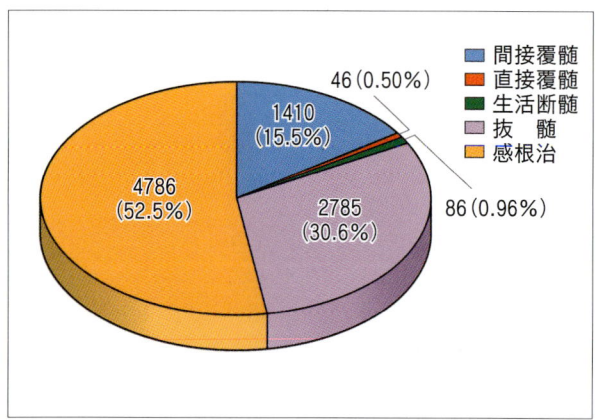

図3　処置別の月間保険請求件数(歯内療法／全9,113件，284医療機関).

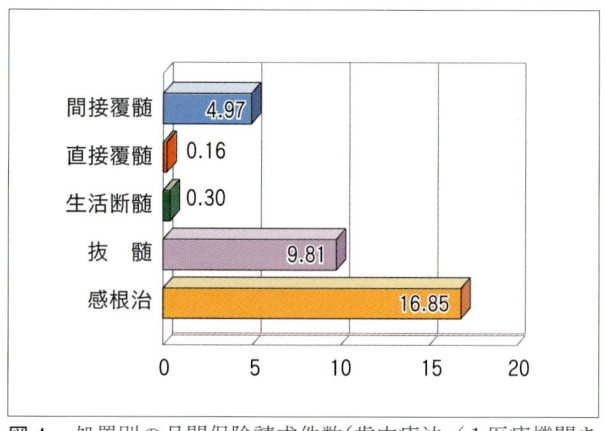

図4　処置別の月間保険請求件数(歯内療法／1医療機関あたり32.1件).

表1 平成17年6月請求件数.
（都内284歯科医療機関）

	単根歯	2根歯	3根歯	計
直覆後抜髄	0	1	4	5
抜　髄	1,033	407	1,258	2,698
感根処	1,789	644	2,005	4,438
根　貼	5,774	2,338	8,547	16,659
根　充	2,696	1,073	2,794	6,563
即　充	45	19	18	82
感染即充	187	58	103	348
計	11,524	4,540	14,729	30,793
平均	41	16	52	109

表2 1分あたり総保険診療報酬点数の評価分類[1].
（216診療項目）

- A群：5点未満
- B群：5点以上～15点未満
- C群：15点以上～30点未満
- D群：30点以上

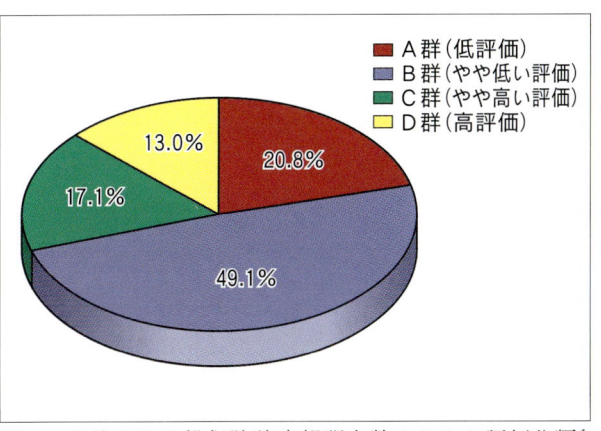

図5 1分あたり総保険診療報酬点数からみた評価分類[1]（全体，216診療項目）．

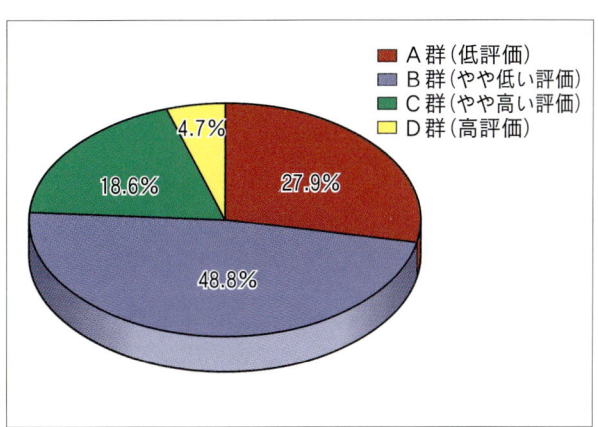

図6 1分あたり総保険診療報酬点数からみた評価分類[1]（歯内療法／43診療項目）．

　同一の調査から，歯内療法処置別の月間保険請求件数をまとめたのが図3である．すなわち，間接覆髄1,410（15.5％），直接覆髄46（0.50％），生活断髄86（0.94％），抜髄2,785（30.6％），感染根管治療4,786（52.5％）であった．これを1歯科医療機関あたりに換算すると，間接覆髄4.97，直接覆髄0.16，生活断髄0.30，抜髄9.81，感染根管治療16.85となり（図4），歯髄保存療法よりも抜髄・感染根管治療が圧倒的に多く行われていることがわかる．

　なお，「根貼」と「根充」とを含め，根管を処置する治療件数を歯種ごとに示したのが表1である．各歯科医療機関では，感染根管治療も含めると，根管に関わる処置を月平均で100例以上行っていることになる．

抜髄のタイムスタディー調査

　日本歯科医学会の歯科医療問題調査研究プロジェクト会議は，平成16年11月1日から30日までの1か月間，全国228名の歯科医師（臨床経験5年以上）を対象とし，社会保険診療報酬請求項目の上位100位に含まれる外来歯科診療行為についてタイムスタディー調査を行った．調査に際しては，各診療行為に含まれる項目について，1歯あたりの所要時間を分単位で計測（秒は切り上げ）した[1]．

　表2の基準にしたがって，各診療項目の1分あたり総保険診療報酬点数を4段階（A～D）に分類した結果を図5に示す．この図からわかるように，集計

第2章　抜髄の現状

表3-1　診療所要時間[1]と社会保険診療報酬点数．
（2006年4月1日現在）

		保険点数	時間(分)	点数／分
ラバー		10	3.01	3.32
X-ray(D)	術前	48	5.50	8.73
歯肉息肉除去		54	4.00	13.50
EMR	1根	30	4.11	7.30
抜髄	単根	220	24.44	9.00
抜髄	2根	406	28.24	14.38
抜髄	3根	570	31.34	18.19

表3-2　診療所要時間[1]と社会保険診療報酬点数．
（2006年4月1日現在）

		保険点数	時間(分)	点数／分
X-ray(D)	確認	38	4.46	8.52
根管貼薬	単根	14	7.29	1.92
根管貼薬	2根	22	9.17	2.40
根管貼薬	3根	28	10.15	2.76
加圧根充	単根	68＋110	12.31	14.46
加圧根充	2根	90＋130	15.09	14.58
加圧根充	3根	110＋150	15.39	16.89

表4　社会保険歯科診療報酬点数と所要時間[1].　　（2006年4月1日現在）

抜髄法（2回処置）

	大臼歯（3根管）	所要時間(分)
初診料	180	10.22
電気診	0	2.17
温度診	0	2.86
う蝕診査	0	3.76
エックス線検査（デンタル，術前）	48	5.5
表面麻酔	0	2.5
浸潤麻酔	0	6.28
歯肉息肉除去	54	4
ラバーダム	10	3.01
髄腔開拡	0	4.72
抜髄	570	31.34
EMR	60	4.11
仮封	0	2.45
診療録記載	0	3.95
再診料	38	4
ラバーダム	10	3.01
エックス線検査（デンタル，ポイント試適）	38	4.46
根管充填	110	15.39
加圧根充加算	150	0
仮封	0	2.45
エックス線検査（デンタル，確認）	38	4.46
診療録記載	0	3.95
合　計	1,306	124.59

（「伝麻」，「除去」，「隔壁」の点数・時間を除く）

点数／分　10.48

表5 社会保険歯科診療報酬点数と所要時間[1]. （2006年4月1日現在）

直接覆髄

	点数	分
初診料	180	3.76
う蝕診査	0	5.12
エックス線検査（デンタル，術前）	48	9.27
浸潤麻酔	0	6.14
ラバーダム	10	2.53
直接覆髄	120	11.73
仮封	0	2.76
エックス線検査（デンタル，確認）	38	5.12
診療録記載	0	3.31
合　計 （「伝麻」，「除去」，「隔壁」の点数・時間を除く）	396	49.74

点数／分　7.96

した216項目のうち約70％が評価の低いカテゴリー（A群およびB群）に分類された．とくに評価の低いA群には，保存系の歯内，歯周などの基礎的治療が多く含まれていた．図6は，歯内療法に関する43診療項目について，1分あたりの総保険診療報酬点数を表示したグラフである．図5と図6との比較から，一般に評価が低いとされている歯科保険診療報酬点数のなかでも，とりわけ歯内療法に関する診療項目の低い評価が明らかである．

ちなみに，表3-1，3-2は抜髄関連の診療項目に関し，診療所要時間と保険診療報酬とを一覧にしたものである．「抜髄」は1分あたり約90～182円，「根管貼薬」に至っては，1分あたり約19～28円であった．なお，同調査の結果に基づいて，次回の根管充填までを包括して算定してみたところ，標準的な大臼歯の抜髄は，1分あたり約105円という結果となった（表4）．これに対し，歯髄保存療法に属する「直接覆髄」の評価は1分あたり約120円であったが，標準的な直接覆髄法に含まれる全項目を包括して算定してみると，1分あたりの保険診療報酬は約80円となった（表5）．すなわち，わが国では歯髄保存療法の評価が極めて低いといえる．

米国における根管処置の料金

日本では，根管処置が抜髄法と感染根管治療とに分類して扱われる．しかし，米国では前人未踏の未処置根管の治療（initial treatment）か，それとも再治療（retreatment）かという分類が一般的である．当然，抜髄は前者に含まれることになる．また，米国の歯内療法は専門医制度を採用しており，歯内療法専門医による根管処置料金は一般開業医のそれと比べてかなり高額で，一般には1,000～1,200ドルを課す専門医が多いようである．しかし，地域差が大きいことも特徴で，カリフォルニア州，ニューヨーク州，フロリダ州などでは，他州と比較して歯内療法料金が一般に高いといわれている．

表6-1，6-2に米国歯内療法専門医による治療料金の実際例を示す．1米ドル＝113円で換算すると，米国歯内療法専門医による大臼歯の抜髄料金はDr. A（38歳，テキサス州）で約11万7千円～18万円，Dr. B（55歳，ルイジアナ州）で約10万円，Dr. C（49歳，テキサス州）では約12万円となる．

他方，歯内療法専門医でない一般の米国開業歯

第2章　抜髄の現状

表6-1　米国歯内療法専門医の歯内療法料金(例).

Dr. A, 38歳, テキサス州

未処置根管の治療：
・前　歯：$790-935
・小臼歯：$860-1,035
・大臼歯：$1,035-1,250
再根管治療：
・前　歯：$935-1,150
・小臼歯：$1,045-1,250
・大臼歯：$1,240-1,600

根尖切除術：
・前　歯：$1,045-1,350
・小臼歯：$1,200-1,690
・大臼歯：$1,370-2,200
・穿孔の処置：$125

ポスト除去：$100-350
ポスト築造：$300
吸入鎮静法：$150

(2005年6月現在)

表6-2　米国歯内療法専門医の歯内療法料金(例).

Dr. B, 55歳, ルイジアナ州

未処置根管の治療：
・前　歯：$695
・小臼歯：$795
・大臼歯：$895
再根管治療：
・前　歯：$795-890
・小臼歯：$895-990
・大臼歯：$995-1,090

ポスト除去：$100-195

Dr. C, 49歳, テキサス州

未処置根管の治療：
・大臼歯：$1,075
再根管治療：
・大臼歯：$1,450

(2005年6月現在)

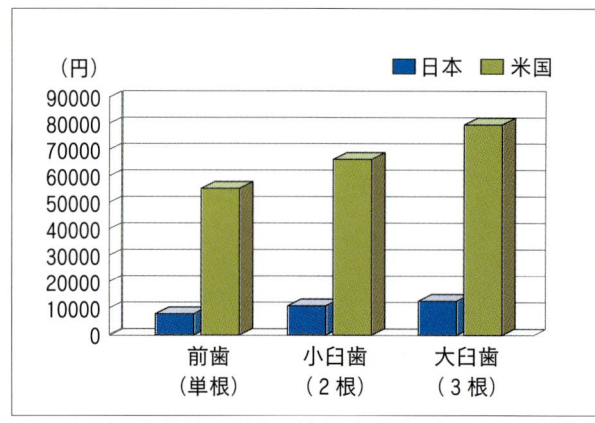

図7　日米の根管治療料金比較(一般開業医).

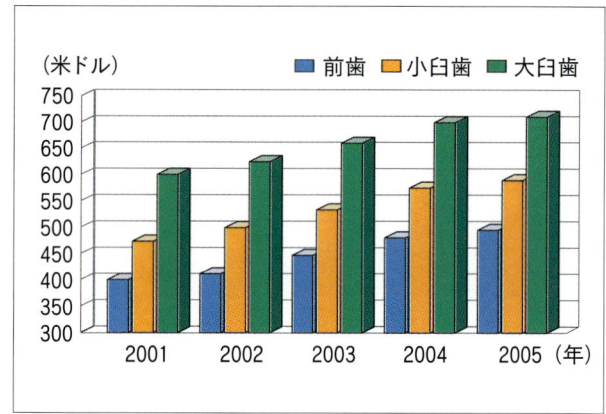

図8　米国の根管治療料金(一般開業医)[2～6].

科医師の根管治療料金については，Dental Practice Report誌にアンケート集計結果が毎年掲載されている[2～6]．日本の一般開業歯科医と比較する場合，歯内療法専門医のデータではなく，こちらの資料と比べる方が妥当と思われる．2005年の調査では，全米の一般開業歯科医師から2,500名を無作為抽出してアンケート調査票を送ったところ，565通が返送されたとのことである(回答率22.6％)．その調査結果によれば，米国の一般開業歯科医による根管治療料金の中央値は，前歯495ドル(約5万6千円)，小臼歯590ドル(約6万7千円)，大臼歯710ドル(約8万円)であった．この金額は，わが国の社会保険診療報酬の6倍以上に相当する(図7)．

なお，図7において米国のデータは未処置根管の治療と再根管治療との別が不明なため，一括して示したが，日本のデータは抜髄法の料金を用いた．わ

1 | 抜髄の現状

表 7-1　社会保険歯科診療報酬点数．　　　　　　　　（2006 年 4 月 1 日現在）

抜髄法（2 回処置）

	単根歯	2 根歯	3 根歯
初診料	180	180	180
エックス線検査（デンタル，術前）	48	48	48
歯肉息肉除去	54	54	54
ラバーダム	10	10	10
EMR	30	45	60
抜髄	220	406	570
再診料	38	38	38
ラバーダム	10	10	10
エックス線検査（デンタル，ポイント試適）	38	38	38
根管充填	68	90	110
加圧根充加算	110	130	150
エックス線検査（デンタル，術後）	38	38	38
合　計	844	1,087	1,306

（「伝麻」，「除去」の点数を除く）

表 7-2　社会保険歯科診療報酬点数．　　　　　　　　（2006 年 4 月 1 日現在）

感染根管治療（3 回処置）

	単根歯	2 根歯	3 根歯
初診料	180	180	180
エックス線検査（デンタル，術前）	48	48	48
歯肉息肉除去	54	54	54
ラバーダム	10	10	10
感染根管処置	130	276	410
EMR	30	45	60
再診料	38	38	38
ラバーダム	10	10	10
S 培	60	60	60
根貼	14	22	28
再診料	38	38	38
ラバーダム	10	10	10
エックス線検査（デンタル，ポイント試適）	38	38	38
根管充填	68	90	110
加圧根充加算	110	130	150
エックス線検査（デンタル，確認）	38	38	38
合　計	876	1,087	1,282

（「除去」の点数を除く）

第2章　抜髄の現状

表8　抜髄法の予後成績.

報告者	発表年	症例数	成功率(%)
Grossman et al.[7]	1964	198	90
Engström et al.[8]	1964	173	78
Oliet & Sorin[9]	1969	140	89
Storms[10]	1969	56	97
Lambjerg-Hansen[11]	1974	118	79
Ashkenaz[12]	1979	145	97
Morse et al.[13]	1983	122	98
Molven & Halse[14]	1988	111	93
Sjögren et al.[15]	1990	267	96
Friedman et al.[16]	1995	98	95

表9　抜髄法の予後成績.

報告者	発表年	症例数	成功率(%)	備考
水野ら[17]	1966	275	86	
小林ら[18]	1970	90	66	(概良を含む)
田中ら[19]	1978	85	72.9	
高橋ら[20]	1980	116	93.6	
白井ら[21]	1982	49	73.5	(クロロパーチャ使用)
		138	87	(キャナルス使用)
山本ら[22]	1986	81	94.6	
子田ら[23]	1991	260	83.4	
吉村ら[24]	1993	124	84.7	
山本ら[25]	2000	63	85.7	(術者：医局員)
		32	84.4	(術者：学生)
八巻ら[26]	2001	32	81.3	
小澤ら[27]	2001	61	86.9	(未穿通根管)

が国では抜髄法と感染根管治療の料金差は小さいが（表7-1, 7-2），米国では再治療の方が未処置根管の治療よりも一般に割高なので，その解釈には注意を要するものの，米国と日本との根管処置料金の格差は歴然である．加えて，金利も影響して，米国では根管処置料金が近年顕著に上昇している（図8）．前歯を例にとると，2001年に中央値400ドルであった料金が2005年では中央値495ドルとなり，最近4年間で中央値が95ドル（約1万円）も上昇している．

抜髄の予後成績

抜髄の予後は多くの要因によって左右されると考えられる．すなわち，予後成績に影響を及ぼす因子としては，観察期間，調査対象症例数，リコール率，評価基準，患者の全身状態，術者の熟練度，使用器材，術式，歯種，根管穿通性，根管培養結果，根管充填の時期，根管充填状態，術後の歯冠修復，歯周病の程度，など多数が挙げられている．したがって，

これらのなかの単独要因と予後成績とを直接関連づけるには相当な困難が伴う．このため，ときに各要因に関して相反する結果が報告されているのも決して不思議なことではない．

海外では，抜髄法と感染根管治療が根管処置として包括的に扱われることが多いが，表8は，海外の研究報告から抜髄症例の予後成績を抽出したものである．概して抜髄法の成功率は高く，90％以上と報告されている．しかし，術式・対象症例・評価基準などが異なるためバラツキがあり，78～79％程度とする報告もみられる．

一方，わが国でも古くから抜髄・感染根管治療の予後成績に関する研究が行われてきた．表9は，それらのなかから抜髄の予後成績を抜粋したものである．成功率70％前後とする報告もみられるが，一般には80％以上の成功率が報告されている．なお，無髄歯であっても，根尖病変を伴わない症例では，抜髄法に匹敵する予後成績が得られるようである[28]（表10）．

稿を終えるにあたり

原則を遵守して行えば，抜髄法の成功率は非常に高いといえる．しかし，これまでに報告された国内外の研究報告からもわかるように，抜髄は10～30％の予後不良例を伴うことが明らかである．すなわち，抜髄は少なからず失敗例がつきまとう処置である．抜髄の失敗例に対しては，再治療を行うことができる．しかし，再根管治療の成功率は未処置根管のそれと比較して非常に低いことが報告されている[14,15]．

表10　根尖病変を伴わない無髄歯の予後成績[28].

報告者	発表年	症例数	成功率
Strindberg	1956	64	95
Grahnén & Hansson	1961	323	94
Engström et al.	1964	68	93
Bergenholtz et al.	1979	322	94
Molven & Halse	1988	76	89
Allen et al.	1989	48	96
Sjögren et al.	1990	173	98
Friedman	1995	42	100

再根管治療の後には，抜歯を含め，外科的療法しか残されていない．したがって，抜髄は「後がなくなる」処置となる可能性が高い．

単位時間あたりの保険診療報酬からみても，抜髄処置の評価は低い．一般開業医による抜髄法の料金比較において，日本は米国の1/6程度である．加えて，狭小な口腔内に存在する複雑な根管系を扱わねばならない抜髄法は，歯科医師にとってストレスの多い処置である．

他方，歯髄保存療法の成功率は非常に高いことが報告されている[29]．無髄歯は，審美性，歯根破折，う蝕進行など，数々の問題を抱えている．したがって，生活歯髄は可能な限り保存に努めるのが賢明である．また，生活歯髄を保存しようとする努力によって，いわゆる根管治療の難治症例を大幅に減少させることができるであろう．

参考文献

1. 日本歯科医学会編．歯科診療行為（外来）のタイムスタディー調査．2004年度版．日本歯科医学会，2005．
2. Pelehach L. National fee survey. Fees continue to climb. Dental Practice Report, October 2001. 2001；20-29.
3. Pelehach L. 2002 fee survey. Charging ahead. Dental Practice Report, October 2002. 2002；20-28.
4. McCann D. Fee survey 2003-Picking up steam. Dental Practice Report, October 2003, 30-32, 2003.
5. McCann D. Dentists' fees surge far ahead of inflation. Dental Practice Report, October 2004. 2004；29-33.
6. McCann D. 2005 dental fee survey. http://www.dentalproducts.net/xml/display.asp? File=3270.
7. Grossman LI et al. Roentogenologic and clinical evaluation of endodontically treated teeth. Oral Surg Oral Med Oral Pathol Oral Radiol Endod. 1964；17：368-374.
8. Engström B et al. The correlation between positive culture and the prognosis of root canal therapy after pulpectomy. Odontologisk Revy. 1965；16：193-203.
9. Oliet S et al. Evaluation of clinical results based upon culturing root canals. J Brit Endod Soc. 1969；3：3-6.
10. Storms JL. Factors that influence the success of endodontic treatment. J Can Dent Assn. 1969；35：83-97.
11. Lambjerg-Hansen H. Vital and mortal pulpectomy on permanent human teeth. An experimental comparative histologic investigation. Scand J Dent Res. 1974；82：243-332.
12. Ashkenaz PJ. One-visit endodontics. A preliminary report. Dental Survey. 1979；5：62-67.
13. Morse DR et al. A radiographic evaluation of the periapical status of teeth treated by the gutta-percha, eucapercha endodontic method：A one-year follow-up study of 458 root canals. Oral Surg Oral Med Oral Pathol Oral Radiol Endod. 1983；55：607-610.

14. Molven O et al. Success rates for gutta-percha and Kloroperka N-Ø root fillings made by undergraduate students: radiographic findings after 10-17 years. Int Endod J. 1988 ; 21 : 243-250.
15. Sjögren U et al. Factors affecting the long-term results of endodontic treatment. J Endodon. 1990 ; 16 : 498-504.
16. Friedman S. Evaluation of success and failure after endodontic therapy using glassionomer cement sealer. J Endodon. 1991 ; 17 : 30-33.
17. 水野正敏ら．亜鉛華ユージノールセメントによる根管充填の臨床成績について．日歯保存誌．1966 ; 8 : 250-263.
18. 小林正和ら．抜髄法の予後に関する臨床的考察．広大歯誌．1970 ; 2 : 130-138.
19. 田中憲一ら．根管充填の予後について．歯学部第4学年臨床実習生施術症例．日歯保存誌．1978 ; 21 : 198-205.
20. 高橋健史ら．抜髄ならびに感染根管治療の臨床成績について．松本歯学．1980 ; 6 : 47-58.
21. 白井夏野ら．Chloropercha をシーラーとして用いた根管充填の遠隔成績．日歯保存誌．1982 ; 25 : 159-169.

根管処置歯の運命

須田英明

東京医科歯科大学大学院医歯学総合研究科歯髄生物学分野

　根管処置の予後成績を調べた研究は，これまでに数多く報告されている．しかしながら，それらのほとんどは定点的かつ短期的な観察である．ヨーロッパ歯内療法学会では，歯内療法の予後成績を評価するためには，臨床的およびエックス線的観察を4年間行うことが望ましいとしている[1]．すなわち，4年経過後，歯根膜腔の拡大や根尖病変が認められる場合，治療は不成功であるとガイドラインに記載されている．ところが，現実には4年未満の予後成績しかみていない研究報告が多い．

　一方，わが国では根管処置が抜髄と感染根管治療とに分類されているが，欧米では未処置根管の治療（initial treatment, primary treatment）と再根管治療（retreatment）とに類別されることが多い．したがって，抜髄の予後成績を継続的・長期的に調べた報告はほとんど見あたらない．

　Cheung ら[2]の報告は，initial treatment の予後成績を長期にわたって継続的に調べた数少ない研究の一つである．残念ながら，処置時の歯髄の病態は不明であるが，臨床医にとって非常に参考になる論文である．Cheung らは，1981年1月から1989年12月までの期間に根管処置（initial treatment）された601歯について分析し，以下の結果を見出した．

①52％（314歯）は治療が不成功であった．
②111か月（9年3か月）後，半数の歯が治療不成功と判定された（図1）．
③治療の不成功は，最初の18か月（1年半）にとくに多く認められた（図1）．
④術前に根尖病変のない歯は，予後成績が有意に良好であった（図2）．
⑤術後にクラウンで歯冠修復された歯は，予後成績が有意に良好であった．
⑥予後成績は歯種によって異なり，下顎小臼歯および上下顎前歯で有意に成績良好であった．これに対し，上顎小臼歯，上下顎大臼歯では予後成績が不良であった（図3）．

　Cheung らの研究では，他に明らかな理由なく抜去された症例，再根管治療された症例，外科的歯内療法を施された症例，ならびに歯根膜腔の拡大や根尖病変が認められた症例をすべて治療不成功と判定しているため，上述のような成績が得られたものと思われる．また，予後評価における小臼歯・大臼歯の多根性も考慮する必要がある．しかしながら，これまで比較的に予後が良いと考えられていた未処置根管の治療でも，長期的にみると多くの問題が生じうることを示している．このことからも，安易な抜髄は避け，生活歯髄の保護処置を優先して行うべきと考えられる．

参考文献

1. European Society of Endodontology. Consensus report of the European Society of Endodontology on quality guidelines for endodontic treatment. Int Endod J. 1995 ; 21 : 384-390.
2. Cheung GSP et al. Long-term survival of primary root canal treatment carried out in a dental teaching hospital. Int Endod J. 2003 ; 36 : 117-128.

22. 山本昭夫ら．抜髄ならびに感染根管治療症例の長期観察について．日歯保存誌．1986；29：890-900.
23. 子田晃一ら．新潟大学歯学部附属病院総合診療室における臨床成績について(第1報)歯内療法処置の経過観察．日歯保存誌．1991；34：1622-1630.
24. 吉村泰尚ら．長期観察からみた根管充填後の予後に関する臨床的考察．日歯保存誌．1993；36：548-556.
25. 山本昭夫ら．抜髄ならびに感染根管治療症例の経年的観察．根管充填後10年以上経過例について．日歯保存誌．2000；43：858-869.
26. 八巻恵子ら：臨床評価とX線評価による歯内治療の成績調査．日歯保存誌．2001；44：602-609.
27. 小澤寿子ら．抜髄症例における未穿通根管の臨床的評価．日歯保存誌．2001；44：9-14.
28. Friedman S. Treatment outcome and prognosis of endodontic therapy. in Essential Endodontology. ed. by Ørstavik D & Pitt Ford TR, 1st ed, Oxford：Blackwell Publishing, 1998；367-401.
29. 林善彦．歯髄保護と歯髄保存療法．In：須田英明ほか編，改訂版エンドドンティクス21．第1版．京都：永末書店，2004；167-184.

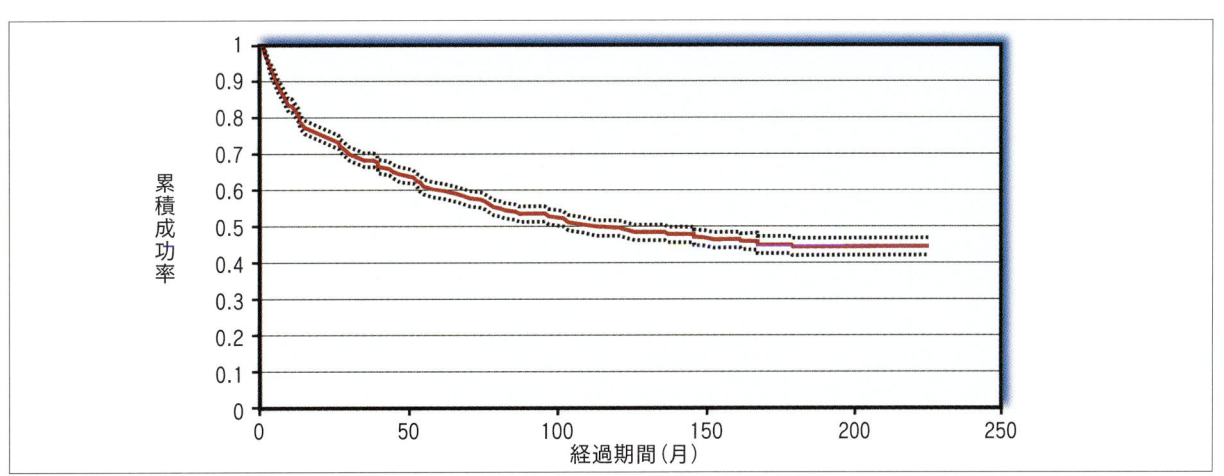

図1　未処置根管の治療成績（信頼区間95％）[2].

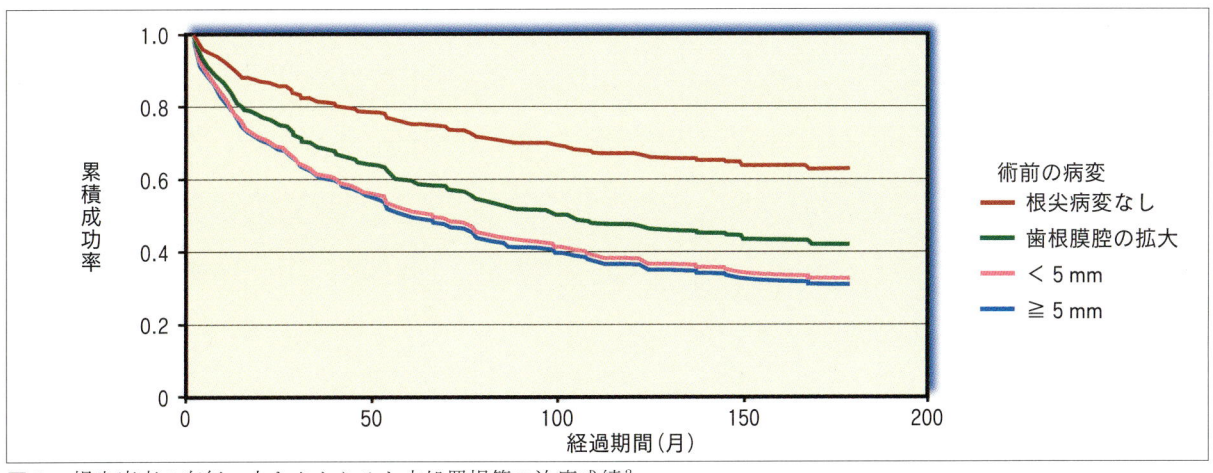

図2　根尖病変の有無・大きさからみた未処置根管の治療成績[2].

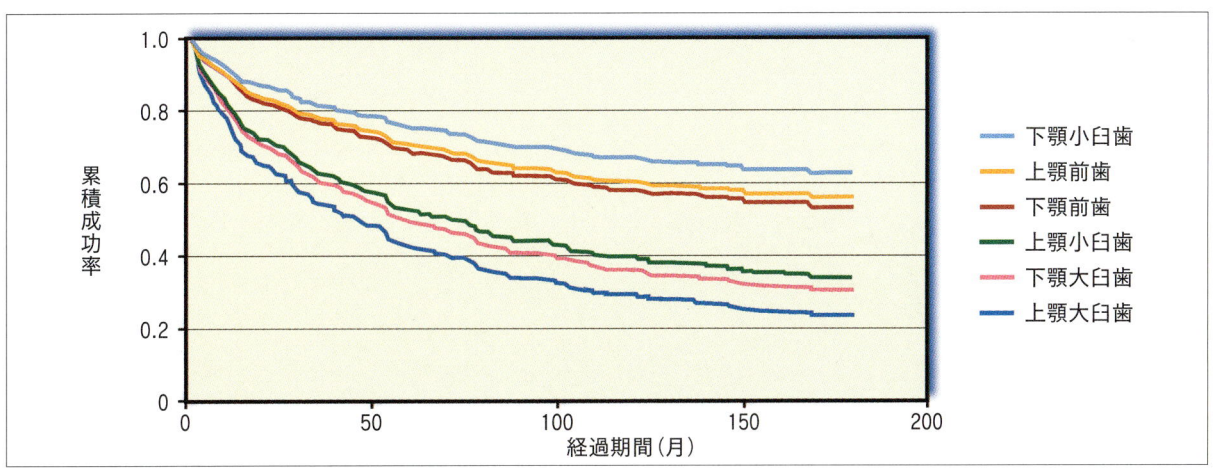

図3　歯種別にみた未処置根管の治療成績[2].

第3章
歯髄の鑑別診断のポイント

| 歯髄のスクリーニング検査と痛みの鑑別診断 | 須田英明 |
| 歯髄保存か抜髄かを診断する | 中村　洋
鈴木一吉
中田和彦
須田英明 |

第3章　歯髄の鑑別診断のポイント

1 歯髄のスクリーニング検査と痛みの鑑別診断

● 須田英明

東京医科歯科大学大学院医歯学総合研究科歯髄生物学分野

スクリーニング検査の感度(sensitivity)と特異度(specificity)

　歯髄診断は，患歯の同定，病態把握，そして確定診断(歯髄病名の決定)，という3つのステップを踏んで進められる．確定診断において，従来は病理組織学的な病名が付されてきた．しかし，患歯の臨床所見・症状から歯髄の病態を的確に判定するのが困難であるため，現在では図1に示す分類が一般的となっている[1]．その際，歯髄炎の可逆性・不可逆性の鑑別が一番のポイントとなる．これは，臨床的には歯髄保存か抜髄かを診断することにほかならない．現在，各種の歯髄スクリーニング検査法が存在しているが，正しい治療方針を立案するうえで，各種検査法を十分に理解・把握しておく必要がある．

　歯髄炎が可逆性か不可逆性かを検査するスクリーニングテストでは，不可逆性歯髄炎の存在を漏れなく検出できる高い感度(sensitivity)と，不可逆性歯髄炎で「ない」症例を正しく判定できる高い特異度(specificity)とが要求される．このとき，各種歯髄検査法には，検査結果が二者択一のもの，順位尺度で示されるもの，連続変量で表わされるもの，の3種類が存在する．根尖部エックス線透過像の有無や，切削試験に対する反応の有無は，二者択一である．また，歯の動揺度検査(m0，1，2，3)では，検査結果が順位尺度で表わされる．これに対し，インピーダンス測定検査($k\Omega$)や電気診(閾値，無名数)では，検査結果が連続変量で示される．

　スクリーニング検査の結果が連続変量や順位尺度で示される検査では，検査の陽性(不可逆性歯髄炎あり)と陰性(不可逆性歯髄炎なし)の判定を区分する境界(カットオフ値)をどこかに設定しなければならな

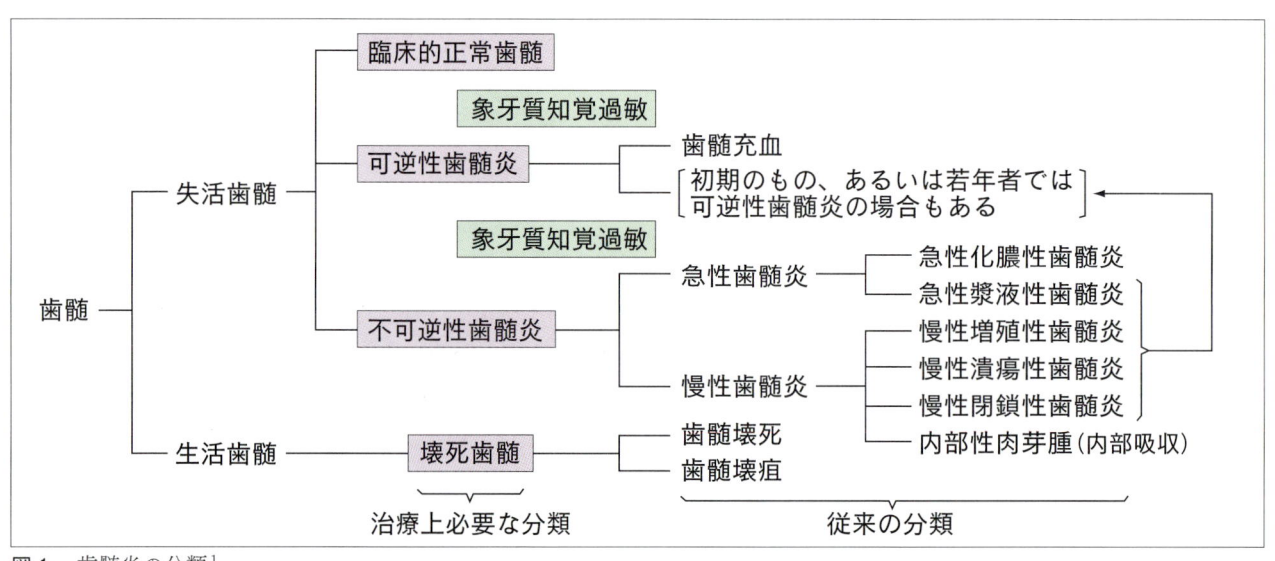

図1　歯髄炎の分類[1].

表1 歯髄のスクリーニング検査と確定診断結果のクロス表.

検査結果	確定診断の結果		合計
	保存不能	保存可能	
陽性(＋)	真陽性 (a)	偽陽性 (b)	a＋b
陰性(－)	偽陰性 (c)	真陰性 (d)	c＋d
合計	a＋c	b＋d	a＋b＋c＋d

表2 歯髄のスクリーニング検査に関する指標.

感 度	a/a＋c
特異度	d/b＋d
偽陽性率	b/b＋d＝(1－特異度)
偽陰性率	c/a＋c＝(1－感 度)
陽性的中率	a/a＋b
陰性的中率	d/c＋d

表3 歯髄の検査と確定診断結果のクロス表.

検査結果	確定診断の結果		合計
	保存不能	保存可能	
打診(＋)	真陽性 23	偽陽性 9	32
打診(－)	偽陰性 37	真陰性 97	134
合計	60	106	166

(文献3より作成)

い．その際には，精度の高い検査によって得られた確定診断に基づき，至適基準(gold standard)を指標とし，スクリーニング検査の感度と特異度とが評価される[2]．歯髄スクリーニング検査の場合，確定診断は病理組織検査が最も精度が高いと考えられるが，侵襲が強過ぎて通常は実施できない．このため，一定期間にわたって経過を観察し，明確になった結果を利用することもある．

上述のごとく，不可逆性歯髄炎を検査するスクリーニングテストの感度は，不可逆性歯髄炎の存在を正しく判定できる確率である．他方，特異度は，不可逆性歯髄炎「なし」(正常歯髄または可逆性歯髄炎)が正しく判定される確率である．いずれも，その数値は0～1.0の間をとる．表1にそのクロス表を，表2に歯髄のスクリーニング検査に関する指標を示す．感度も特異度も1.0というスクリーニング検査法は理想的であるが，現実には存在しない．

感度の高い検査法を採用すれば，それだけ高い確率で不可逆性歯髄炎を見逃すことなく正しく判定できる．また，特異度の高い検査法を採用すれば，不可逆性歯髄炎「なし」を「陽性」と判定してしまうケース(偽陽性)を減らすことができる．歯髄検査の場合，スクリーニング検査の特異度を上げて，なるべく正常歯髄と可逆性歯髄炎を拾い上げる必要がある．その際，検査感度が多少低下することは避けられない．

表3に，Seltzerら[3]の報告に基づく「打診」によるスクリーニング検査(不可逆性歯髄炎)と，病理組織検査による確定診断の結果のクロス表を示す．表中の数値から，不可逆性歯髄炎のスクリーニングに関する打診の感度は0.38(23/60)，特異度は0.92(97/106)であることがわかる．すなわち，打診(図2～4)は不可逆性歯髄炎の検出感度は低いものの，特異度の高い検査法であることがわかる．なお，表3中の保存可能(可逆性歯髄炎)は，正常歯髄・移行期の歯髄炎・歯髄萎縮・慢性一部性歯髄炎を，保存不能(不可逆性歯髄炎)は，一部壊死を伴う慢性一部性歯髄炎・慢性全部性歯髄炎・歯髄壊死をそれぞれ包含したものである．

第3章　歯髄の鑑別診断のポイント

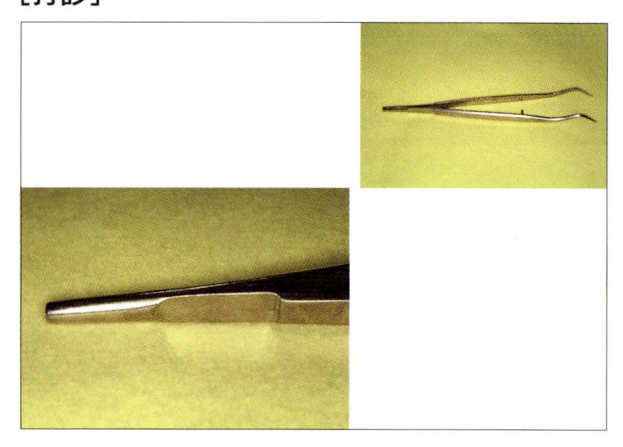

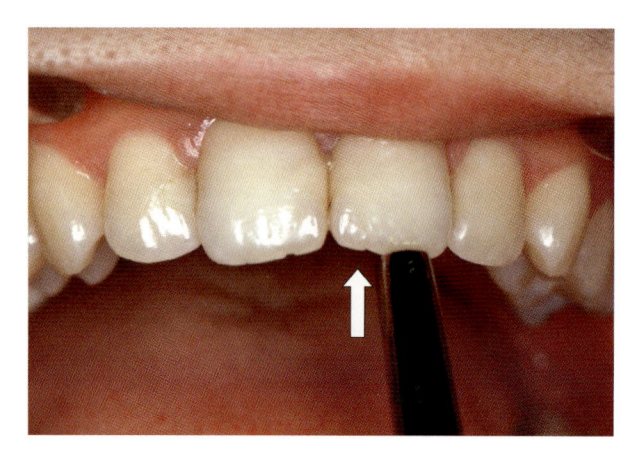

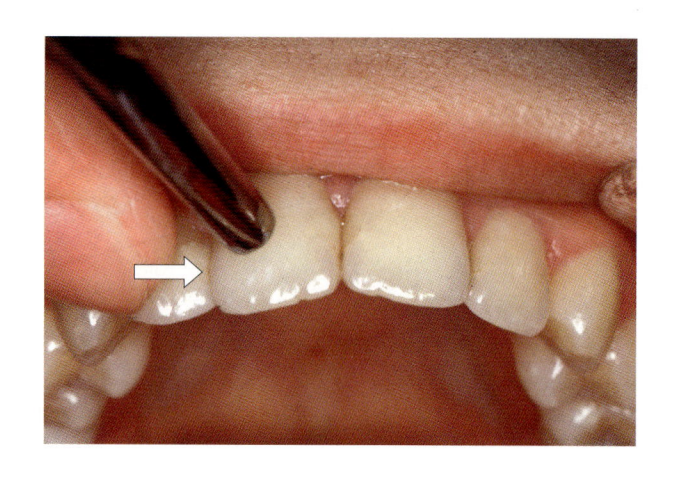

[打診]

図2　打診器を兼ねたピンセット.
　打診はアロディニアの存在を調べる検査法である.
図3　水平打診.
　打診により，歯周組織に分布する神経線維の過敏化を検査する.
図4　垂直打診.
　不可逆性歯髄炎のスクリーニングテストとして，打診は感度(sensitivity)が低いものの，特異度(specificity)の高い検査法である.

表4　痛みの表現と原因部位[6,7].

	歯痛	軟組織炎症	義歯由来痛	顎関節症	非定型顔面痛	三叉神経痛	三叉神経麻痺
ズキンズキン	◎	○					
ズキズキ，ずきずき	○	◎	◎	◎	○	○	
ジーンと感じる	○	○		○	◎		○
さわられると痛い	○	○			○	○	
ビーンと痛みが走る	○	○		○		◎	
うずくような	○				○		
腫れたような	○						
おもくるしい	○	○			○		
にぶい		○					
しめつけられる					○		
針で突くような						○	
引っ張られるような							○
ピリピリ							◎
ビリビリ							○
むずむず							○

◎：最も頻度が高かったもの

痛みと鑑別診断

歯科医師は，自発痛・痛覚過敏・アロディニア(allodynia)のトリオを臨床で頻繁に扱っている．このうち，自発痛については臨床医が精通しているところである．他方，痛覚過敏とは，疼痛刺激に対する反応が増幅されている状態をいう．たとえば，真っ赤に日焼けした肌を強く叩けば，飛び上がるほど痛いこと請け合いである．他方，アロディニアとは，疼痛閾値が低下し，通常では痛みを引き起こさない弱い刺激に対しても疼痛を覚える状態である．たとえば，熱く日焼けした素肌の上からTシャツを着るとき，とても痛い状況が該当する[4]．これらのトリオは，歯髄が正常であれば決してみられない病態なので，歯髄診断ではそれらの存在をいかに的確に見いだすかがポイントとなる．

自発痛の存在は，いうまでもなく，問診によって確認する．歯科領域においても連関痛の現象がみられるので[5]，痛みの問診は医療過誤を予防する上でも重要である．すなわち，患者が痛みを訴える部位が，必ずしも痛みの原因部位であるとは限らない．患歯の同定には十分慎重を期すべきである．なお，「ズキンズキン」という表現は，歯痛を表現するとき最も高頻度に使われるという報告がある(表4)[6,7]．

痛覚過敏状態は，温度診などで確認できる．冷温刺激に対する過剰な反応は，痛覚過敏の存在を物語るものである．他方，アロディニアの存在を確認する検査法は，打診および触診である．正常な歯の場合，ミラーの柄で歯を軽く叩いたくらいでは，痛みは起こらない．しかし，歯髄炎によって歯周組織に分布している感覚神経が過敏化されると，さまざまな程度の打診痛がみられるようになる．前項で述べたとおり，打診は不可逆性歯髄炎の検出感度は低いものの，特異度の高い検査法である．

さて，自発痛の存在と不可逆性歯髄炎との関係はどうであろうか？　前項で述べた打診痛の場合と同様にして，表5に「自発痛」によるスクリーニング検査(不可逆性歯髄炎)と，病理組織検査による確定診断の結果のクロス表を掲げた．表5から，不可逆性歯髄炎のスクリーニングに関する自発痛の感度は0.65(39/60)，特異度は0.76(81/106)であることがわかる．すなわち，打診痛と比べ，自発痛の存在は不可逆性歯髄炎をスクリーニングできる感度が高いといえる．

表5　歯髄の検査と確定診断結果のクロス表．

検査結果	確定診断の結果		合計
	保存不能	保存可能	
自発痛(＋)	真陽性 39	偽陽性 25	64
自発痛(－)	偽陰性 21	真陰性 81	102
合計	60	106	166

(文献3より作成)

参考文献

1. 山本寛ほか．保存と抜髄との境界，痛みとの関連〈その2〉．痛みと歯髄保存の限界．日歯医師会誌．1997；50：523-529．
2. 山下喜久ほか．歯髄診査．In：米満正美ほか(編)．新予防歯科学[下]．第3版第2刷．東京：医歯薬出版　2004；227-260．
3. Seltzer S et al. The dymanics of pulp inflammation : correlations between diagnostic data and actual histologic findings in the pulp. Oral Surg Oral Med Oral Pathol Oral Radiol Endod. 1963；16：846-871．
4. Hargreaves KM. Pain mechanism of the pulpodentin complex. In : Hargreaves KM & Goodies HE(eds). Seltzer and Bender's dental pulp. 1st ed. Chicago : Quintessence Publishing. 2002；181-203．
5. 砂川光宏ほか．歯髄疾患または歯周疾患による連関痛．In：砂田今男ほか(編)．最新歯内療法アトラス．第1版第3刷．東京：医歯薬出版，1996；75-90．
6. 杉崎正志ら．各種歯科疾患における痛みの多元的評価．痛みの表現用語の検討．日歯医学会誌．1997；16：71-76．
7. 山本寛ほか．保存と抜髄との境界．痛みとの関連〈その1〉．痛みの特徴と診査法．日歯医師会誌．1997；50：421-427．

第3章 歯髄の鑑別診断のポイント

2 歯髄保存か抜髄かを診断する

- 中村 洋[1]
- 鈴木一吉[1]
- 中田和彦[1]
- 須田英明[2]

1 愛知学院大学歯学部口腔治療学講座
2 東京医科歯科大学大学院医歯学総合研究科歯髄生物学分野

診断の重要性

中村 洋

　病気を治療する場合，正確な診断をしなければ正確な処置はできないことは周知のごとくである．すなわち，問診からはじまり，視診，触診など各種の検査結果から，どのような病気であるかを診断し，治療計画を立て，その後，処置をすることになる．

　そこで，この項では歯髄を保存すべきか，抜髄をすべきかなどを決定するときに必要になると思われる問診，視診，触診，打診，動揺度検査，温度診，電気診，透照診，エックス線診，麻酔診，顕微鏡検査，切削診，インピーダンス測定検査，レーザー光による診断，待機的診断について述べることとする．

問診

　問診は，病気を診断する上で大変重要な事項である．問診により処置方針の概要を決定できることもある．

主訴

　一般に歯科医院に来院する患者が訴える主訴といえば，腫れる，痛む，噛めない，水にしみる，熱いものにしみる，夜になると歯が痛む，などさまざまな訴えがある．以下にその主訴をまとめてみることとする．
①疼痛，腫脹，不快感などを訴えて歯科医院に来院
　冷水痛，温熱痛，自発痛，腫脹，咬合痛，歯の破折，食片圧入，歯の違和感，歯肉出血，修復物の脱落などがある．
②咀嚼の改善を求めて歯科医院に来院
　歯の欠損のための咬合の回復，咬合異常などがある．
③審美性の改善，回復を求めて歯科医院に来院
　とくに，前歯部における歯の変色(テトラサイクリンによる変色など)，補綴物の不適合，補綴物の変色などがある．
④口腔内の診査のため歯科医院に来院
　定期的に多くの人は来院する．最近では外科手術と薬物投与により，免疫力低下が予想されるとき，医師から処置の前に歯の治療を依頼されることもある．
⑤口腔疾患と全身疾患の関係で歯科医院に来院
　皮膚科やアレルギー外来から掌蹠膿疱症などにより，歯科治療を依頼される．

　しかし，歯髄を保存すべきか否かを迷うようなときの主訴は，主に歯の冷水痛，違和感などを訴えることが多い．また，軽い咬合痛を訴えることもある．

現病歴

　現病歴とは，患歯がどのような経過をたどってきたかを問診することである(表1)．病気の診断と治療計画を立てるのに大変重要である．また，患者が痛みを訴えているときには，その疼痛を和らげるための応急処置をすることが必要である．そのための情報を得る手段としても，詳細な現病歴の聴取は必要不可欠な事項である．

　次のようなことを中心に問診する．
①発症した時期

②発症したときから今までの症状の経過
　発症時から症状は変化がないのか，だんだんと激しくなるのか，などについて問診する．
③発症の原因および誘因
　たとえば，疼痛が冷水によるものか，歯ブラシによるものか，噛んだことによるのか，食片圧入によるのか，などいろいろな原因や誘因がある．
④発症から現在までの治療経過
　現在までに患歯の治療をしたのかどうか．治療したのであれば，どのような治療をしたのか．また，治療したことにより症状はどのように変化したのか，などについて問診する．

　歯髄を保存すべきか否かを決定するとき，現病歴の問診で重要な事項は，疼痛の継続期間である．すなわち，かなり前から疼痛があり，それが継続しているようであれば，炎症が歯髄の深部まで到達している可能性があるので，歯髄保存の対象にはならない．しかし，疼痛が最近現れたようであれば，歯髄の保存の可能性がある．

表1　現病歴を聞くときの注意事項.

1．患者をリラックスさせて話を聞く
2．時間軸を追って聞く
3．発症原因を聞く
4．誘発原因を聞く
5．もし以前に治療をしたのであればその治療内容を聞く
6．痛みがあれば痛みの種類を聞く
7．家族が同伴していれば家族にも尋ねる
　本人が忘れていることを家族が知っていることがある

[症例2-1]
　現病歴の聴取はすべての疾患に重要なことであるが，とくに亀裂，破折の見られる歯については，注意深く聴取する必要がある．

現病歴
初診：1991年12月5日に 7| 部のインレー脱落で来院

[症例2-1]

2-1a 1992年1月9日．7| 部のエックス線写真．とくに異常所見は認められない．
2-1b 2005年9月26日．7| 部のエックス線写真．とくに異常所見は認められない．

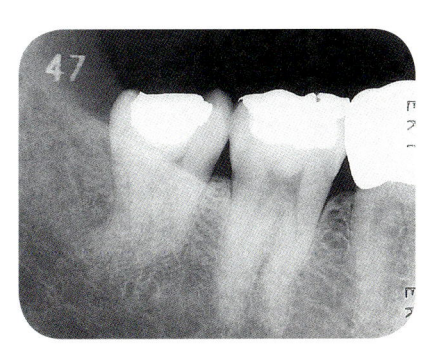

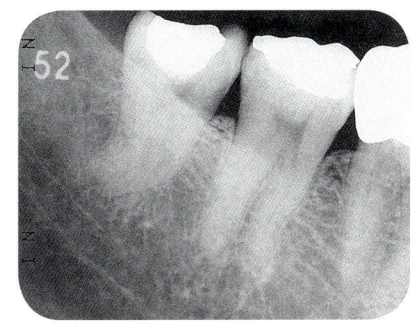

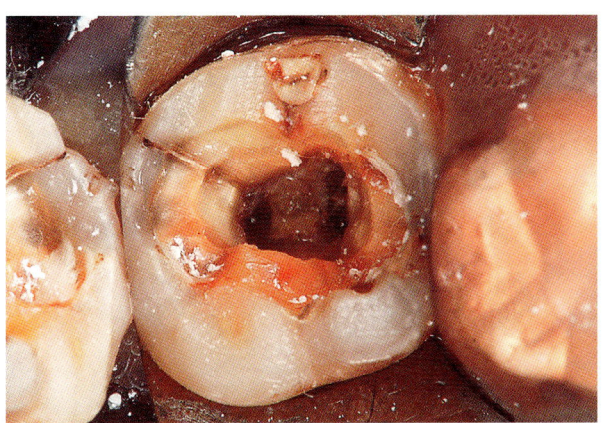

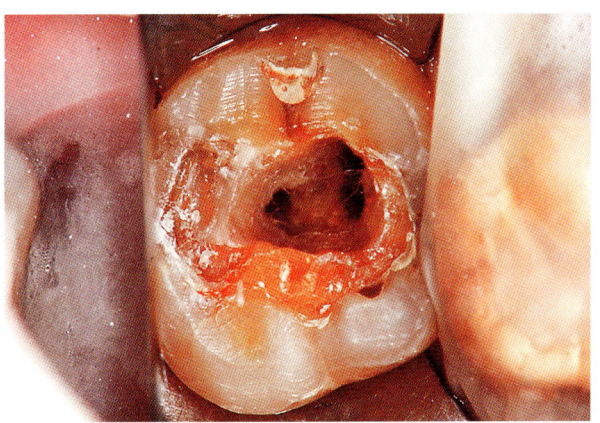

2-1c 2006年2月13日．7| 部のインレーを除去したところ破折が認められたので，抜髄をした．
2-1d 破折の部位をスーパーボンドで修復する．

第3章　歯髄の鑑別診断のポイント

[症例2-2]

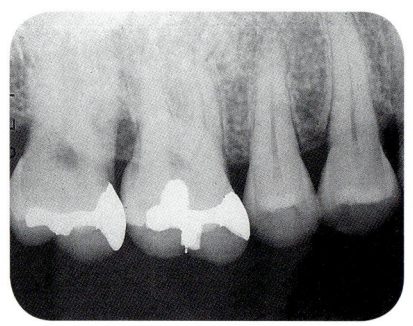

2-2a　1998年11月11日．6|部に亀裂が口蓋から歯頸部にみられた．エックス線写真では確認できない．

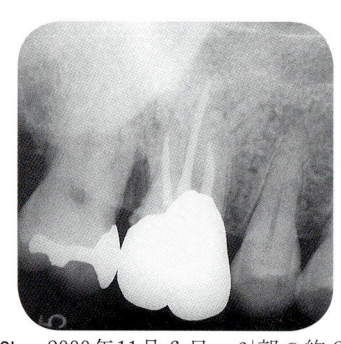

2-2b　2000年11月6日．6|部の約2年後のエックス線写真である．とくに，症状は認められない．

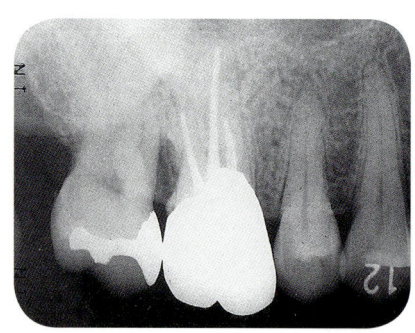

2-2c　2006年3月27日．6|部の約9年半後のエックス線写真．とくに異常所見は認めらない．

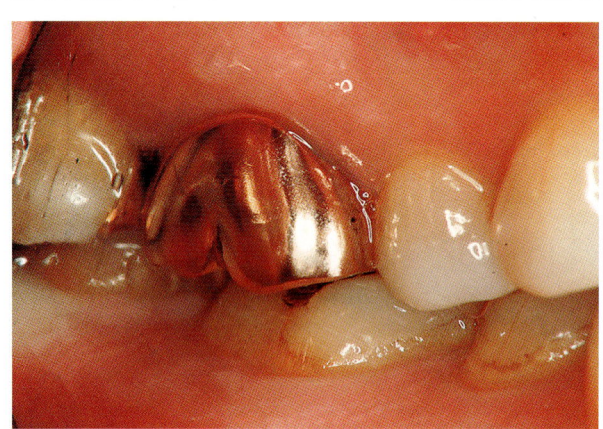

2-2d　同口腔内写真．

し，インレーの再装着をした患者である(2-1a)．
経過：1992年1月30日にインレーを再製作する(2-1b)．2003年10月11日にインレーが脱落し，再装着する．2005年2月9日に8 7|の違和感を訴えて来院した．このときは原因が特定できず咬合調整後に帰宅させ，次の週に来院してもらうことになった．

2月19日に再来したときには，前回より症状が改善していた．そのため，経過観察することにした．7か月後の9月26日に再び，同部の違和感を訴えて来院した(2-1b)．現在は違和感のみであるが，2か月前には咬合痛がみられたとのことであった．しかし，このときも原因が特定できなかった．

2006年2月13日に再来院した．このときは打診痛および冷水痛がみられたので，7|部のインレーを除去することとした(2-1c)．インレーを除去したところ，亀裂が見られたので，抜髄を行い，亀裂部をスーパーボンドで修復した(2-1d)．この症例は約14年前に亀裂があり，それが徐々に歯髄に到達したものと考えられる．

この症例を通していえること
　症状が長期にわたる場合には，亀裂を疑うべきであるということである．すなわち歯の亀裂が念頭にあれば，少なくても2003年10月11日のインレー脱落時に窩洞の様子を注視し，亀裂を見逃さなかったかもしれない．すなわち現病歴の聴取の段階から亀裂を疑っていれば，長期間にわたり患者さんを苦しめなかったかもしれない．

[症例2-2]
経過：この症例は約2年前から6|部に一過性の冷水痛があり，象牙質知覚過敏症と診断されて，処置を受けていた．しかし痛みは消失したり，出現したりするため放置していた(2-2a)．

ところが「昨日から急に痛みだしてきた」と自発痛を訴え来院してきた．精査してみると，亀裂が口蓋から歯頸部にみられたため抜髄し，亀裂がすすまないように金属クラウンを被せた(2-2b〜d)．

この症例を通していえること
　この場合も既往歴を聞くときに亀裂のことが念頭にあれば，診断をもっと早くすることができたかもしれない．症例2-1, 2ともに現病歴の注意深い聴取の重要性を示唆している．

既往歴

メディカルヒストリーともいわれる．歯科疾患を処置する場合に，注意すべき全身疾患はかなり多い．そのため簡潔で，かつ包括的な問診表で全身疾患の

[視診]

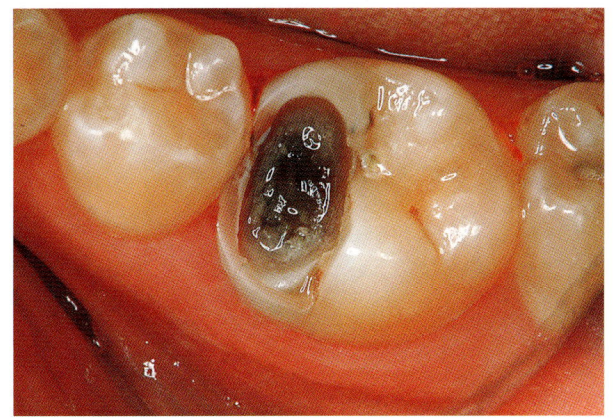

図1　黒褐色の軟化象牙質がみられる．う蝕は大きいが意外に浅い．

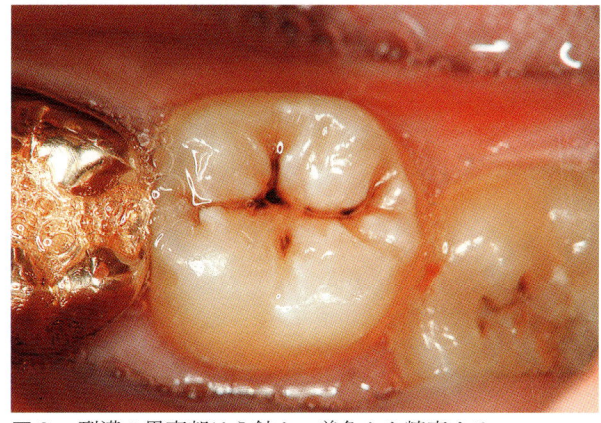

図2　裂溝の黒変部はう蝕か，着色かを精査する．

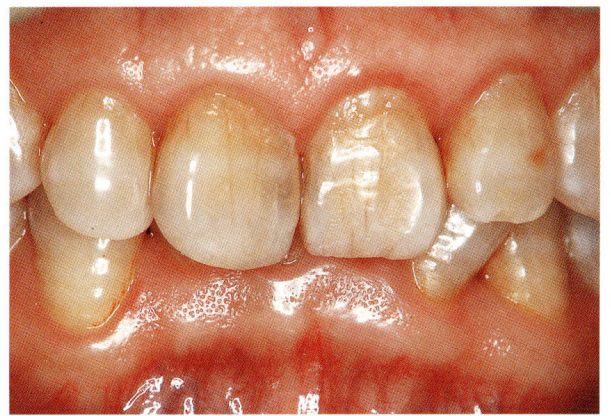

図3　う蝕の部分は健全部分と透明度が異なる(1の隣接面がう蝕である)．

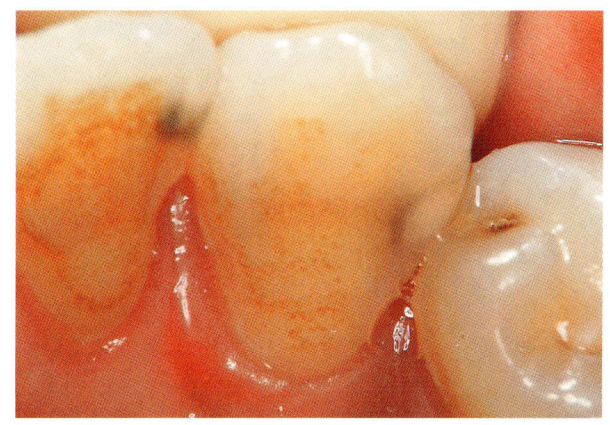

図4　隣接面のう蝕をみのがさないようにする(|2 3部)．

既往歴を治療前に歯科医は把握しておくべきである．

疾患の重症度でなく，歯科治療に重要と思われるものから順序よく記載する．たとえば基礎疾患として，心臓弁膜症や先天性心疾患などを有する患者は，根尖性歯周炎などが引き金となり感染性心内膜炎を起こす可能性がある(感染性心内膜炎の予防と治療に関するガイドライン：Circulation Journal. 2003)[1]．また急性糸球体腎炎は，原因菌として連鎖球菌やブドウ球菌などがあり，根尖性歯周炎との関係があるといわれている．

免疫抑制剤を投与されている患者にも，特別な配慮が必要である．歯髄を保存すべきか否かを決定するときにも，全身疾患の既往歴を慎重に聴取すべきである．とくに高血圧患者に対する麻酔時には，かなりの配慮が必要になる．疾患について不明なことがあれば，内科などの主治医に情報を提供してもらうべきであろう．

既往歴の聴取後には，歯科診療時に起こるかもしれない事項について考察しておく．

視診

歯がう蝕になったとき，視診によって，歯髄を保存すべきか，抜髄をすべきかを決定するときの重要ポイントは，う蝕の軟化象牙質の色である(図1～4)．基本的なことであるが，淡黄色であればう蝕の進行が早いので，一見するとう蝕が浅いように見えても，抜髄の可能性を考える必要がある．軟化象牙質の色が黒褐色であれば，う蝕の進行が遅いことが想像されるので，う蝕が深いように見えても歯髄保存の可能性を考える．

う蝕以外にも，歯髄の保存の可否を考慮すべき疾患には，歯の破折，亀裂，脱臼がある．

第3章　歯髄の鑑別診断のポイント

[触診]

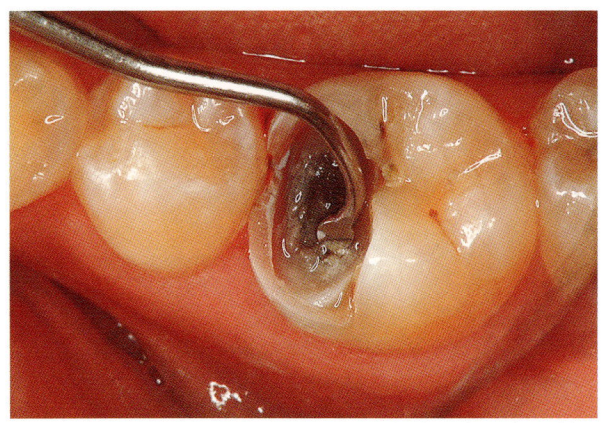

図5　スプーンエキスカベーターで黒褐色の軟化象牙質を除去する．硬くて黒いう蝕は比較的浅い．

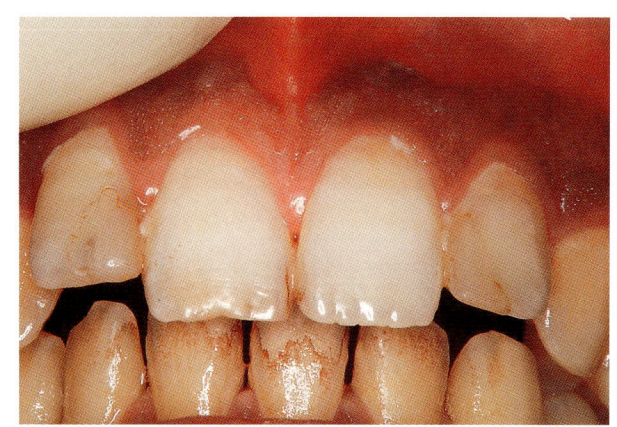

図6　触診．左右の反応を比較する．

視診による歯髄保存の可否のクライテリア

次のような基準で歯髄の保存の可否を考慮する．

エナメル質の破折

　この場合には歯髄を保存できる．ただし，歯髄が生活歯であることの確認は行う．

露髄を伴わない象牙質に及ぶ破折

　歯髄を保存できる．ただし，歯髄が生活歯であることの確認は行う．

露髄を伴う象牙質に及ぶ破折

①露髄後，時間の経過が短いとき

　露髄面が小さいときには，直接覆髄を行う．

　露髄面が大きいときには，生活歯髄切断法を試みる．

②露髄後，時間が長く経過しているとき

　生活歯髄切断または抜髄を選択する．

　ただし，何れの場合も歯髄が生活歯であることの確認は行う．

亀裂

　亀裂の場合には視診のみで，歯髄保存の可否を決定することは非常に困難である．

　すなわち，視診のみで亀裂がエナメル質のみか，象牙質まで及んでいるのか，また歯髄まで及んでいるのかを決定することは難しい．

　各種の診断方法を総合して決定すべきである．

脱臼

①不完全脱臼

　基本的には歯髄保存が可能である．電気歯髄診断にて生活歯であれば，歯髄を保存する．電気歯髄診断にて失活歯であっても，固定後1か月ぐらいは歯髄を保存し，経過観察をする．歯髄が生活力を回復することがある．歯髄の失活が確認をされた時点で，歯髄処置をする．

②完全脱臼

　歯髄保存は困難である．

　ただし，視診のみで歯髄の保存，抜髄を診断するのではなく，各種の診断法を総合して，歯髄の保存の可否を決定すべきである．

触診

　触診とは，指で組織や歯を触ることにより，診査部位と対照側では反応が異なるかどうかを，診断する方法である（図5，6）．また探針やスプーンエキスカベーターなどで，患部を触れることにより，患部がどのような状態になっているかを診断する方法でもある．

　う蝕の部分をスプーンエキスカベーターなどで触診することのみにより，歯髄を保存するか否かを決定することは，かなり困難である．しかし，スプーンエキスカベーターなどでう蝕を触診したときに，う蝕の部分が柔らかければ急性う蝕を疑い，硬ければ慢性う蝕を疑う．

　急性う蝕の場合には，視診でう蝕が浅くみえても，

2 | 歯髄保存か抜髄かを診断する

[打診]

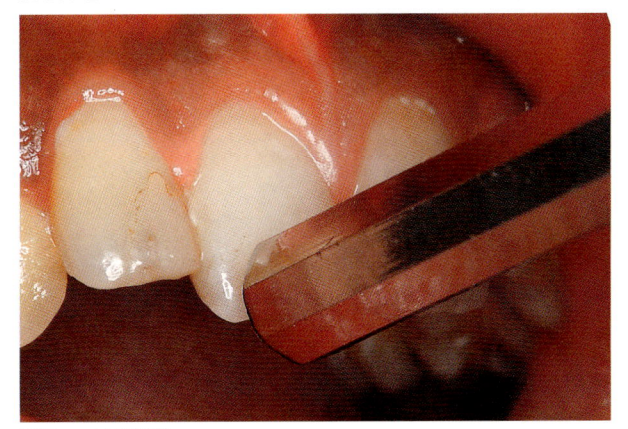

図7　水平打診.

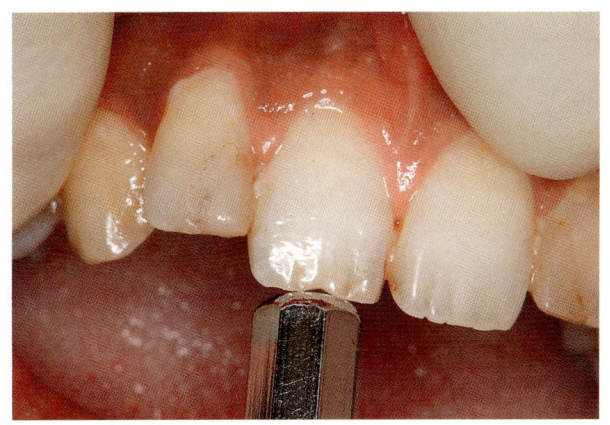

図8　垂直打診.

実際にはう蝕が歯髄近くまで広がっていたり，または仮性露髄の状態にあることがある．そのため，触診にて歯髄の保存の可否を決定するときには，軟化象牙質の色および硬さを参考にする．

打診

歯をピンセット，ミラーの柄の部分で軽く叩いて，その反応をみるものである．歯根膜に炎症が存在すれば，歯根膜に炎症のない対照側の健全歯より敏感に反応する．このように打診痛により，歯根膜に炎症があるか否かを診断する（図7，8）．

垂直打診

垂直に打診痛がみられるときには，根尖部に炎症があることを示している．

水平打診

水平に打診痛がみられるときには，根側に炎症があることを示している．つまり根側に病変や辺縁性歯周炎などが存在することを示唆している．

しかし，炎症が激しくなると，水平打診，垂直打診に関係なく，両者の打診に敏感に反応するようになる．したがって，水平打診，垂直打診の反応は一応の目安にすべきである．

したがって打診反応があるときに，歯髄を保存すべきか否かを決定することは非常に難しい．一応の目安としては，わずかな打診痛がみられるときには，歯髄を保存できる可能性があるかもしれない．しかし激しい打診痛がみられるときには，炎症が歯髄を経由して歯根膜まで到達していると思われるので，歯髄の保存はできないであろう．ただし，歯周病のときにも打診痛がみられることがあるので，歯髄炎由来の打診痛か歯周病によるものなのかを，鑑別診断する必要がある．歯周病による打診痛であれば歯周病の治療をすることにより，打診痛は消失する．

動揺度診査

鈴木一吉

動揺度診査は，歯をピンセットで把持し動かすことにより診査する．動かす方向は，近遠心，頰舌，上下方向に動かす．このとき，隣接歯や反対側同名歯などを比較対象として動きの程度や動きやすさを診査する．これにより，歯根周囲の歯槽骨の状態や歯根膜などの歯周組織の状態を把握することができる．

方法

前歯部

ピンセットで歯の切縁を把持し，近遠心，頰舌，上下方向に動かす（図9）．

臼歯部

ピンセットで歯冠部を把持し，近遠心，頰舌，上下方向に動かす．歯冠部の把持が十分にできないときは，先を合わせたピンセットの尖端を咬合面の小窩裂溝などの溝におき，動かすとよい（図10）．ただし，この場合は，近遠心および頰舌方向の動きの診

第3章　歯髄の鑑別診断のポイント

[動揺度診査]

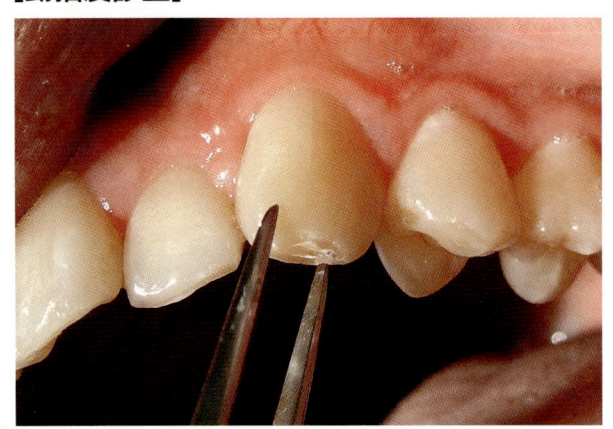

図9　ピンセットで切縁を把持し，近遠心，頰舌，上下方向に動かす．

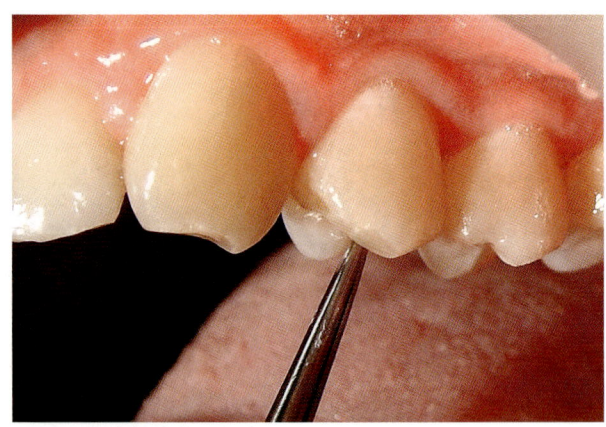

図10　動揺度診査　臼歯部は，先を合わせたピンセットの尖端を咬合面の小窩裂溝に置き動かす．

査は可能であるが，上下方向，とくに咬合面方向への動きの診査は難しい．

診査内容

動揺の程度（範囲）

　動揺の程度により歯周組織の量的な変化がわかる．たとえば，歯槽骨の吸収の程度や，その骨吸収部位の大まかな位置などがわかる．

動きやすさ

　動きやすさは，歯周組織の質的な変化がわかる．たとえば，急性炎症に伴い歯髄の炎症が根尖周囲組織に及んだ場合は，歯根膜線維の破壊が進み，動揺を生じる．この場合は，炎症が消退すると動揺も減少する．

破折の有無の予測

　厳密には動揺度の診査ではないが，動揺度の診査と同様の方法で，歯冠，歯根破折を発見できる場合がある．歯冠部に破折が認められない場合でも，歯肉縁下で水平に破折しているときは，診査時の歯冠部の動きに合わせて歯頸部歯肉が大きく動くため予測ができる．

　また，垂直破折や斜断破折の場合は，一方または両方の破折片が動揺することで破折の予想ができる．とくに，歯冠から歯根にかけての縦破折の場合には，頰舌方向や近遠心方向に動かしたときに不自然な動きをする．

歯髄を保存すべきか否かのポイント

　歯の動揺が大きいときは，辺縁性歯周炎や歯の破折を疑い，歯周ポケットの検査，エックス線診査を行う．高度の歯周疾患で，骨の吸収が明らかに根尖部まで及んでいるときは，歯髄への細菌感染を疑い，電気歯髄診や温度診を行い，歯髄の病態を診査する．動揺度診査だけでは歯髄の保存か否かの診断を行うことはできないので，歯髄の保存の可否は，他の診査法と併用して診断する．

　歯の破折が疑われるときは，破折片の動き方を見て，エナメル質の破折か，露髄を伴わない象牙質の破折か，露髄を伴う象牙質の破折かを診査する．このときも他の診査方法，たとえば電気診，温度診などを併用し，歯髄が生活歯であるかどうかなど歯髄の状態の確認を行う．

[症例2-3]

患者：31歳，女性

主訴：4|の動揺

診査：患歯は頰側の歯根表面が口腔内に露出した状態であったが，根尖部は露出していなかった(2-3a)．電気歯髄診では生活反応を認めた(2-3b)．歯周ポケット検査とデンタルエックス線写真より，歯周ポケットと根尖部歯根膜との交通が疑われた(2-3c)．

診断・処置：以上の所見より，将来的に上行性歯髄炎の発症の可能性が強く考えられたため，抜髄処置を行った(2-3d)．このように，高度な辺縁性歯周炎

2｜歯髄保存か抜髄かを診断する

[症例2-3]

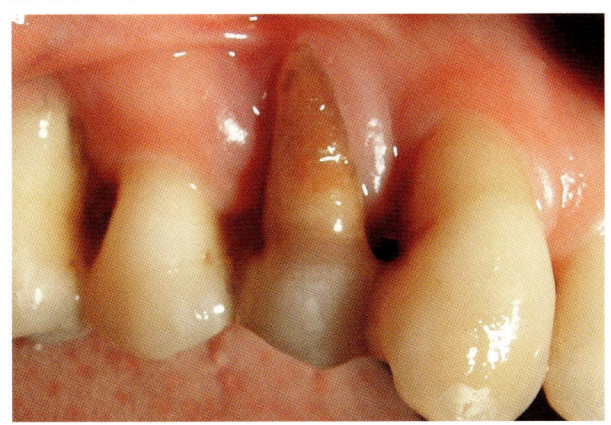

2-3a ４|の口腔内写真（頬側）．歯根のほとんどが露出しているが根尖の露出は認められない．

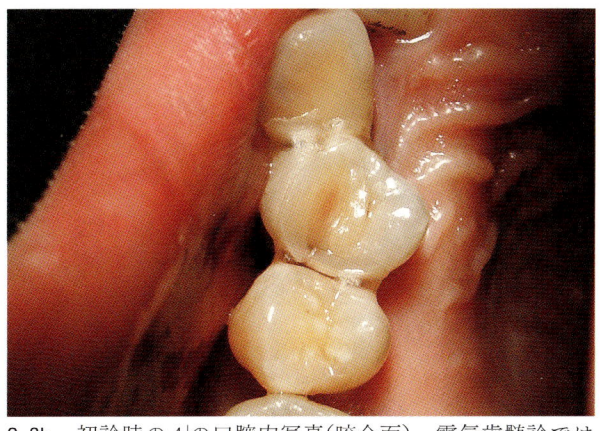

2-3b 初診時の４|の口腔内写真（咬合面）．電気歯髄診では生活反応を認めた．

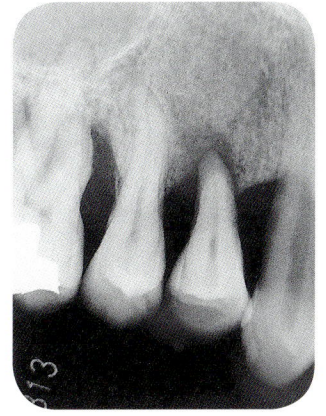

2-3c 初診時の４|のデンタルエックス線写真．３|の歯周組織の高度な骨吸収が認められる．

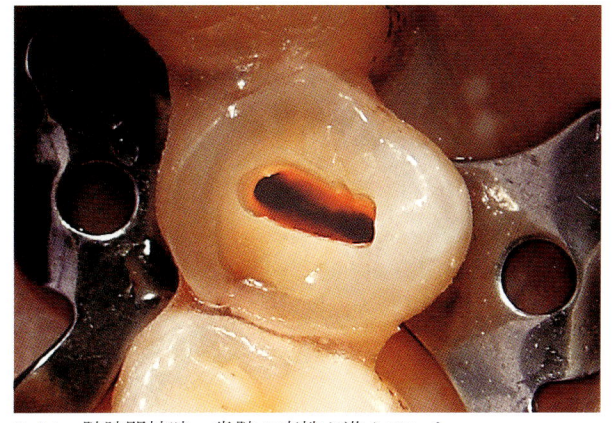

2-3d 髄腔開拡時，歯髄の変性が進んでいた．

に罹患しており，将来的に歯髄への上行性感染が危惧される場合は抜髄を行う．

温度診

温度診は，歯に温度刺激を与え診査する．温度刺激には，冷刺激または温熱刺激を用いる．患者が，冷たいものや熱いものを摂取したときの痛みを訴える場合には，とくに有効な診査方法である．

温度診は，温度刺激を与えたときの痛みの発現時間，その持続時間などについて調べる．これにより，ある程度の歯髄の状態を把握することが可能で，また歯髄の生死の判別もできる．ただし，歯の条件，たとえば歯質の厚み，歯髄腔の狭窄の状態，修復物や補綴物の有無やその材料の種類，診査時の刺激を与える時間やその温度を一定にすることは困難であ

り，診査結果が歯髄の病態を直接反映するとは限らないことを念頭に入れて診査を行うべきである．つまり，温度診のみの診査結果で歯髄の保存か否かを決定するのではなく，他の診査方法，たとえば電気診などを併用したうえで総合的に判断しなければならない．

温度診は，全部鋳造冠による補綴物が施された歯のように，電気診では判定できない歯の生死の診査に有用な診査方法である．

方法

冷熱刺激

弱い刺激には，エアーシリンジの冷水や冷風（図17），強い刺激としては，氷（アイステスター／図11）やエチルクロライド（パルパー®／図14）で凍らせたスポンジ（図15, 16）を用いる．もっとも簡便なものは

第3章　歯髄の鑑別診断のポイント

[温度診]

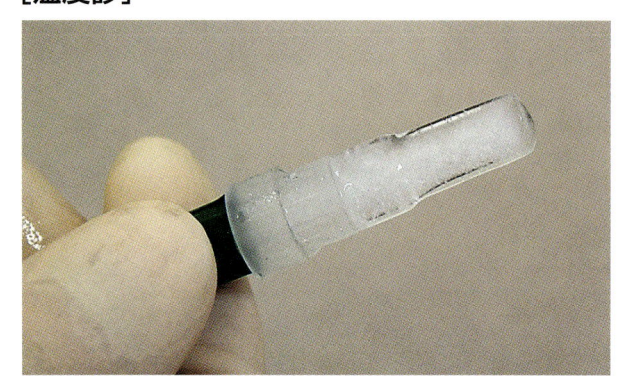

図11　温度診(冷熱刺激).氷(アイステスター).

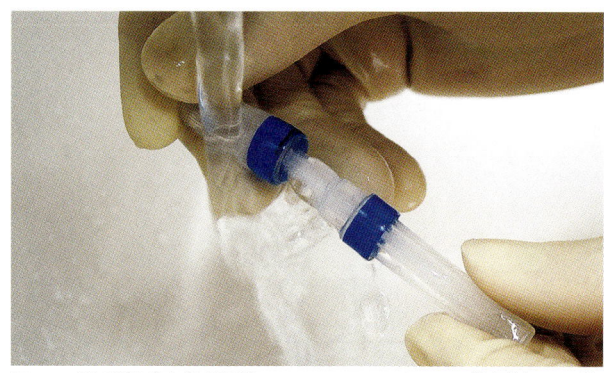

図12　温度診(冷熱刺激).アイステスターは使用済みの注射針のホルダーを再利用したものなどを用いる.使用時,流水下で片側のキャップを外す.

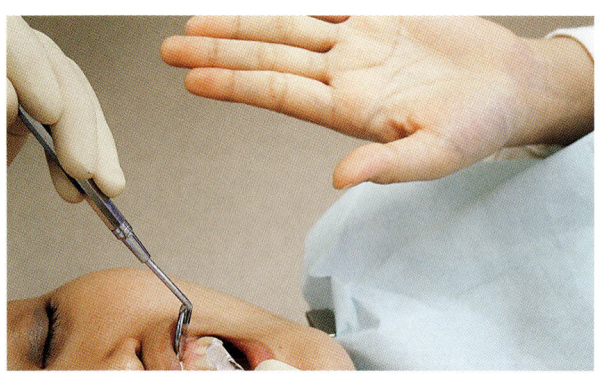

図13　温度診(冷熱刺激).患者にはあらかじめ痛みが起こったときにと消失したときに手で合図をしてもらうように指示をしておく.

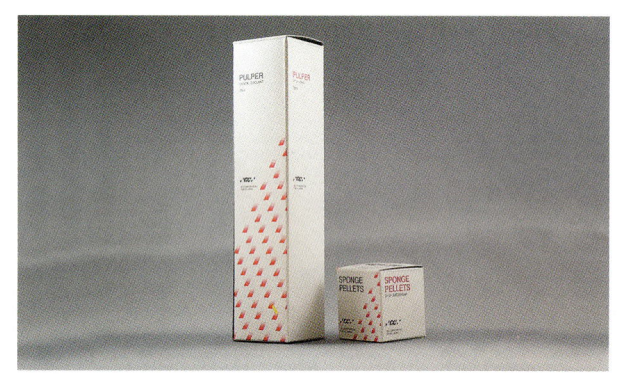

図14　温度診(冷熱刺激).エチルクロライド(パルパー®／ジーシー).

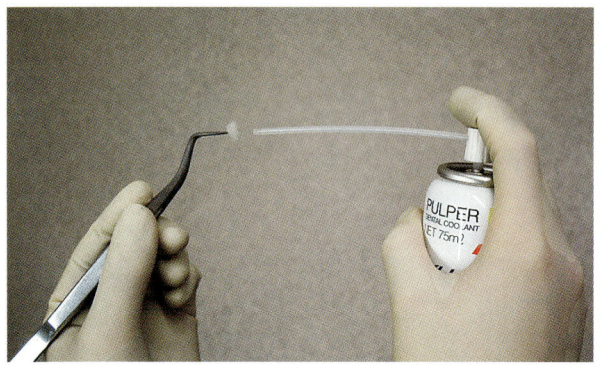

図15　温度診(冷熱刺激).水でぬらしたスポンジにエチルクロライドを噴射し凍らせる.

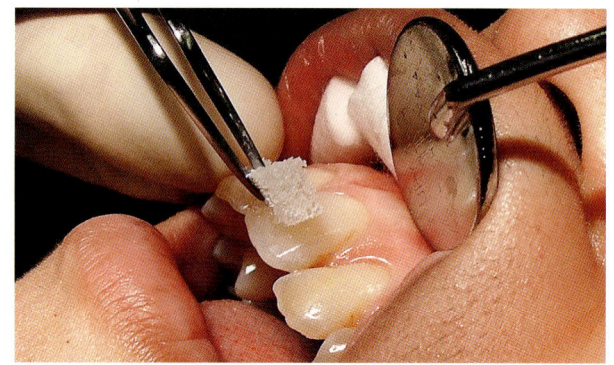

図16　温度診(冷熱刺激).エチルクロライドで凍らせたスポンジを歯面にあて,そのときの誘発痛を診査する.

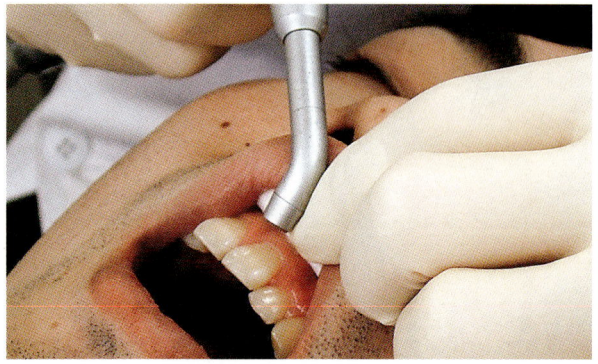

図17　温度診(冷熱刺激).エアーシリンジの冷風を用いる.

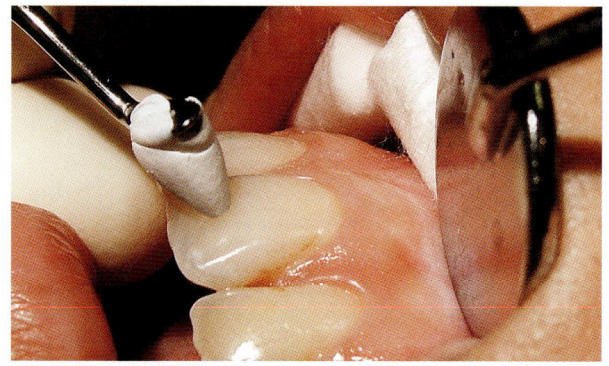

図18　温度診(温熱刺激).歯冠部の唇(頬)側面の切縁(咬合面)側から1/3のところに加熱したストッピングの先端をあてる.診査は対照歯から行う.

50

エアーシリンジを用いる方法である．アイステスターは，使用済みの注射針のホルダーを滅菌し再利用したものなどを用いる．

術式(アイステスターを用いる場合)
①被検歯と対照歯の簡易防湿を行う．
②被検歯と対照歯をエアーシリンジで乾燥させる．
③アイステスターの小さい方のキャップを流水下ではずす．このとき無理に外そうとすると氷が折れてしまうので，氷の表面が一層溶けて自然にキャップが抜けてくるまで待つ(図12)．
④歯冠部の唇(頬)側面の切縁側から1/3のところに氷の先端をあてる．診査は対照歯から行う．また，対照歯が隣接歯の場合は，溶けた氷が被検歯へ流れていき正確な診査ができないことがあるので，被検歯の遠心側の歯から調べる．
⑤患者には，あらかじめ痛みが起こったときと，痛みが消失したときに手で合図をするように指示をしておく(図13)．
⑥刺激を除去した後の痛みの継続時間やその度合いについても患者に聞く．

温熱刺激
温熱刺激は，温風，温水，加熱したストッピングなどを用いる．

術式(ストッピングを用いる場合)
①被検歯と対照歯の簡易防湿を行う．
②被検歯と対照歯をエアーシリンジで乾燥させる．
③練成充填器などの先端に円錐状にストッピングを付け，火炎で熱する．
④歯冠部の唇(頬)側面の切縁(咬合面)側から1/3のところにストッピングの先端をあてる(図18)．診査は対照歯から行う．
⑤患者には，あらかじめ痛みが起こったときと，痛みが消失したときに手で合図をするように指示をしておく．
⑥刺激を除去した後の痛みの継続時間や，その度合いについても患者に聞く．

診査内容

温度診での診査は，温度刺激を加えたときの，冷温感覚の有無，痛みの有無やその度合い，刺激開始から反応するまでの時間，刺激中の痛みの変化，刺激除去後の痛みの変化とその痛みの消失する時間を診査する．

歯髄を保存すべきか否かのポイント

温度診による歯髄保存の可否は，温度刺激除去後の持続痛や，温熱刺激後の冷刺激に対する反応がある程度の目安になる．

冷刺激による反応は，歯髄充血や急性の歯髄炎では健全歯よりも早く現れ，痛みを伴うことが多い．ただ，象牙質知覚過敏症や可逆性の歯髄炎の場合や，患者によっては健全な歯でも冷刺激に対して痛みを訴える．これらの場合の多くは，刺激を除去すると痛みはすみやかに消退していく．

一方，急性化膿性歯髄炎などの不可逆性の歯髄炎の場合は，冷刺激を除去しても，その後，おおむね30秒以上の持続痛があるといわれている．また慢性歯髄炎では，冷刺激に対する反応が鈍くなる．失活歯では冷刺激に対して反応はない．

温熱刺激で痛みが誘発されるときは，急性化膿性歯髄炎を疑う．この場合，冷刺激を加えることにより自発痛が軽減したり，温熱刺激後の誘発痛が緩解したりすることがある．

温度診は，温度刺激による歯髄の反応の診査であるが，あくまでも患者の感覚に基づいている．また，個々の歯の状態によっても反応が異なり，さらには歯髄に病変が生じていても痛みを示さない場合があるので，必ず，対照歯との比較を行うことが大切である．ただし，歯髄の保存か否かの判断は，温度診だけでなく，必ず，他の診査方法を併用して診断する．

[症例2-4]
患者：41歳，男性
主訴：7⏋に摂食時の温熱痛(2-4a, b)があり，その温熱痛はしばらく続くとのことであった．
診査：自発痛はなく，電気歯髄診では対照歯との閾値の差はほとんど認められなかった(2-4c)．
処置：酸化亜鉛ユージノールセメントによる歯髄鎮静療法を行ったところ，症状が消退したので歯髄処置は行わず保存修復処置を行った(2-4d)．

このように温熱痛を訴える場合であっても，歯髄鎮静処置を施すことにより歯髄を保存することができる．

第3章　歯髄の鑑別診断のポイント

[症例2-4]

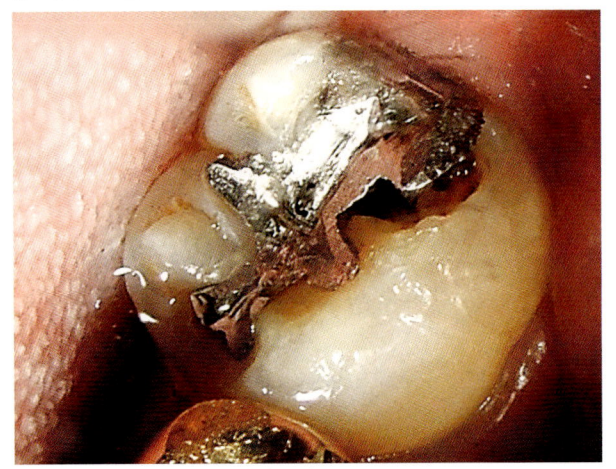

2-4a　初診時の7⏋の口腔内写真.

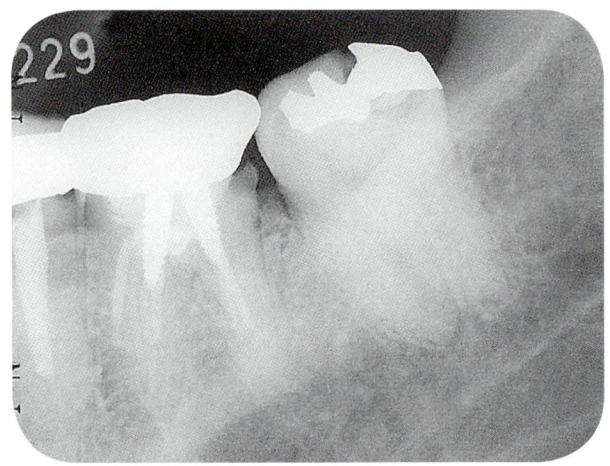

2-4b　初診時の7⏋のデンタルエックス線写真.歯髄腔に近接するエックス線透過像が認められる.

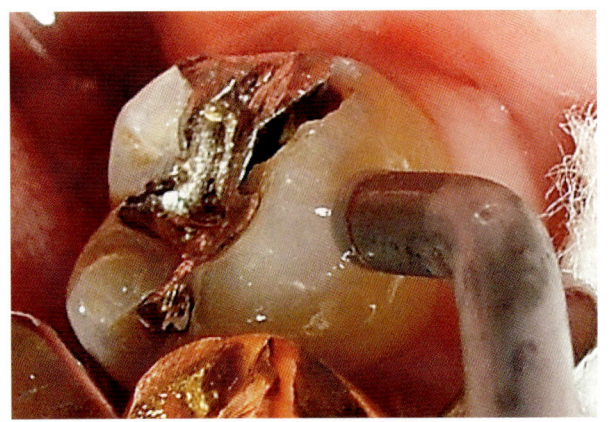

2-4c　電気歯髄診では異常は認められなかった.

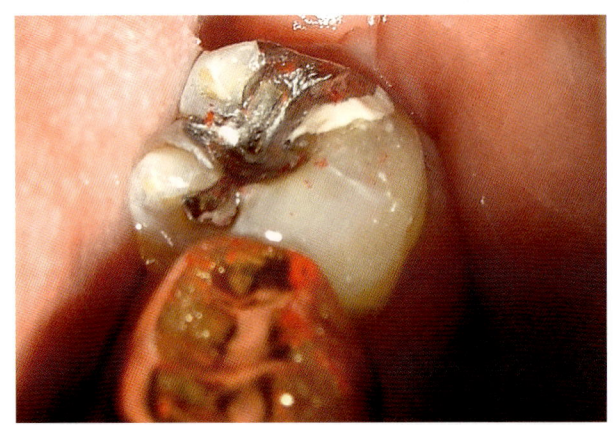

2-4d　無麻酔下で，軟化象牙質をある程度除去した後，酸化亜鉛ユージノールセメント仮封を行った.その後，摂食時の温熱痛が消退したため保存修復処置を行った.

[症例2-5]

患者：65歳，女性
主訴：⏌5の摂食時の冷熱に対する違和感(2-5a, b).
診査：エアーシリンジによる冷風では，⏌4と⏌5ともに違和感を訴えた.

アイステスターにより温度診を行ったところ，⏌5に強い誘発痛を認めた(2-5c).

診断・処置：これらの所見から，症状は⏌5の歯髄炎によるものと診断し，全部鋳造冠を除去後，抜髄を行った(2-5d〜f).このように補綴物が装着されており，診断に迷うような例では，アイステスターを使った冷熱診が，治療方針を決定する上で有用な診査方法となる.

電気診（電気的検査）

電気診は，歯の表面に電気刺激を加え，痛みの発生によって，歯髄の生死の判断や歯髄の病態を診査する方法である.

この診査方法は，とくに歯髄の生死の判別に関しては信頼度が高い.ただし，歯によっては正確な反応を示さない場合が多々ある.たとえば生活歯でも，根未完成歯，萌出途中の歯，外傷直後の歯は閾値が上昇したり反応がなかったりする.また，複根歯の場合で，一根が失活していて，もう一方が生活している場合は反応することがある.さらに，失活していても根管内が電解質の液体で満たされている場合は，痛覚を訴える場合もある.

レジンや金属などの修復物が施された歯について

[症例2-5]

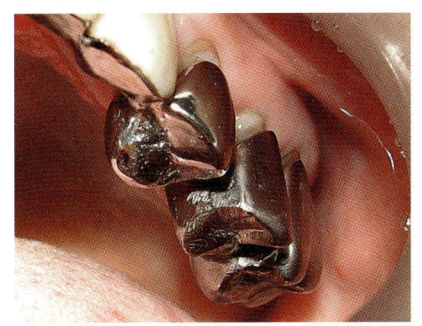

2-5a 初診時の|5の口腔内写真．臼歯部はすべて全部鋳造冠による補綴物が装着されている．

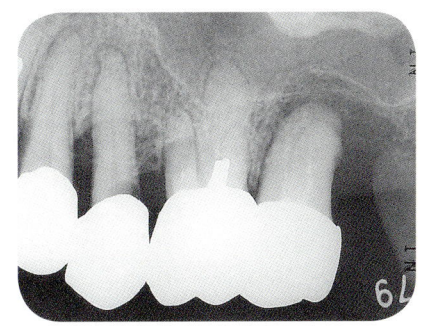

2-5b 初診時の|5のデンタルエックス線写真．

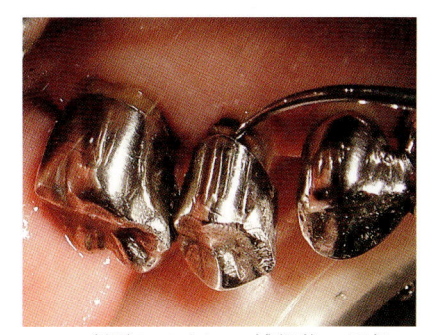

2-5c 触診により|5の補綴物の辺縁の不適合を確認．さらにアイステスターによる冷刺激で強い誘発痛を訴えた．

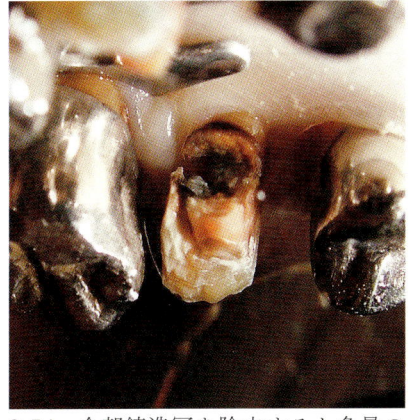

2-5d 全部鋳造冠を除去すると多量の軟化象牙質が認められた．

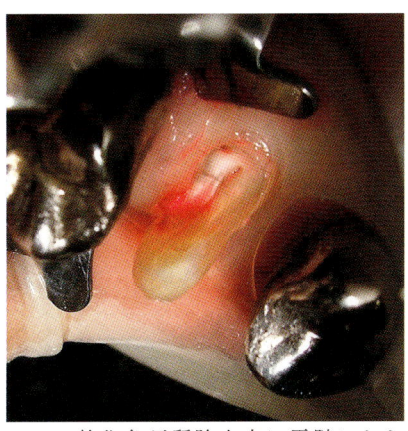

2-5e 軟化象牙質除去中に露髄したため，抜髄を行った．

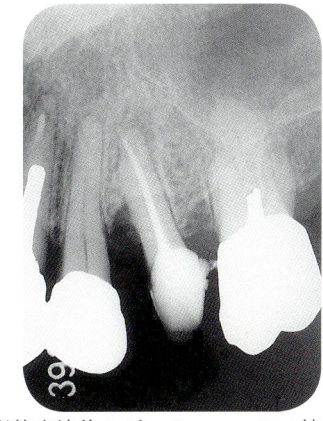

2-5f 根管充填後のデンタルエックス線写真．

は，診査時に電流が修復物から歯肉へ流れないような配慮が必要である．全部鋳造冠では電気が歯に流れず，補綴物からそのまま歯肉に流れてしまうため使用できないので，この場合は，温度診などの診査法を併用して診断することが必要である．

電気歯髄診に用いる器機としては，デントテスター®（モリタ／図19）やアナリティック・パルプテスター®（ヨシダ／図20）がある．なお，ペースメーカーを装着している人への使用はしてはいけない．

方法

デントテスター®を用いる方法
①被検歯と対照歯の簡易防湿を行う．
②被検歯と対照歯をエアーシリンジで乾燥させる．
③デントテスター®の先端に歯みがき粉などの伝導性のペーストをつける．
④デントテスター®は，本体と歯を通る電気回路を作る．患者に本体部分を握ってもらう方法（図21）と，術者が本体部分を持つ方法がある．
⑤テスターの先端を歯冠部の唇（頬）側面の切縁側から1/3のところの健全な歯質にあてる．もし，診査時に反応が鈍い場合は，その先端を歯頸部から1/3のところで再診査する．
⑥患者には，あらかじめ痛みや違和感が起こったときに手で合図をしてもらうように指示をしておく．
⑦ゆっくりとダイヤルの数値を上げていき，患者が反応を示したときの数値を記録する．
⑧被検歯と対照歯の数値の比較をする．

アナリティック・パルプテスター®を用いる方法
①被検歯と対照歯の簡易防湿を行う．
②被検歯と対照歯をエアーシリンジで乾燥させる．

第3章　歯髄の鑑別診断のポイント

[電気診]

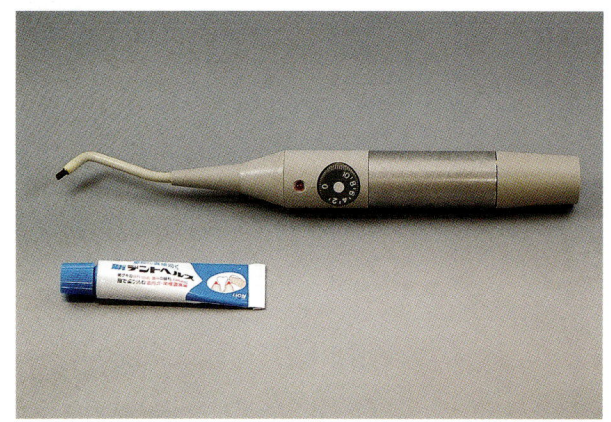

図19　デントテスター®（モリタ）.

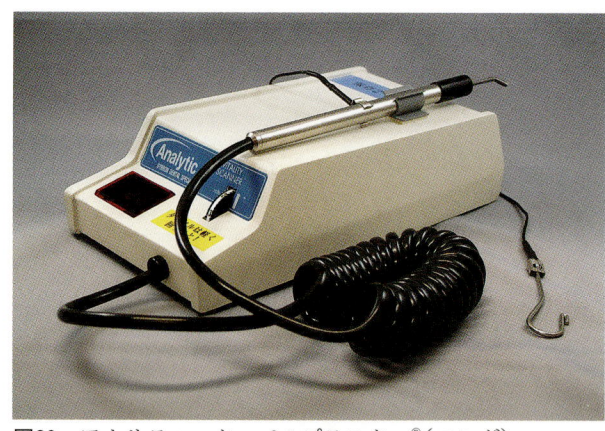

図20　アナリティック・パルプテスター®（ヨシダ）.

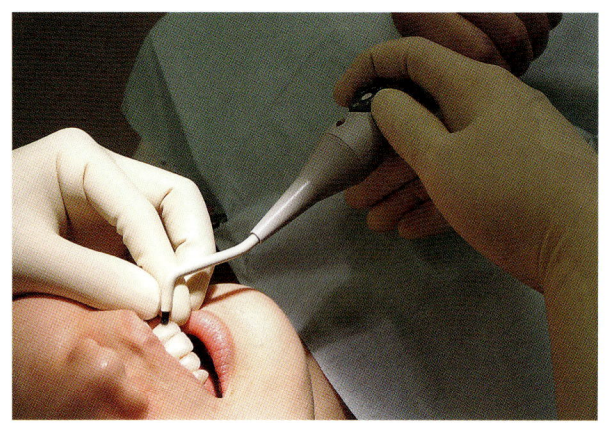

図21　デントテスター®による診査.

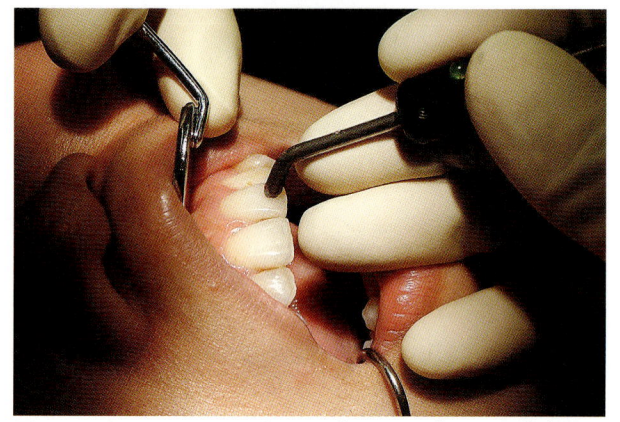

図22　テアナリティック・パルプテスター®による診査.

③パルプテスターの先端に歯みがき粉などの伝導性のペーストをつける.
④パルプテスターの導線の黒極を口角導子につけ，その口角導子を患者の口角に装着する.
⑤テスターの先端を歯冠部の唇（頬）側面の切縁側から1/3のところの健全な歯質にあてる（図22）. もし，診査時に反応が鈍い場合は，その先端を歯頸部から1/3のところで再診査する.
⑥患者には，あらかじめ痛みや違和感が起こったときに手で合図をしてもらうように指示をしておく.
⑦先端を歯の表面にあてると，自動的に電流が上がっていく. 電流の上がる速度は本体前面右側のダイヤルで調節する.
⑧患者が反応を示したときの数値を記録する.
⑨被検歯と対照歯の数値の比較をする.

診査内容

痛覚の有無や痛覚発現の閾値を診査する. 検査は数回行い，必ず対照歯との比較を行う.

歯髄を保存すべきか否かのポイント

歯髄の保存か否かの観点からみると，痛覚の閾値がある程度の判断基準となる. たとえば，対照歯よりも被検歯の痛覚発生の閾値が低いとき，つまり測定器の数値が小さいときには，歯髄充血や急性歯髄炎が考えられ，逆に高いときは，化膿性歯髄炎や歯髄の変性が疑われる. しかし，これはあくまでも対照歯との比較であるので，歯髄の病態をそのまま反映しているとは限らない. そこで，他の症状と合わせて総合的な診断をする必要がある.

2 | 歯髄保存か抜髄かを診断する

[症例2-6]

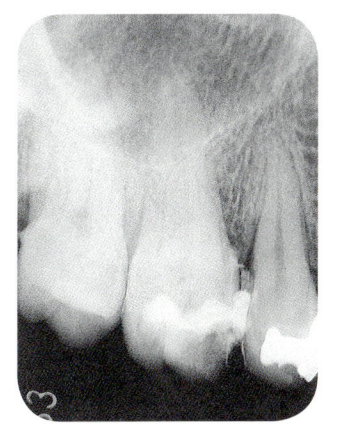

2-6a 初診時の6|のデンタルエックス線写真.

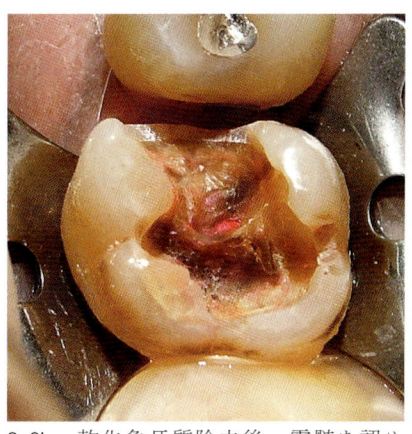

2-6b 軟化象牙質除去後, 露髄を認めた.

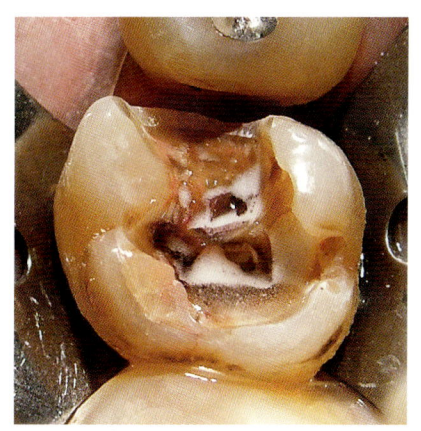

2-6c う窩の洗浄.

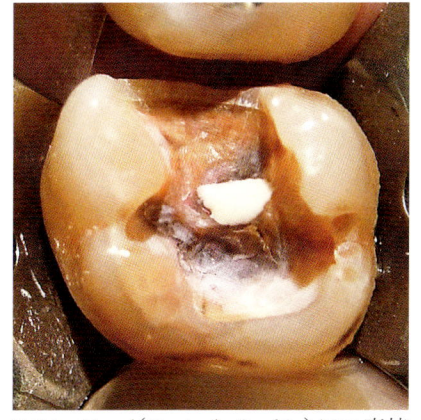

2-6d Dycal(Dentsply-Sankin)にて直接覆髄.

2-6e ベースセメント(松風)で仮封.

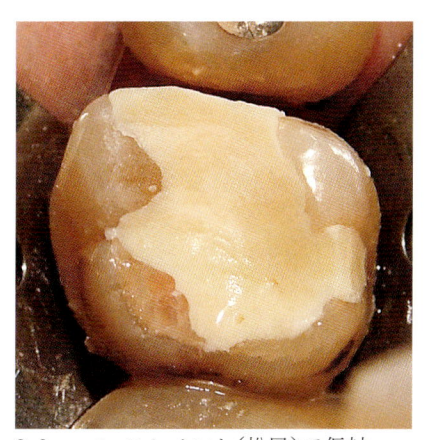

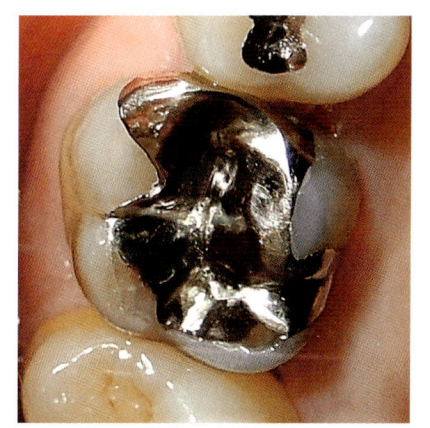

2-6f 約1か月後に症状の確認を行い, インレー修復を行った.

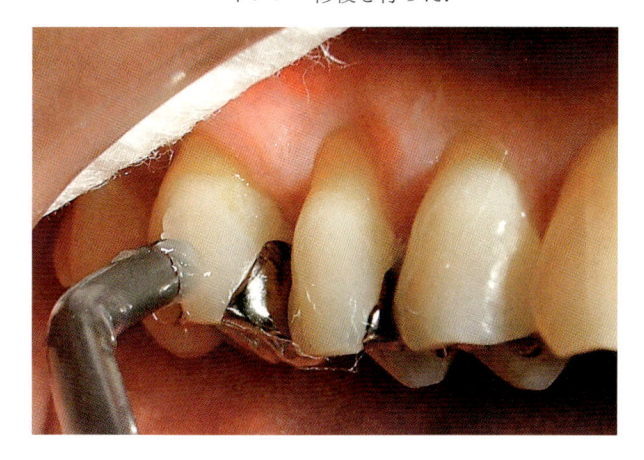

2-6g インレーセット約半年後の電気歯髄診で異常は認められなかった.

[症例2-6]
患者：37歳, 女性
主訴：6|充填物脱離(2-6a).
診査・処置：軟化象牙質を除去すると露髄を認めた(2-6b). 術前の電気歯髄診, 温度診で異常が認められなかったため, 歯髄保存の可能性を考え直接覆髄を行った(2-6c〜g).

このように術中に露髄を認めたとしても, 術前に歯髄の状態を診査しておけば歯髄保存処置を試みることができる.

55

第3章　歯髄の鑑別診断のポイント

[症例2-7]

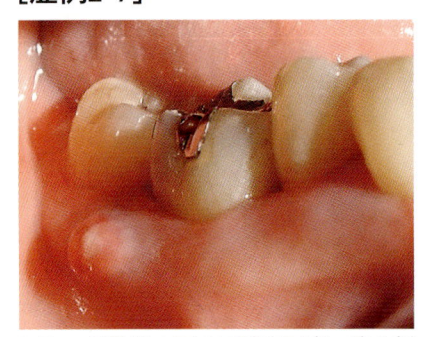

2-7a　初診時の6̲の口腔内写真．遠心頬側に歯肉の腫脹を認める．電気診では生活反応を認めた．

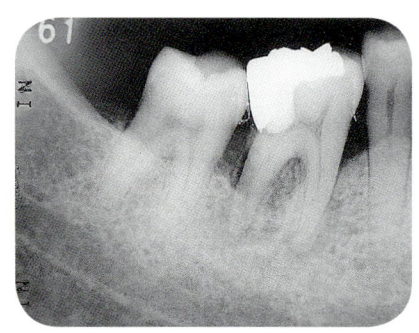

2-7b　初診時の6̲のデンタルエックス線写真．歯髄に近接した修復処置が施されている．

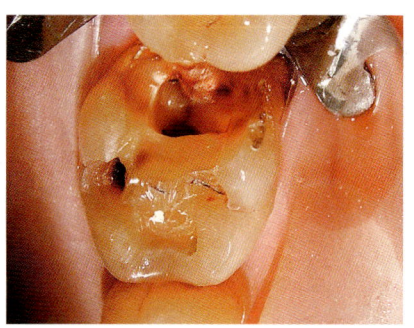

2-7c　浸潤麻酔下でインレー除去，軟化象牙質除去を行ったところ露髄を認めた．しかし，歯冠部歯髄腔には歯髄組織の存在は確認できなかった．当日は根管内の処置は行わず仮封を行った．

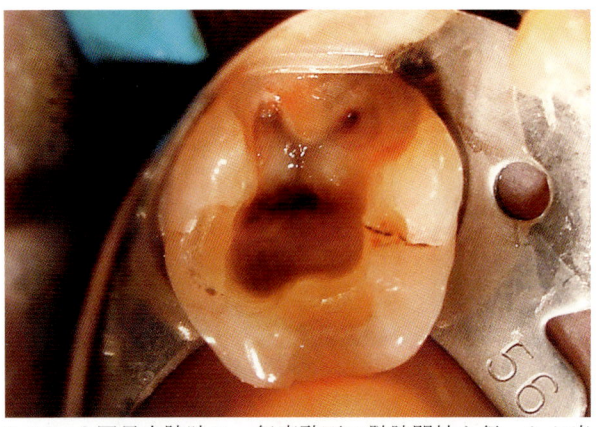

2-7d　2回目来院時に，無麻酔下で髄腔開拡を行ったが痛みは訴えなかった．

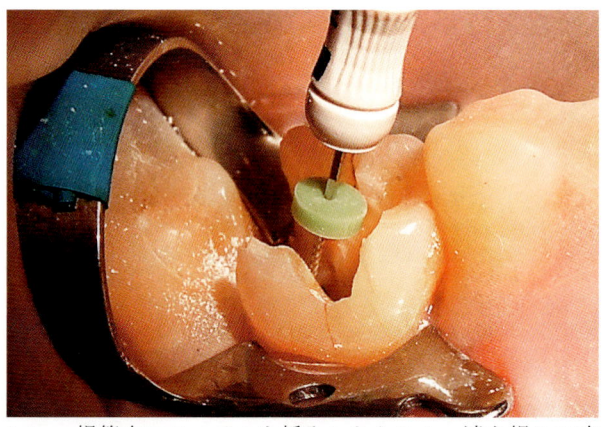

2-7e　根管内にファイルを挿入したところ，遠心根には痛覚はなく壊死していることが確認された．

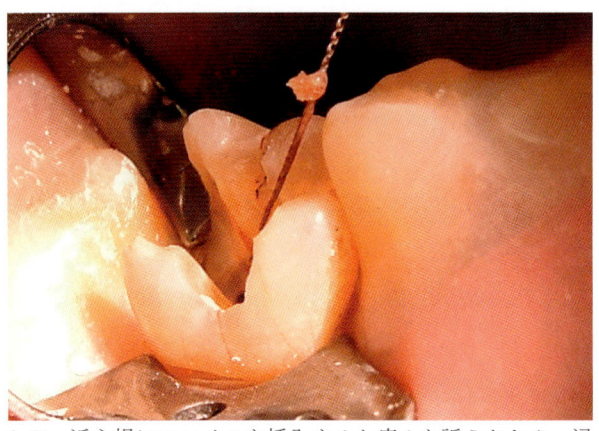

2-7f　近心根にファイルを挿入すると痛みを訴えたため，浸潤麻酔を行い抜髄した．

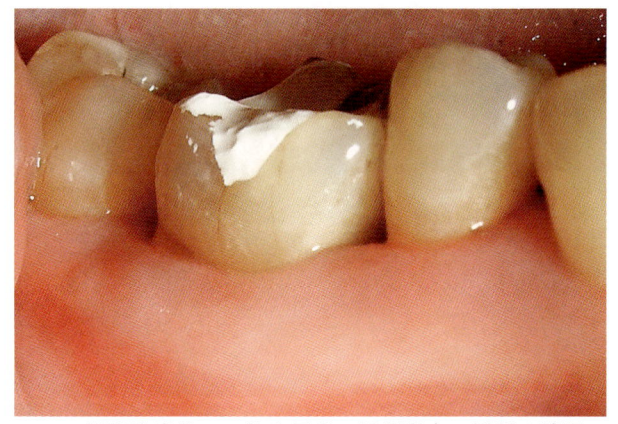

2-7g　根管治療後の口腔内写真．頬側歯肉の腫脹は消退した．

[症例2-7]
患者：62歳，女性
主訴：6̲の歯肉腫脹(2-7a, b)．
診査・処置：術前の電気歯髄診で患歯に生活反応を認めたが，遠心根の歯髄が失活していたため，遠心根は感染根管治療，近心根は抜髄を行った例である(2-7c〜g)．

このように複根歯の場合，電気歯髄診断で生活反応が認められても一方の根が失活している場合は抜髄が必要となる．

2 | 歯髄保存か抜髄かを診断する

[透照診]

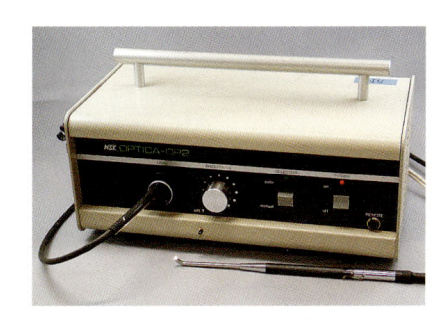

図23　イルミネーター(NSK OPTICA OP2®／ナカニシ)

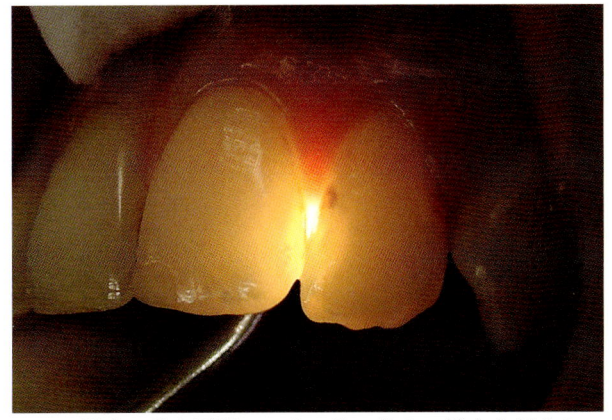

図24　術者は歯を透過してくる光の色や，健全な部分との色の違いを観察する．

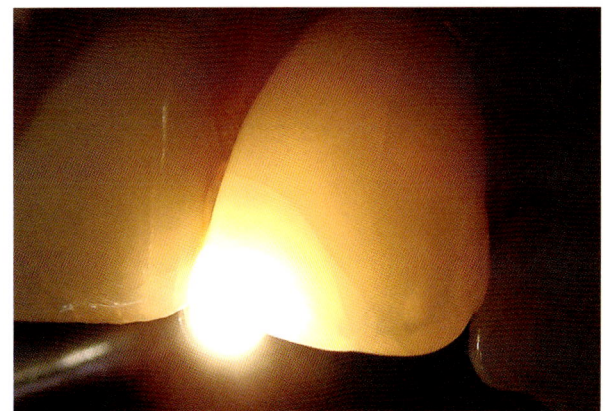

図25　亀裂の確認．

透照診(透過光による検査)

　透照診は，歯に強い光をあててその透過光の様子を観察する．この方法は主に隣接面う蝕の観察に有効である．とくにエナメル質表面の崩壊が少ない隣接面う蝕の場合は，通常の視診ではう窩を確認することが困難であるが，透過光の色の違いによりう窩の広がりをある程度観察することができる(図24)．

　さらに歯髄の状態もある程度予測することが可能である．健康歯髄はきれいなピンク色に透けてみえるが，歯髄の変性が進んだ場合は，暗く透けてみえる．また，歯の破折の診査に有用で，光の透過の違いから破折や亀裂部分の把握に役立つ(図25)．

方法

　イルミネーター(図23)の先端を術者の視線の反対方向から患歯にあて(図24)，術者は歯を透過してくる光の色や，その歯の健全な部分との色の違いを観察する．

診査内容

　透過光の色や，その周囲の健全歯質との色の違いや，その範囲を観察する．う窩が存在する場合，健全歯質との光の屈折率の違いにより，暗くみえる．

　また亀裂や破折がある場合は，光をあてると亀裂(破折)線を境にして光がもう一方には届かないので，その明るさの違いから位置を確認することができる(図25)．

歯髄を保存すべきか否かのポイント

　通常，透照診は隣接面う蝕の観察に用いることが多いが，歯髄の保存の可否の観点からは，破折の確認に有用であると考えられる．

　たとえば臨床では稀に，通常の視診やエックス線検査では異常所見が認められないが，患者が強度の冷水痛を訴えるときがある．このとき象牙質知覚過敏症に対する処置か，歯髄の消炎処置か，抜髄か悩むことがある．このような場合，透照診で亀裂(破折)の確認を行うことで治療方法を選択することが可能になる．

第3章　歯髄の鑑別診断のポイント

[症例2-8]

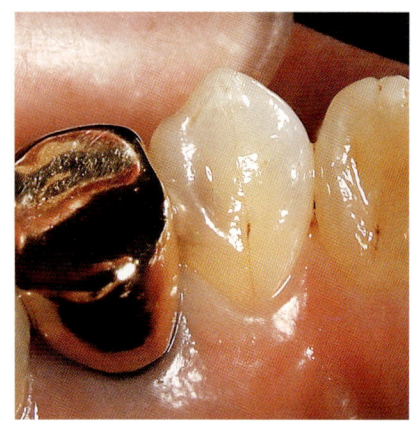

2-8a　術前の3｜の口腔内写真．歯冠部遠心に黒く変色した部分が確認できる．

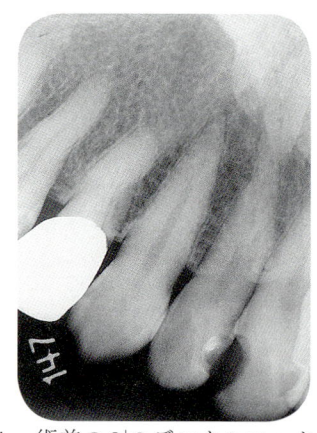

2-8b　術前の3｜のデンタルエックス線写真．歯冠部遠心にエックス線透過像が認められるが，歯髄腔との位置関係や距離ははっきりわからない．

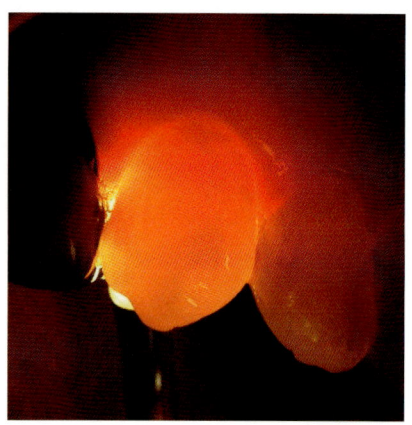

2-8c　イルミネーターによる透照診．変色部分は歯髄腔には達していない．

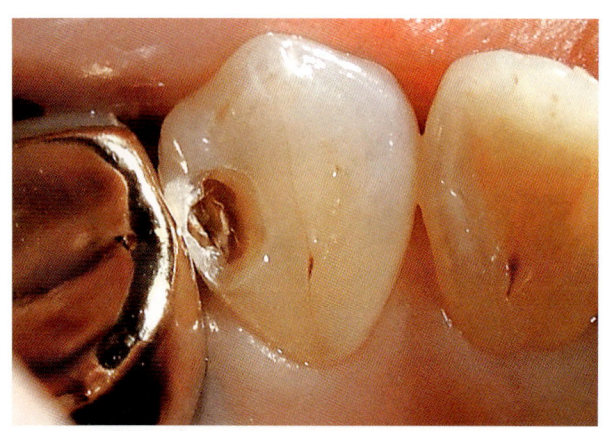

2-8d　う窩の開拡．かなり広範囲なう蝕を認める．

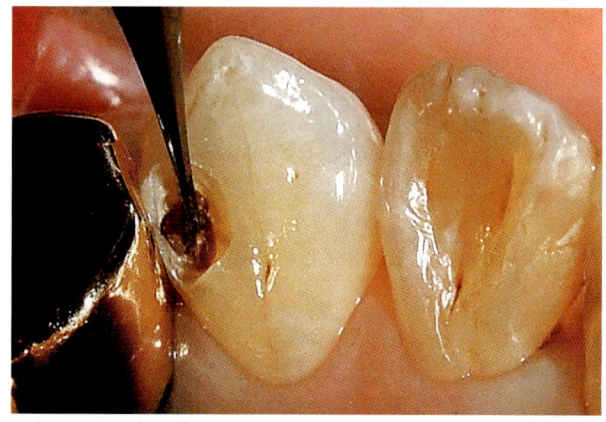

2-8e　インピーダンス測定により露髄がないことを確認．

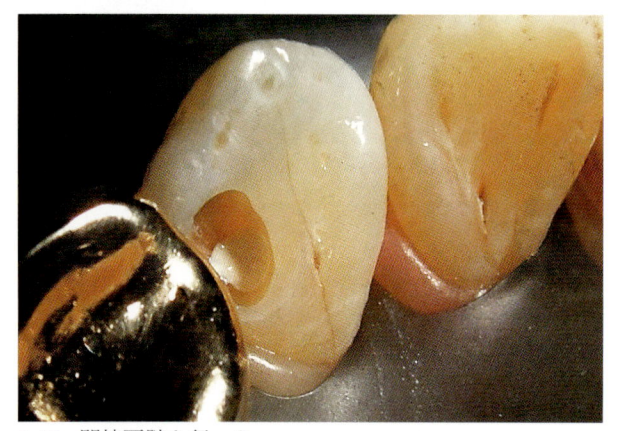

2-8f　間接覆髄を行った．

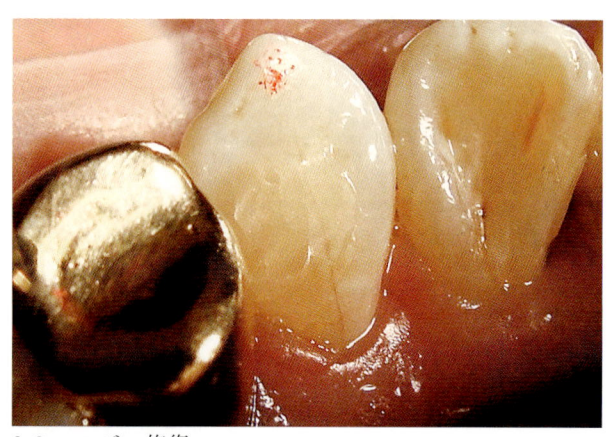

2-8g　レジン修復．

[症例2-8]

患者：57歳，女性

診査：3｜の歯冠部遠心にう蝕を認めた（2-8a）．デンタルエックス線写真では歯髄に近接したエックス線透過像が認められる（2-8b）．透照診，インピーダンス測定などの結果から歯髄保存を前提に処置を進めた例である（2-8c～g）．

このようにデンタルエックス線写真ではう窩の状態がはっきりわからない場合でも，透照診やインピーダンス測定によりう蝕の範囲や露髄の有無を確認することによって，歯髄保存の方向で処置を進めることができる．

2 | 歯髄保存か抜髄かを診断する

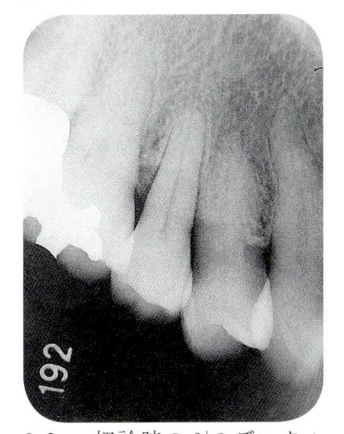

[症例2-9]

2-9a　初診時の6|のデンタルエックス線写真．この写真からは破折は確認できない．

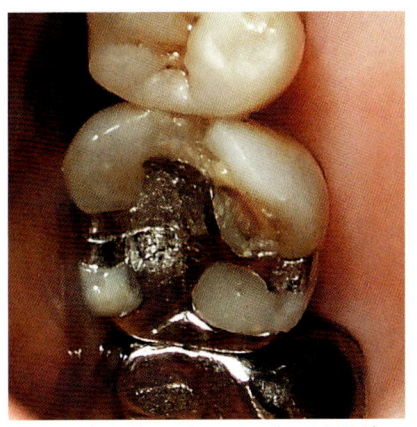

2-9b　診査前の6|．この後，透照診にて近心に縦破折を確認した．

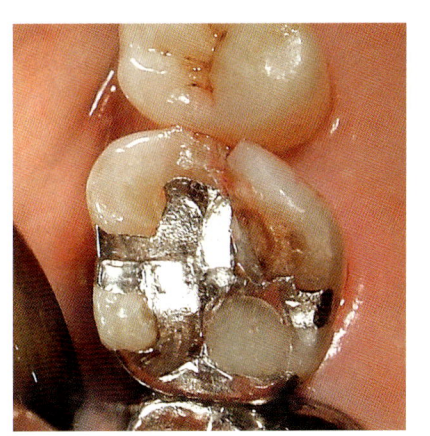

2-9c　う蝕検知液により染色．破折線がはっきりと観察された．

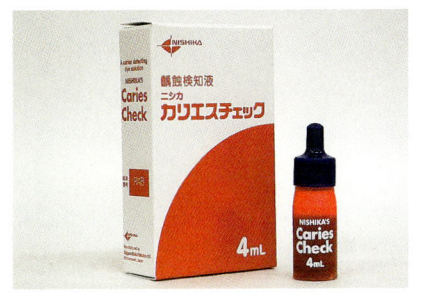

2-9d　う蝕検知液．

[症例2-9]

患者：63歳，女性
主訴：強い冷水痛
診査：術前のデンタルエックス線写真ではとくに異常所見は認められなかったが，透照診とう蝕検知液での染色により破折を確認したため，抜髄を行った症例である(2-9a～d)．通常の視診やエックス線診でははっきりと原因がわからない症例でも，このように透照診を行うことにより，確実な診断が可能になる．

エックス線検査

中田和彦

　エックス線検査は，歯や歯周組織の見えない部位を可視化して，前述の各種診査では得られない情報を収集できることから，客観性と信頼性に優れており，歯内療法の臨床診断において非常に有用である．そして，歯髄保存の可能性について，正確な診断(診断精度と再現性の高い診断)を行うためには，いかに的確にう蝕の状態・広がりや歯髄の病態・症状などを捉えるかということが重要である．
　そのためにエックス線検査は，歯髄疾患に対して，感度(有病正診率)が高く，しかも特異度(無病正診率)も高いことが必要である．それらを大きく左右する因子は，エックス線撮影法の種類と，それらによって得られた画像の読影である．したがって，各種のエックス線撮影法のそれぞれの特徴，ならびにエックス線画像の読影の要点や，歯髄が病的状態である場合に認められる特徴的なエックス線所見(診断基準)などを十分に把握しておくことが大切である[2,3]．

従来のエックス線投影法による検査

口内法エックス線撮影法

　高感度フィルムを使用した口内法エックス線撮影法(口内法，口内撮影法)は，歯科臨床において最も多く使用される重要な検査であり，歯や歯周組織の細部について，非常に鮮明な画像が得られる．また，通常の口内(撮影)法は，歯軸とフィルムで構成される角度の二等分線に直交するようにエックス線を入射するので，対象歯はほぼ等長に描き出される．
　したがって，歯髄を保存すべきか否かを決定するときの重要事項であるう蝕の深達度とその歯髄腔との関係，および歯根膜腔の拡大や歯槽硬線(白線)の有無などの確認に非常に有用である．たとえば，う蝕が歯髄腔と近接しているときに，歯根膜腔の拡大や歯槽硬線(白線)の消失が認められなければ，炎症

第3章　歯髄の鑑別診断のポイント

[口内法エックス線撮影法]

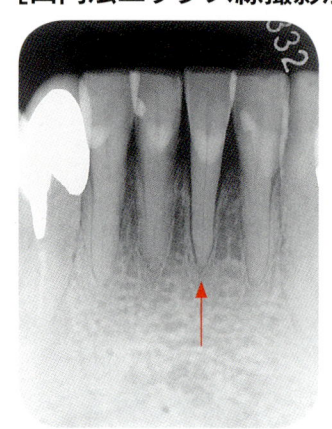

図26　歯根膜腔の拡大.

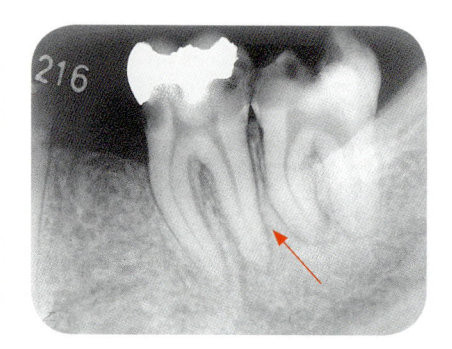

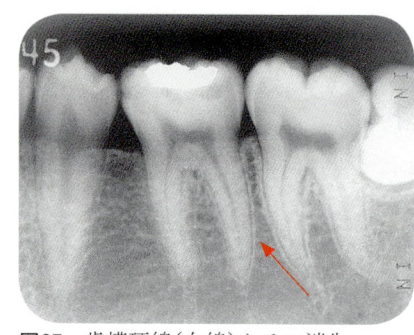

図27　歯槽硬線(白線)とその消失.
　左右ともに6の二次う蝕の症例で，左では歯槽硬線(白線)がよく観察できるが，右では根尖部などに歯槽硬線(白線)の消失が認められる.

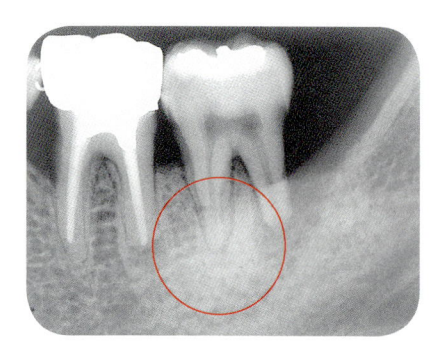

図28　根尖部の硬化性骨炎(condensing osteitis).
　7の近心根にみられた硬化性骨炎像．歯冠部近心には二次う蝕がみられ，また歯内-歯周病変も合併している．近心根の根尖部歯槽骨は周囲の歯槽骨に比べてエックス線不透過性が亢進している．
　歯髄電気診では生活反応を示し，対照歯との閾値の差は認められなかった．

　は歯髄や歯髄を経由して歯根膜にまで到達していないと考えられるので歯髄保存療法を行う．一方，う蝕が深在性で，歯髄腔にまで及んで交通していたり，歯根膜腔の拡大や歯槽硬線(白線)の消失が認められれば，歯髄への細菌感染が強く疑われ，さらに炎症は歯髄を経由して歯根膜まで到達していると思われるので，歯髄保存の可能性は非常に低くなると考えられる．

　つまり，このエックス線検査の結果を，前述の各種診査結果とあわせることによって，歯髄保存の成功率の可能性が高い症例と低い症例とに，より確実に鑑別・分類することができるといえる．

歯髄保存の診断におけるエックス線画像読影の要点
　・歯冠部
　　歯髄腔の形態と修復象牙質添加による変化，う蝕の状態・広がり，う蝕の深達度と歯髄腔との関係，歯冠修復物の形態とその適合性，破折線の有無とその方向・深達度など

　・歯根部
　　歯根の数・形態，根管の数・形態，破折線の有無とその方向・深達度など
　・歯周組織
　　歯根膜腔の拡大の有無，歯槽硬線(白線)の有無や連続性，エックス線透過像の有無など
　・解剖学的構造(物)
　　切歯孔(管)，上顎洞，オトガイ孔・下顎管と歯根との位置関係，フェネストレーションの有無など
　・根尖病変と類似する病変の鑑別
　　嚢胞性疾患(歯原性嚢胞と非歯原性嚢胞)や腫瘍性疾患(セメント質腫など)などとの鑑別．

　すなわち，これらのエックス線所見と他の診査・診断法を併用して，歯髄保存の可能性について総合的に判断しなければならない．

　ただし，口内(撮影)法によって得られたエックス線写真は，三次元的な対象を二次元に描写していることに十分留意しなければならない．たとえば，う蝕の発生部位やその広がり方によっては，実際にう蝕が歯髄と交通していなくても，う窩と歯髄腔との

2｜歯髄保存か抜髄かを診断する

[症例2-10]

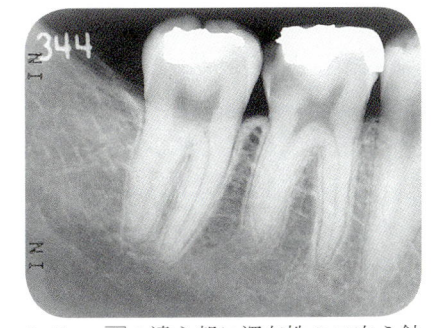

2-10a 6⏋の遠心部に深在性の二次う蝕がみられる．う窩は歯髄腔に近接しているが，歯根膜腔の拡大や歯槽硬線（白線）の消失などの歯髄疾患を疑わせるような異常所見は認められない．また，う窩に相当する歯髄腔内には修復象牙質の添加による髄角部の形態変化が認められる．

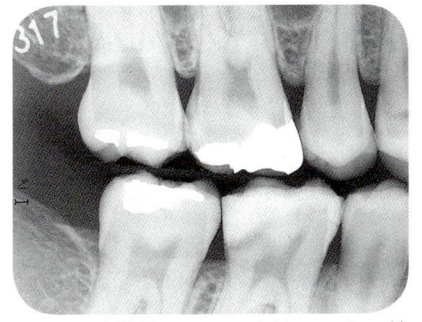

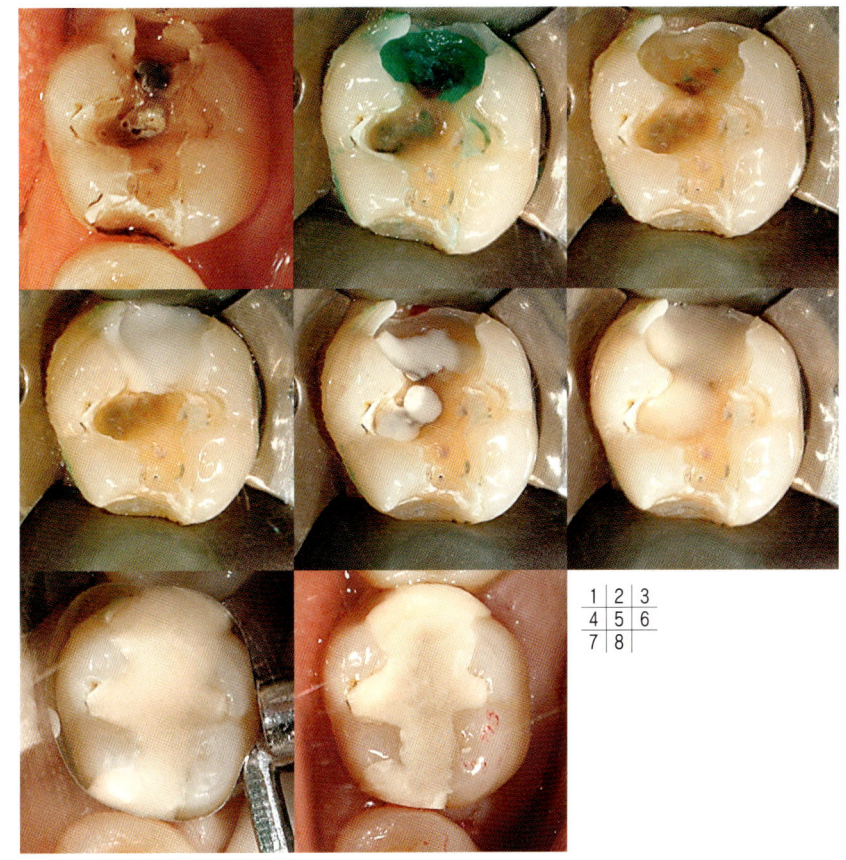

2-10b　暫間的間接覆髄処置．
　エックス線所見をもとに，不用意に露髄させてしまわないように十分に注意しながら可及的に軟化象牙質を除去してう窩を消毒した後，覆髄剤を塗布して裏層し仮封を行った．

2-10c　咬翼法による口内法エックス線写真．
　暫間的覆髄処置後，確認のために咬翼法によるエックス線撮影を行った．修復象牙質の添加による歯髄腔の形態変化，意図的に残存させたう蝕層，および覆髄剤・裏層材・仮封材の状態がそれぞれよく観察できる．

1	2	3
4	5	6
7	8	

間に健全象牙質が存在していないようにみられることもある．また，歯槽窩の形態によって，あたかも歯根膜腔が拡大していたり，歯槽硬線（白線）が消失しているように観察されることもある．

　歯髄保存の可否を考慮するとき，歯根膜腔の拡大（図26）や歯槽硬線（白線）の消失（図27）といったエックス線所見以外にも，歯髄疾患に認められる特徴的なエックス線所見が知られている．

　硬化性骨炎（condensing osteitis）は，根尖部のわずかな透過像を囲むように根尖周囲に限局した骨の硬化像を示す（図28）．このエックス線所見は，不可逆性歯髄炎の場合にみられ，歯髄に慢性炎症が存在し，さらに炎症が根尖孔外の歯周組織に波及していることを示唆している．ただし若年者では，この硬化性骨炎像は抜髄をするべきか否かの判断基準に必ずしもならないことに注意を払うべきである．なお，骨硬化像は抜髄・根管治療後に消失することがある[4]．

[症例2-10]

鑑別診断のポイント：う蝕の深達度と歯髄腔との関係，歯根膜腔の拡大の有無，歯槽硬線（白線）の有無や連続性

患者：18歳，男性

主訴：下顎右側大臼歯部の咬合時違和感

診査：患歯は6⏋で，視診では歯冠修復物としてインレーとその遠心部にう窩が認められ，また⏌7との間に食片圧入がみられた．自発痛はなく，温度診では一過性冷水痛がみられたが，電気歯髄診では対照歯との閾値の差は認められなかった．

　口内（撮影）法によるエックス線所見では，う窩は

第3章　歯髄の鑑別診断のポイント

[症例2-11]

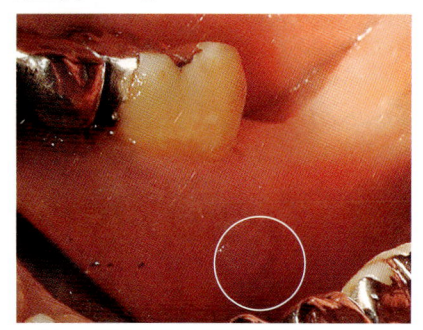

2-11a　歯肉腫脹の口腔内写真.
6⏌の舌側歯肉部に腫脹がみられる．歯冠部の変色は認められない．

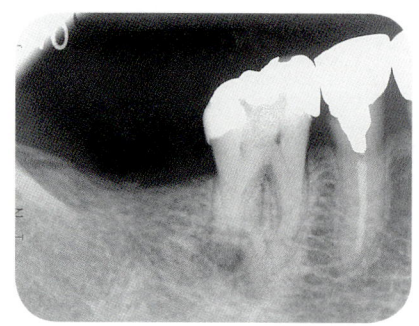

2-11b　歯髄・根尖歯周組織疾患の口内法エックス線写真．
歯冠部遠心に充填されたコンポジットレジンは髄角に非常に近接していて，歯髄腔に強度の狭窄が認められる．また，インレーの近心部のマージンが不適合であることが観察される．遠心頬側根の根尖部にはわずかな骨吸収をともなう根尖病変が認められ，一方の近心根の根尖部には硬化性骨炎像が疑われるが，湾曲した遠心舌側根の根尖部と重複しているため詳細は不明である．

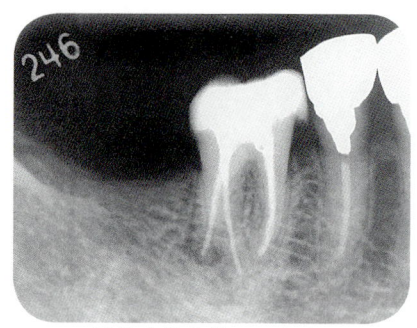

2-11c　根管充填直後の口内法エックス線写真．

歯髄腔に非常に近接しているが，歯根膜腔の拡大や歯槽硬線（白線）の消失など，歯髄疾患を疑わせるような異常所見は認められなかった（2-10a）．

また，う窩に相当する歯髄腔内には，修復象牙質の添加による髄角部の形態変化が認められた．このエックス線所見は，う蝕による刺激に対して，歯髄の防御機構が十分に機能していることを示唆している．そこで，歯髄保存療法として暫間的間接覆髄処置を行った（2-10b）．

そして，裏層・仮封後，確認のために咬翼法によるエックス線撮影を行った（2-10c）．この咬翼法は，とくに隣接部のう蝕の有無や深在性う蝕と歯髄腔との位置関係の確認などに非常に有効である．ただし，健全エナメル質に隣接する健全象牙質・セメント質に，う蝕を疑わせるエックス線透過像のようなアーチファクト（偽像）がみられることがあるので，その読影と解釈には注意しなければならない．

[症例2-11]
鑑別診断のポイント：歯冠修復物の形態とその適合性，エックス線透過像の有無
患者：61歳，女性
主訴：下顎右側大臼歯部の歯肉の違和感
診査：患歯は6⏌で，視診では患歯の舌側部に歯肉腫脹と歯冠修復物としてインレーとその遠心部にコンポジットレジンがみられたが，歯冠部の変色は認められなかった（2-11a）．自発痛はなく，打診ならびに温度診では誘発痛はみられず，電気歯髄診では生活反応は認められなかった．

口内（撮影）法によるエックス線所見では，歯冠部遠心に充填されたコンポジットレジンは髄角に非常に近接していて，歯髄腔に強度の狭窄が認められた．また，インレーの近心部のマージンが不適合であることが観察された．遠心頬側根の根尖部には，わずかな骨吸収をともなう根尖病変が認められ，一方の近心根の根尖部には硬化性骨炎像が疑われるが，湾曲した遠心舌側根の根尖部と重複しているため詳細は不明であった（2-11b）．

無麻酔下で歯冠修復物および軟化象牙質を除去したところ，切削による疼痛はなく，遠心部に露髄が認められ，遠心2根管の歯髄はそれぞれ壊死していた．一方，近心2根管の歯髄は生活状態で，ファイル挿入時に疼痛を訴えた．そこで，遠心根は感染根管処置を行い，近心根については局所麻酔下での抜髄処置を行った（2-11c）．

このように複根歯の場合，歯髄が生活している根尖部と失活している根尖部では，エックス線所見に違いが認められることがある（72頁，図39参照）．

2 | 歯髄保存か抜髄かを診断する

[症例2-12]

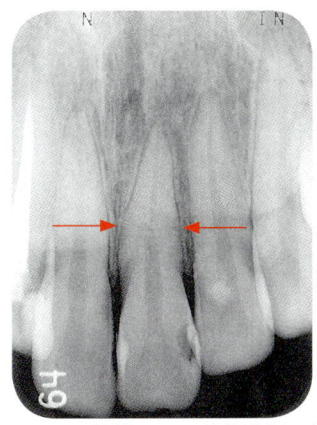

2-12a　外傷による歯根破折．初診時（受傷後2週）の口内法エックス線写真．1̲ の根中央部に水平方向の微細な破折線がみられる．歯根膜腔のわずかな拡大が認められる．

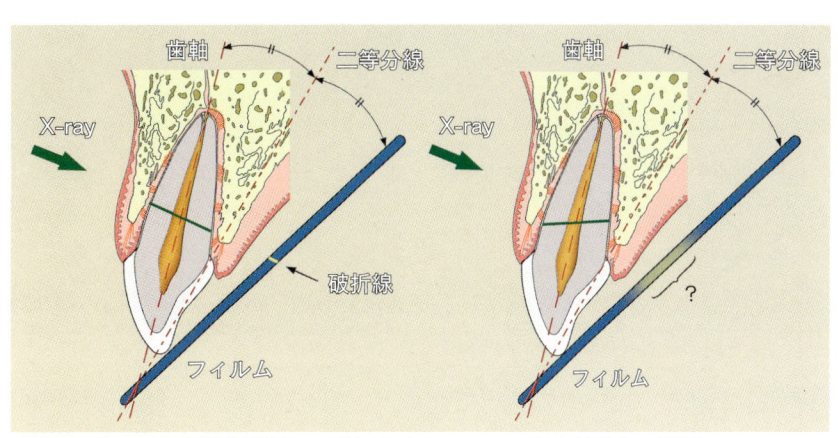

2-12b　従来の口内（撮影）法での破折方向とエックス線入射角との関係．
　従来の口内（撮影）法の場合，破折線は破折方向とエックス線入射角が一致した場合のみにエックス線写真上で確認できる（左）．破折方向とエックス線入射角が一致しない場合には破折線の的確な確認はできない（右）．

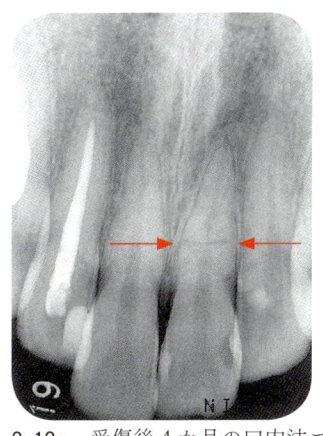

2-12c　受傷後4か月の口内法エックス線写真と口腔内写真．
　エックス線検査では，初診時と比べて破折線がより明瞭に観察されるが，歯根膜腔の拡大や根尖部透過像などの異常所見は認められない．歯冠色についても異常はみられず，電気歯髄診ではほぼ正常の反応を示すまで回復している．

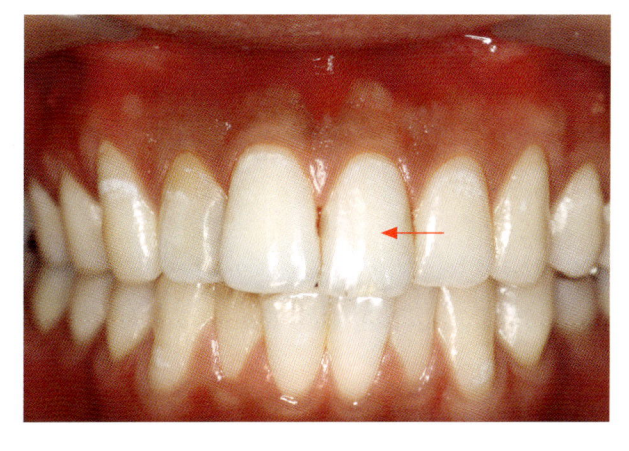

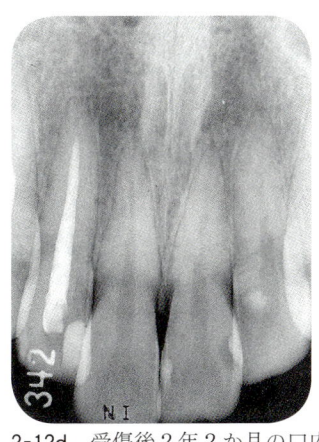

2-12d　受傷後2年2か月の口内法エックス線写真と口腔内写真．
　エックス線検査では，初診時と比べて破折線が不鮮明で，歯根膜腔の拡大や根尖部透過像などの異常所見は認められない．歯冠色についても変化はみられず，電気歯髄診では正常反応を示している．

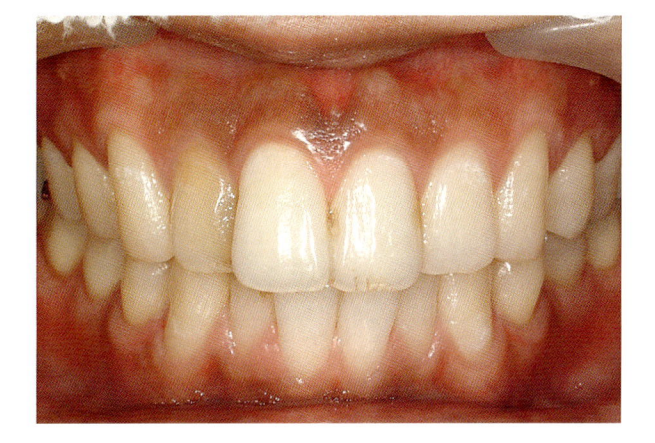

[症例2-12]
鑑別診断のポイント：破折線の有無とその方向・深達度

患者：17歳，男性
主訴：1̲ の咬合痛
　2週間前にスノーボードで同部を殴打し，口唇裂

63

第3章　歯髄の鑑別診断のポイント

[症例2-13]

2-13a｜2-13b

2-13a　フェネストレーションの口腔内写真．
└5の頰側根尖部の歯肉に膨隆がみられるが，電気歯髄診では正常反応を示す．
2-13b　フェネストレーションの口内法エックス線写真．
└5の根尖部には，明らかな透過像や歯根膜腔の拡大は認められない．

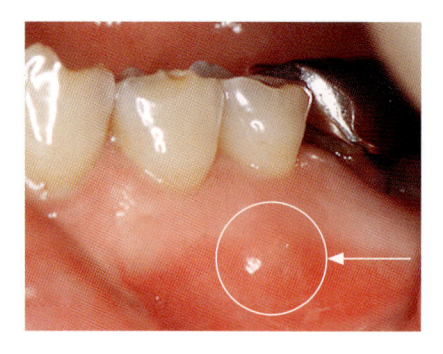

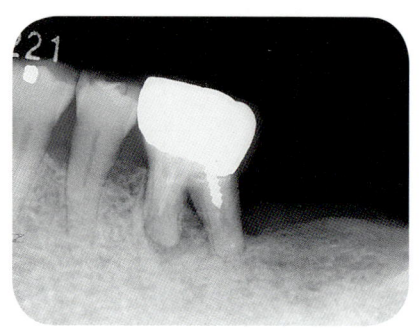

[症例2-14]

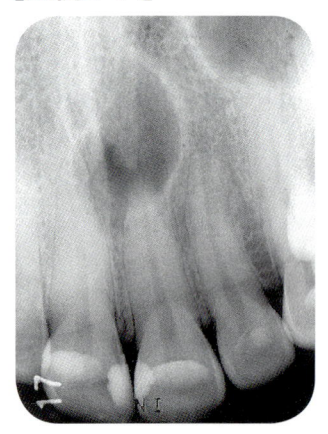

2-14a　鼻口蓋管囊胞の口内法エックス線写真．
1」の根尖部には，歯根囊胞様の境界明瞭な透過像が認められるが，根管との交通の有無などの詳細は不明である．

[症例2-15]

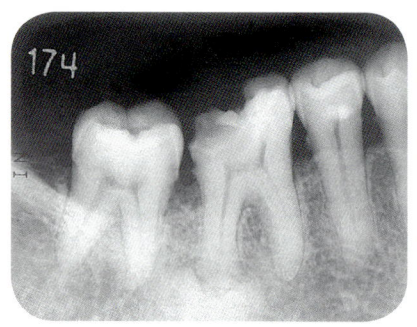

2-15a　根尖性セメント質異形成症の口内法エックス線写真．
└6の遠心根根尖部には，境界不明瞭のエックス線不透過像がみられる．しかし，観察できる範囲が限定しているために全体の様相などについては不明である．
　根尖性セメント質異形成症は，初期には根尖病変を思わせる透過像を示し，また後期には本症例のように梁状の不透過像を示す．さらに，歯髄疾患でみられる硬化性骨炎像と類似していることも多い．

傷などもみられたが，疼痛が軽度であったためにそのまま放置し，その後患歯に咬合時の疼痛を自覚するようになったという．
診査：視診では歯冠色にとくに変化はみられず，自発痛はなかった．打診では垂直，水平方向ともに違和感程度で，温度診では冷温刺激ともに誘発痛はみられなかった．電気歯髄診では対照歯に比べて，わずかな閾値の低下が認められ，動揺度は生理的範囲内であった．
　口内（撮影）法によるエックス線所見では，1」の根中央部に水平方向の微細な破折線が観察でき，歯根膜腔の拡大も認められたが，その程度はわずかであった（2-12a）．通常の口内（撮影）法の場合，本症例のように，破折線は破折方向とエックス線入射角が一致した場合のみにエックス線写真上で確認できる（2-12b）．したがって，破折方向がエックス線入射角と一致しない場合には，破折線をエックス線写

真上で的確に確認することができないことに留意しなければならない．
診断：エックス線所見と各種の診査結果から，歯髄は保存可能な状態にあると診断できたので，経過観察することでインフォームドコンセントを得た．受傷後4か月を経過して，エックス線所見では破折線がより明瞭に観察されたが，これは前述の破折方向とエックス線入射角の関係によるもので，とくに臨床症状がみられないことから，破折の状態・様相には大きな変化はないものと推測された（2-12c左）．また，歯冠色についても異常な変化はみられず，電気歯髄診ではほぼ正常の反応を示すまでに回復していた（2-12c右）．
　さらに，受傷後2年2か月のエックス線所見では，破折線は不鮮明で，歯根膜腔の拡大や根尖部のエックス線透過像などの異常所見は認められなかった（2-12d左）．また，歯冠色は反対側同名歯と同じで，

電気歯髄診では正常反応を示した(2-12d 右).

以上のように，的確な診査・診断を行い，定期的な経過観察を行えば，外傷による歯根破折歯の場合でも，高い確率で歯髄を保存することができると考えられる(73頁，図40参照).

以下の症例(2-13, 14, 15)では，口内(撮影)法によるエックス線検査に加えて，後述する歯科用CTによる検査を行って，三次元的なエックス線画像によって精査した後，それぞれ鑑別診断して，歯髄保存の可否について確定診断した(74, 75頁参照).

[症例2-13]
鑑別診断のポイント：解剖学的構造(物)；フェネストレーション[5,6]
患者：61歳，女性
主訴：|5 の頬側根尖部の圧痛，および歯肉の腫脹
診査：自発痛ならびに冷温水痛はなく，頬側根尖部の歯肉には，直径約4mm，高さ約0.5mmの膨隆が認められた(2-13a)．頬側方向からの水平打診により軽い違和感があり，また歯根振盪を触知した．さらに，打診時に根尖部歯肉の動揺を観察した．電気歯髄診では正常な生活反応を示し，傾斜や捻転などの位置異常は認められなかった．

口内(撮影)法によるエックス線所見では，|5 の根尖部に明らかな透過像や歯根膜腔の拡大は認められなかった(2-13b).
診断：診査の結果，フェネストレーションの疑いと診断した．なお，隣在の|6 については，とくに臨床症状は認められなかった．本症例の場合，|5 の歯髄疾患や|6 の根尖性歯周炎との鑑別診断が非常に重要である．とくに，|5 については，十分な診査によって確定診断ができないまま，抜髄処置を行ってしまわないように注意する必要がある(図41参照).

[症例2-14]
鑑別診断のポイント：根尖病変と類似する病変の鑑別；囊胞性疾患(非歯原性囊胞)
患者：36歳，男性
主訴：絞扼反射(嘔吐様反射)が強いために長い間歯科治療が受けられず，う蝕や歯周病などを放置していたが，今回それらの精査と処置を希望して来院した．
診査：主訴の患歯は前歯部であったので，口内(撮影)法によるエックス線検査を行うことが可能であった．エックス線所見では，|1 の根尖部には，骨吸収をともなう根尖病変，たとえば歯根囊胞のような境界明瞭な透過像が認められたが，根管との交通の有無などの詳細については不明であった(2-14a).

臨床症状はなく，電気歯髄診では正常反応を示した．
診断：診査の結果，非歯原性囊胞のひとつである鼻口蓋管囊胞の疑いと診断した．本症例の場合にも，十分な診査によって確定診断ができないまま，抜髄・根管処置を行ってしまわないように注意する必要がある(図42参照).

[症例2-15]
鑑別診断のポイント：根尖病変と類似する病変の鑑別；腫瘍性疾患(根尖性セメント質異形成症)
患者：53歳，女性
主訴：|6 の充填物脱離
診査：臨床症状はなく，電気歯髄診では正常反応を示した．エックス線所見では，|6 の遠心根の根尖部に境界不明瞭なエックス線不透過像がみられた．しかし，観察できる範囲が限定しているために全体の様相などついては不明であった(2-15a).
診断：診査の結果，根尖性セメント質異形成症の疑いと診断した．根尖性セメント質異形成症は，萌出歯の根尖部付近に増殖する限局性のセメント質が形成される病変で，真の腫瘍(セメント質腫)ではない．

初期には根尖病変を思わせる透過像を示すので，電気歯髄診による生死の判定を行って鑑別することが重要である．また，後期には本症例のように梁状の不透過像を示すので，そのような特徴的なエックス線所見をよく理解しておく必要がある．さらに，歯髄疾患でみられる硬化性骨炎像と類似していることも多いが，十分な診査により確定診断を行うことによって，歯髄を保存することができる(図43参照).

パノラマ断層撮影法(オルソパントモグラフィー)

口内(撮影)法は，細部にわたる詳細な画像が得られる一方で，観察できる範囲が限定している．そのために，診査・診断のために多くの歯を撮影する必要がある場合には，何回もフィルムを挿入するなどの煩雑な作業となり，また患者にとっても不快感が

第3章　歯髄の鑑別診断のポイント

[パノラマ断層撮影法]

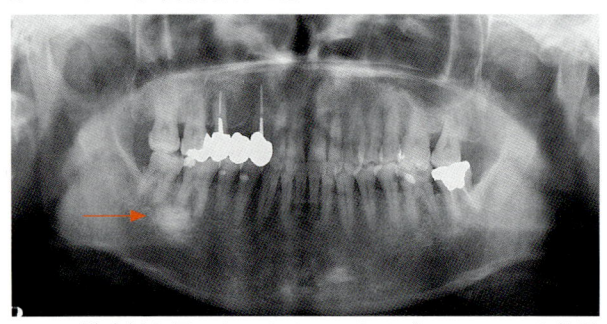

図29 増感紙を用いたスクリーンタイプ・フィルムを使用したパノラマエックス線写真(症例1-15).
　パノラマ断層撮影法(オルソパントモグラフィー)は，1枚のフィルムで全顎にわたる歯，歯周組織および顎骨の状態を観察することができる点で優れている.
　6̄の遠心根の根尖部に境界不明瞭なエックス線不透過像がみられ，根尖性セメント質異形成症が疑われる.口内(撮影)法によるエックス線写真(1-15a)では確認できなかった病変部の全体的な様相がよく観察できる.

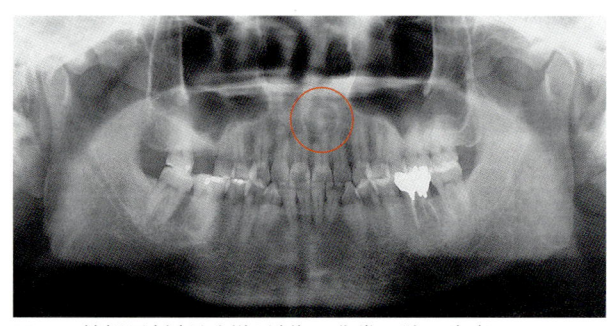

図30 絞扼反射(嘔吐様反射)の非常に強い患者のパノラマエックス線写真(症例1-14).
　パノラマ断層撮影法は，開口しないで撮影できるので開口障害の患者や絞扼反射(嘔吐様反射)のために口腔内にフィルムを挿入できない患者でも撮影が行える.
　1̄の根尖部に歯根嚢胞様の境界明瞭な透過像が認められる(1-14a).

続くことになる.それに対して，パノラマ断層撮影法(オルソパントモグラフィー)は，1枚のフィルムで全顎にわたる歯，歯周組織，および顎骨の状態を観察することができる点が優れている(図29).

　たとえば，う蝕が多発していて，複数歯の歯髄保存の可能性を一度に診断する必要がある場合などに非常に有効である.それによって1回の来院時に，不可逆性歯髄炎の患歯には，歯髄除去療法(抜髄処置)やそれを前提とした応急的な歯髄鎮痛消炎療法を行い，可逆性歯髄炎の患歯には，歯髄保存療法(覆髄法)などを同時に行うことができる.そして，本来歯髄保存が可能である患歯に対して，適切な処置を行う時期が遅れることによって，不可逆性歯髄炎に移行させてしまうことを予防することができる.

歯髄保存の診断におけるパノラマエックス線画像の読影の要点と，その利点・欠点

　口内(撮影)法の場合と基本的に同じである.
・歯冠部
　歯髄腔の形態，う蝕の状態・広がり，う蝕の深達度と歯髄腔との関係，歯冠修復物の形態とその適合性，破折線の有無とその方向・深達度などについて十分に観察する.
・歯根部
　歯根の数・形態，根管の数・形態，破折線の有無とその方向・深達度など，また歯周組織については，歯根膜腔の拡大の有無，歯槽硬線(白線)の有無や連続性,エックス線透過像の有無などを的確に把握する.
・利点
　パノラマエックス線画像では観察できる範囲が広いので，上顎洞やオトガイ孔・下顎管などの解剖学的構造(物)と歯根との位置関係，あるいは嚢胞性疾患や腫瘍性疾患など，根尖病変と類似する病変の鑑別について，口内(撮影)法では十分に把握できない場合に有用であることも多い.

　また，パノラマ断層撮影法(オルソパントモグラフィー)は，開口しないで撮影できるので開口障害の患者や絞扼反射(嘔吐様反射)のために口腔内にフィルムを挿入できない患者でも撮影が行える(図30).さらに，通常のパノラマ断層撮影法は，増感紙を用いたスクリーンタイプ・フィルムを使用するので，患者の被曝線量は口内(撮影)法と比較して少なくなる点が優れている.

・欠点
　前歯部では，エックス線管球とフィルムとの回転円弧が小さいために断層厚みが薄くなり，前歯を断層面上にのせることが難しく，あまり明瞭な画像が得られないことがある.また，撮影時間が約10秒間と長いため，心身障害者や小児など，静止しにくい患者では撮影が難しいことがある[7].

2｜歯髄保存か抜髄かを診断する

[口内法デジタルエックス線画像撮影法]

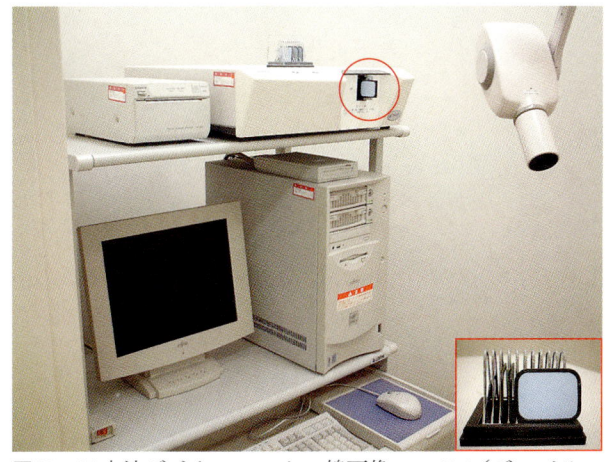

図31 口内法デジタルエックス線画像システム（ディゴラ，モリタ）と口腔内センサー：イメージングプレート．
　フィルム感覚で使えるイメージングプレートを使用することで，エックス線照射線量を大幅に低減できるとともに，高品質なデジタルエックス線画像が得られる．光を気にせず使用できるので，エックス線撮影装置とともに専用の明るいエックス線撮影室内に設置してある．

図32 モニター画面上に表示された口内法デジタルエックス線画像．
　撮影したデジタルエックス線画像は，わずか数秒のスキャニング時間でパーソナルコンピュータ処理によってただちにモニター画面上に表示される．したがって，その場ですぐに観察することができ，患者への説明やプリントアウトが行える．

デジタルエックス線画像撮影システム

口内法デジタルエックス線画像撮影法

　近年，従来のフィルムに代わって，CCDやイメージングプレートを利用した口内法デジタルエックス線画像撮影システムが急速に普及してきている（図31）．

・特長

　口内法デジタルエックス線画像撮影システムによるエックス線検査は，エックス線の照射線量を大幅に低減することができることから，前述した従来の口内（撮影）法に比べて，患者の被曝線量が非常に低い点が特に優れている．この特長は，歯髄保存の可否を判定するために比較的多くのエックス線撮影を要するケース，たとえば若年者の深在性う蝕の症例で，偏心撮影の必要な場合や暫間的間接覆髄処置後の経過観察の場合などに有用性が高い．撮影した画像は，パーソナルコンピュータ処理によって数秒でモニター画面上に表示され，すぐにその場で観察することができる（図32）．

　現状では，口内法デジタルエックス線画像撮影システムによって得られる画像は，その画質が従来のエックス線写真よりもまだやや劣っている．たとえば，根尖病変検出の診断精度は，従来のフィルムを使用したエックス線撮影法の方がやや良い成績であると報告されている[8]．しかし，歯髄腔の形態，う蝕の状態・広がり，う蝕の深達度と歯髄腔との関係，歯冠修復物の形態とその適合性，破折線の有無とその方向・深達度，歯根膜腔の拡大の有無，歯槽硬線（白線）の有無や連続性，エックス線透過像の有無など，歯髄保存の可否判定に重要なポイントの読影に関しては，臨床上問題となるようなレベルではないと考えられる．

　さらに，コントラストや明度の調整が可能であり，またエッジ強調や白黒反転といった加工処理もできるので，1回のエックス線撮影によって得られた画像データから，さまざまな画像を構成することができる．したがって，より多くの画像情報をもとに，歯髄を保存するべきか否かを決定することができる．また，現像・定着操作が不要で，廃液が発生しないことは，環境問題に対する関心が高まっている現代の歯科臨床において有利である．

[症例2-16]

鑑別診断のポイント：う蝕の深達度と歯髄腔との関係，歯根膜腔の拡大の有無，歯槽硬線（白線）の有無や連続性

患者：20歳，男性

第3章　歯髄の鑑別診断のポイント

[症例2-16]

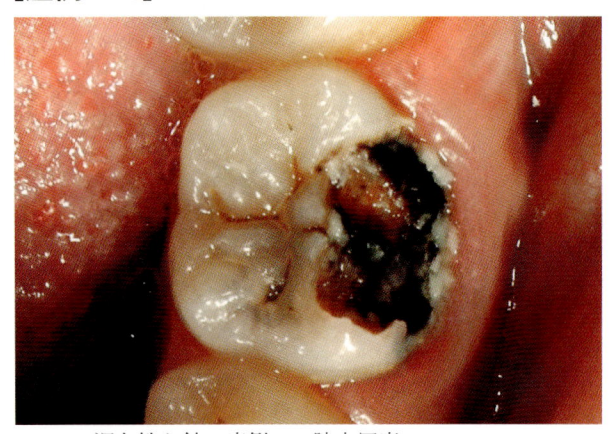

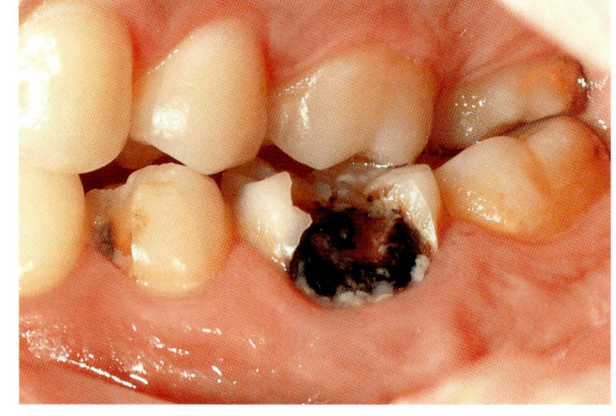

2-16a　深在性う蝕の症例の口腔内写真．
6⏌の頬側面全体から咬合面の一部に及ぶ大きなう窩が認められる．

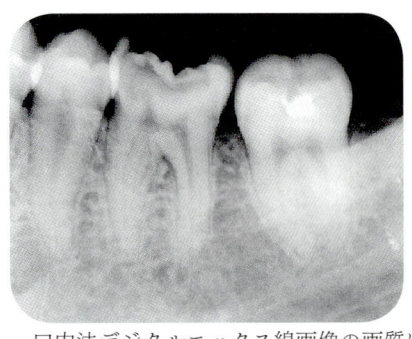

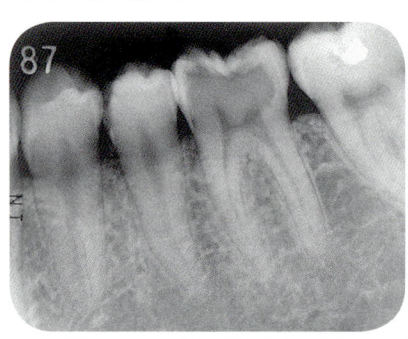

2-16b　口内法デジタルエックス線画像．
　左は口内法デジタルエックス線画像システム：ディゴラとイメージングプレートを使用して得られた画像(管電圧60kV，管電流15mA，照射時間0.08秒)．
　右はフィルムによる口内法エックス線写真(同条件で，照射時間0.5秒〔＝6.25倍〕)．

口内法デジタルエックス線画像の画質は，高感度フィルムを使用した口内法エックス線写真に比べて，現状ではまだやや劣っているものの臨床的には十分なレベルに達している．そして，その照射線量は，従来法に比べて非常に少ない．
6⏌にみられるう窩は深在性で，歯髄腔にまで及んでおり，歯髄への細菌感染が強く疑われる．しかし，歯髄保存が困難と思われるような歯髄疾患で多くみられる歯根膜腔の拡大や歯槽硬線(白線)の消失などの異常所見は認められない．

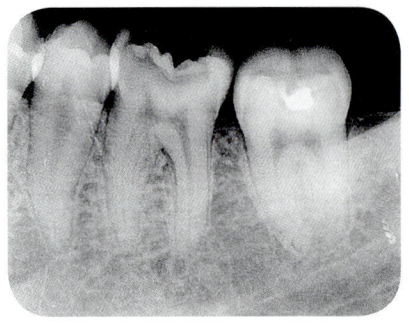

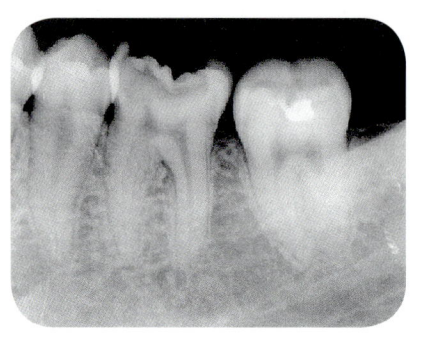

2-16c　口内法デジタルエックス線画像．
　左は1回の撮影で得られた画像データをもとに，エッジ強調の加工処理を行った画像．境界部をはっきり観察することができる．
　右はエッジ強調前の画像(2-16b左と同一)．

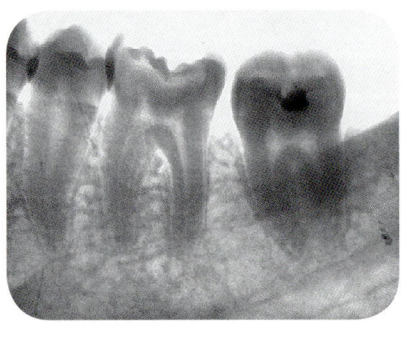

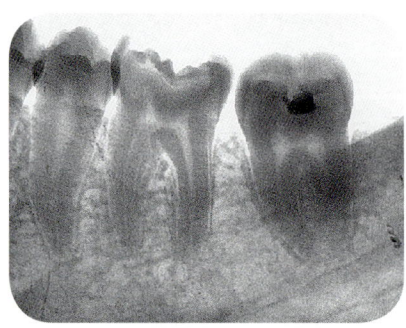

2-16d　口内法デジタルエックス線画像．
　白黒反転の加工処理を行った画像．
　右はさらにエッジ強調の加工処理を行った画像．

主訴：6⏌の一過性冷水痛
診査：視診では患歯の頬側面全体から咬合面の一部に及ぶ大きなう窩が認められた(2-16a)．自発痛はなく，打診ならびに温熱刺激による温度診では誘発痛はみられず，電気歯髄診では対照歯との閾値の差は認められなかった．

2 | 歯髄保存か抜髄かを診断する

[パノラマデジタルエックス線画像撮影法]

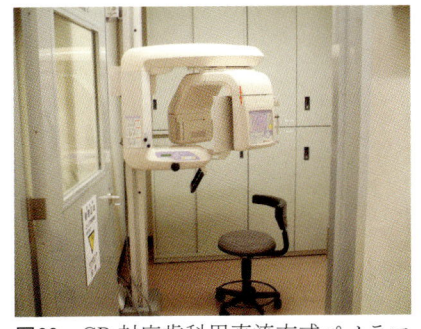

図33　CR対応歯科用直流方式パノラマエックス線装置．ベラビューエポックスX550（モリタ）．
　低被曝と安定した画質を実現して，広く歯科臨床に普及してきている．

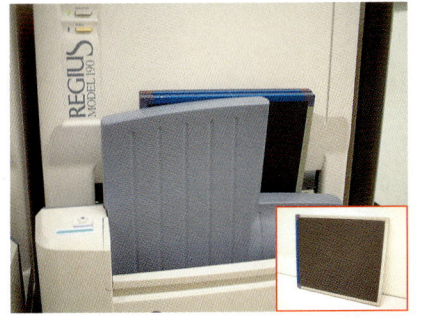

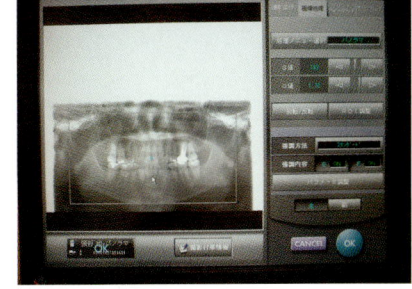

図34　パノラマデジタルエックス線画像システム．
　画像読取装置（REGIUS Vstage MODEL 190，コニカミノルタ）と専用エックス線センサー（イメージングプレート）およびカセッテ（左）．
　撮影したデジタルエックス線画像は，専用制御装置（REGIUS CS-3）によって，わずか数秒のスキャニング時間でパーソナルコンピュータ処理によってただちにモニター画面上に表示される（右）．

図35　パノラマデジタルエックス線画像．
　自動画像処理機能によって，部位ごとに最適な画像を簡便に得ることができる．コントラストが十分で，シャープな輪郭のエックス線像を観察することができる．
　症例2-16のパノラマデジタルエックス線画像で，本画像のみでも，複数歯の状態（う蝕や歯髄・根尖歯周組織疾患の有無・程度など）を同時にかなり詳細に診査できる．

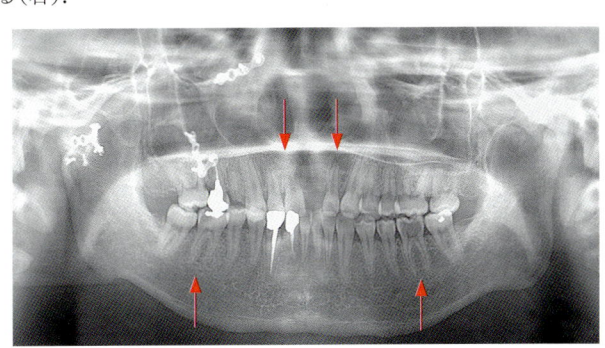

　口内法デジタルエックス線画像撮影システムによるエックス線所見では，6にみられたう窩は深在性で，歯髄腔にまで及んでおり，歯髄への細菌感染が強く疑われた．しかし，歯髄保存が困難と思われるような歯髄疾患で多くみられる歯根膜腔の拡大や歯槽硬線（白線）の消失などの異常所見は認められなかった（2-16b）．この症例の口内法デジタルエックス線画像を，高感度フィルムを使用した従来の口内法エックス線写真と比べてみると，現状では像の鮮明さがやや劣っているものの臨床的には十分なレベルに達している．そして，その照射線量を従来法に比べて非常に低く抑えても，ほぼ同等の画像が得られることがわかる（図38参照）．
　また，1回の撮影で得られた画像データをもとに，コンピュータ処理によってエッジ強調加工を行うと，コントラストのある画像を得ることができ，境界部をはっきり観察することができるようになる（2-16c）．さらに，白黒反転の加工処理を行うことによって，従来の口内法エックス線写真では得られない新しい画像を観察することができ，そのエックス線所見は歯髄保存の可否判定において，あらたな判断材料となりうる可能性がある（2-16d）．

パノラマデジタルエックス線画像撮影法

　パノラマ断層撮影法（オルソパントモグラフィー）についても，前述の口内法デジタルエックス線画像撮影システムと同じように，低被曝と安定した画質を実現したデジタルシステムが開発され，広く歯科臨床に普及してきている（図33, 34）．一般に，パノラマ断層撮影では皮膚の表面線量は比較的少ないが，深部の顎下腺付近の線量分布が大きい特性があるので，より高感度の撮影システムを使用することが望まれる．しかし，被曝線量をむやみに低減させると得られる画質が劣化し，結果として十分な診断情報が得られないことに留意する必要がある．新型のデジタルパノラマ装置では，自動画像処理機能によって，部位ごとに最適な画像を簡便に得ることができる（図35）．したがって，このパノラマデジタルエックス線画像撮影システムによる画像のみでも，歯髄

69

第3章　歯髄の鑑別診断のポイント

[歯科用CT]

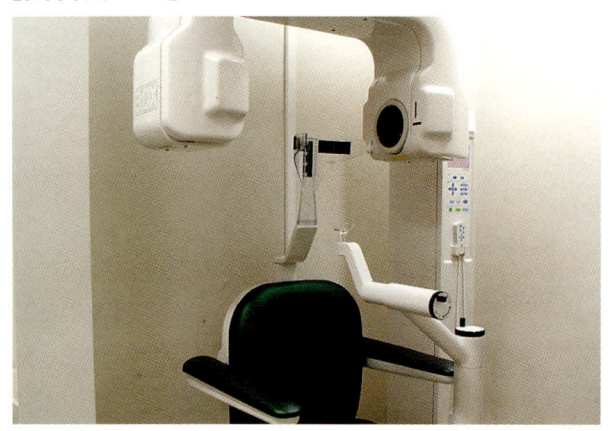

図36　3DX マルチイメージマイクロ CT(モリタ).

着座した患者の撮像対象領域の周りをエックス線源と検出器を有するアームが約18秒で1回転する間に514枚のエックス線透過画像を取得する．撮影領域を直径40mm，高さ30mmの口内法エックス線フィルムに近似した円柱状エリアに絞ったことで，一般的なCT装置に比較して高い空間分解能と低被曝，および省スペース化を実現している．

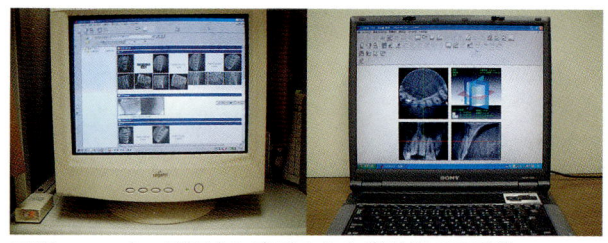

図37　モニター画面上に表示された歯科用CT画像.

撮影から画像を観察できるまでの画像再構成時間は約3分以下で，専用の画像処理ソフトウェア(i-VIEW)により任意の部位を3方向断面から観察でき，繰り返し任意の角度でスライスして画像を再構築することが可能である．デフォルト(標準設定の動作条件)では，画像はスライス厚1.0mm，スライス間隔1.0mmで構築され，ピクセルサイズは0.125mm×0.125mmである．

左は放射線科撮影室に設置されたデスクトップ型コンピュータ，右は歯内治療科診療室に常置しているノートタイプ型コンピュータ．

表2　歯科用CT：3DXの歯内療法領域における適応範囲[10].

①複根歯の各根ごとや複数歯の根尖病変の広がりの観察
②歯根と根管の数，形態や走行の確認
　上顎第一大臼歯の第四根管，下顎第二大臼歯の樋状根管
③上顎洞や下顎管と根管治療歯根尖部の三次元的関係の観察
④根尖病変と類似する病変の鑑別
　非歯原性嚢胞やセメント質腫
⑤フェネストレーション，歯根破折，歯根吸収，パーフォレーションや破折器具の有無や位置の確認
⑥根分岐部病変や歯内-歯周病変の観察
⑦根管治療時に同一部位のエックス線撮影を経時的に複数回行う際に比較的安心して適応可能
⑧画像内で精密な距離の測定
⑨歯髄腔の形態，う蝕の広がりと歯髄腔との関係の観察

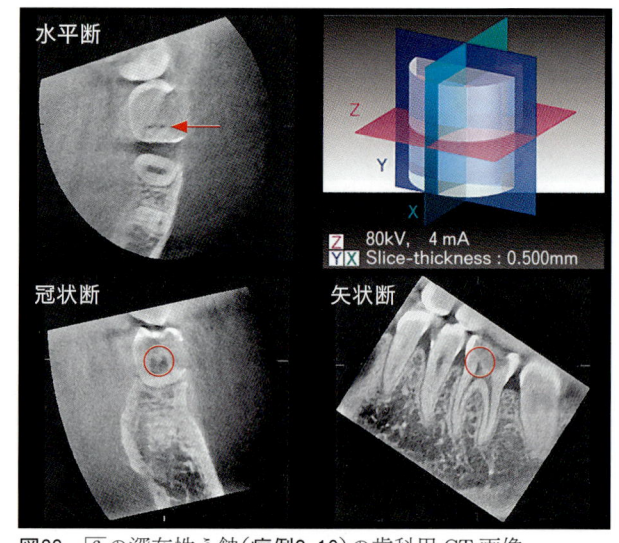

図38　「6」の深在性う蝕(症例2-16)の歯科用CT画像.

矢状断では口内法エックス線写真と類似した画像であるが，スライス厚が0.5mmであるので，患歯の頬舌側の構造物の重なりがなく，う蝕と歯髄腔との関係がよりはっきりと観察できる．さらに，水平断および冠状断によってう蝕と歯髄腔との三次元的関係がよくわかる．矢状断と冠状断の画像から，歯髄腔の天蓋・髄角部とう蝕部との間には一層の象牙質が残存している(スライス厚：0.5mm，スライス間隔：0.5mm)．

腔の形態，う蝕の状態・広がり，う蝕の深達度と歯髄腔との関係，歯冠修復物の形態とその適合性，破折線の有無とその方向・深達度，歯根膜腔の拡大の有無，歯槽硬線(白線)の有無や連続性，エックス線透過像の有無など，歯髄保存の可否判定に重要なポイントに関して，複数歯を同時にかなり詳細に診査できることができる．

ただし，パノラマデジタルエックス線画像のみで，

70

歯髄の保存か，抜髄を確定診断するのではなく，必要に応じて口内法エックス線写真や口内法デジタルエックス線画像を撮影して，それらを併用しながら，他の各種診査・診断法を総合して，歯髄の保存の可否を決定するべきである．

歯科用CTによる検査

最近，歯科における新しいエックス線検査機器として歯科用CT(歯科・頭頸部用小照射野エックス線CT装置)が注目されている[5, 9-13]．歯科用CT(3DXマルチイメージマイクロCT：3DX，モリタ)は，小型コーンビームエックス線CTの採用により，直径40mm，高さ30mmの円柱状イメージングエリアの高精細三次元画像が撮影でき，専用画像処理ソフトウェアにより任意の部位を3方向断面から観察できる(図36, 37)．しかも，繰り返し任意の角度でスライスし，画像を再構築することが可能である．

その最大の特長は，1照射あたりの被曝線量がパノラマ断層撮影法(オルソパントモグラフィー)と同等，口内(撮影)法の2枚分程度，医科用CTの1/100〜1/30程度であり，非常に低いことである[9]．したがって患者にとっても従来のエックス線検査と同じように，被曝に対する抵抗感が少なく，比較的安心して受け入れてもらえる点がとくに優れている．

この歯科用CTの歯内療法領域における主な適応範囲を表2に示す[10]．つまり，歯科用CTは，従来の口内(撮影)法やパノラマ断層撮影法(オルソパントモグラフィー)のみでは十分に把握できない病態や解剖学的形態・位置関係などをより的確に把握することができることから，歯，歯槽骨，顎骨の精査，診断に非常に有効である．

したがって，より的確に歯髄保存の可能性を判断したい場合に，歯科用CTによる検査を行えば，歯髄腔の形態，う蝕の状態・広がり，う蝕の深達度と歯髄腔との関係をはじめとして，歯冠修復物の形態とその適合性，破折線の有無とその方向・深達度，歯根膜腔の拡大の有無，歯槽硬線(白線)の有無や連続性，さらに歯根周囲の骨吸収の有無など，歯髄保存の可否判定に重要なエックス線読影のポイントに関して，従来のエックス線撮影法による検査では不可能な三次元的観察による精査が行える．

歯科用CTを使用した歯髄疾患の鑑別診断の有効例

①深在性う蝕と歯髄腔との位置関係の確認

咬合面や隣接面に発生したう蝕の場合，前述した従来のエックス線撮影による検査によって，う窩と歯髄との間に健全な象牙質がどの程度存在しているかを確認することは比較的容易である．しかし，たとえば5級う蝕の場合には，従来のエックス線検査のみでは，う窩と歯髄との位置関係を的確に把握することは困難である．そのようなケースにおいて，歯科用CTを応用することは非常に有効である．

たとえば，症例2-16の場合(2-16a〜d)，口内(撮影)法によるエックス線所見では，6̄にみられるう窩は深在性で，歯髄腔にまで及んでおり，歯髄への細菌感染が強く疑われた．しかし，歯科用CT撮影によって得られた三次元画像(図38)により，矢状断面像では，口内法エックス線写真と類似した画像であるが，スライス厚が0.5mmであるので，患歯の頰舌側の構造物の重なりがなく，う蝕と歯髄腔との関係がよりはっきりと観察できた．また歯根膜腔の拡大や歯槽硬線(白線)の消失がなく，連続性がよく保持されていることなど，歯髄保存の可否判定に重要なポイントに関してよく確認できた．そして，水平断面像および冠状断面像によって，う蝕と歯髄腔との三次元的関係が的確に把握できた．

本症例では，矢状断と冠状断の画像から，歯髄腔の天蓋・髄角部とカリエス部との間には一層の象牙質が残存していることがわかる．さらに，本項では実現できないが，パーソナルコンピュータを操作しながら，得られた歯科用CT画像をディスプレイ上で連続的に表示し，任意の位置を3方向から同時に観察できるので，その結果をリアルタイムに患者へ説明することによってインフォームドコンセントが得られやすい．

また，複根歯の歯髄疾患が根尖歯周組織に対して，どの程度波及しているかを診査する場合にも歯科用CT検査は有用である．たとえば，症例2-11の場合，口内(撮影)法によるエックス線所見では，6̄の遠心頰側根の根尖部には，骨吸収をともなう根尖病変が認められ，一方の近心根の根尖部には硬化性骨炎の状態が疑われたが，湾曲した遠心舌側根の根尖部と重複しているために，詳細は不明であった(2-11b)．

第3章　歯髄の鑑別診断のポイント

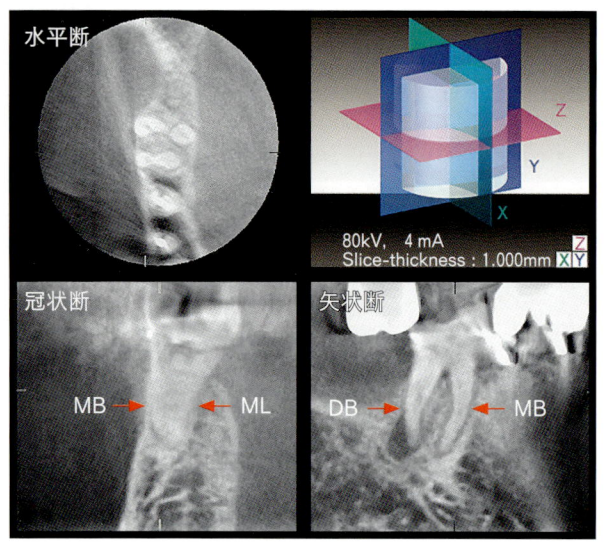

図39a ⑥の歯髄・根尖歯周組織疾患(症例2-11)の歯科用CT画像.
　歯髄が生活状態であった近心2根管に関して，近心根の根尖部にはわずかな歯根膜腔の拡大がみられたが，骨吸収をともなう根尖病変は認められないことがよく確認できる．また遠心頬側根には骨吸収をともなう根尖病変が認められ，その広がりや様相がそれぞれよく観察できる(スライス厚：1 mm, スライス間隔：1 mm).

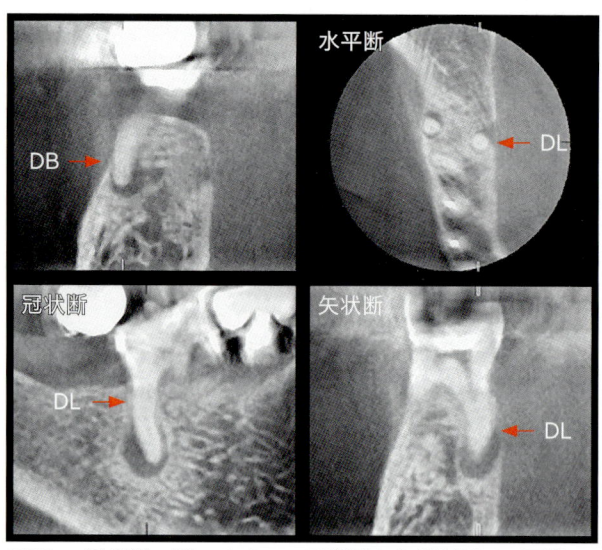

図39b 同症例の再スライス・再構築した歯科用CT画像.
　遠心頬側根と遠心舌側根の骨吸収をともなう根尖病変の広がりや様相がそれぞれよく観察できる(スライス厚：1 mm, スライス間隔：1 mm).

　一方，さらなる精査のために歯科用CT撮影を行って得られた画像では，歯髄が生活状態であった近心2根管に関して，近心根の根尖部にはわずかな歯根膜腔の拡大がみられたが，骨吸収をともなう根尖病変は認められないことがよく確認できた(図39a)．また，歯髄が壊死していた遠心2根管に関して，遠心頬側根と遠心舌側根の根尖部に骨吸収をともなう根尖病変の広がりや様相がそれぞれよく観察できた(図39b)．したがって，この症例のように，歯科用CTによる画像診断は，複根歯の各根ごとの状態の精査において非常に有効である[10]．

②外傷による歯根破折と歯髄の状態の確認

　打撲や転倒などによって誘発された破折線は，従来の口内(撮影)法では破折方向とエックス線入射角が一致していないと可視化されない(2-12b)．また，たとえ口内法エックス線写真で確認できたとしても，それは近遠心的な水平方向，あるいは歯冠歯根の垂直的方向の状態についてのみである．

　たとえば，症例2-12のようなケースの場合，口内(撮影)法によるエックス線写真では，|1の根中央部に水平方向の破折線が観察できたが(2-12a, c)，破折方向とエックス線入射角が一致しなかった場合には，口内法エックス線写真上での破折線の確認はできないか，あるいは読影が困難である(2-12d)．その際，歯科用CTによるエックス線検査を行えば，唇(頬)舌的な状態を含む三次元的な破折の様相が的確に把握できることから非常に有効である．

　受傷後2週目の初診時の歯科用CT画像では，わずかなモーション・アーチファクト(体動による偽像)がみられるものの，|1の根中央部の破折線は，口蓋側の歯槽骨頂部を「作用点」として，唇側根尖の「支点」に向かって斜走していることがよく観察でき，歯髄疾患を疑わせるような異常所見は認められなかった(図40a)．受傷後4か月および1年6か月経過した歯科用CT画像でも，歯根破折の状態は初診時と比べて，とくに変化は認められず，根尖部には異常所見は認められなかった(図40b, c)．そして，受傷後2年2か月の歯科用CT画像では，近心から遠心にかけて歯根破折の三次元的様相がよく観察でき，その状態は初診時と比べて，とくに変化は認められず，また根尖部には歯根膜腔の拡大や歯槽硬線(白線)の消失といった異常所見は認められなかった

2｜歯髄保存か抜髄かを診断する

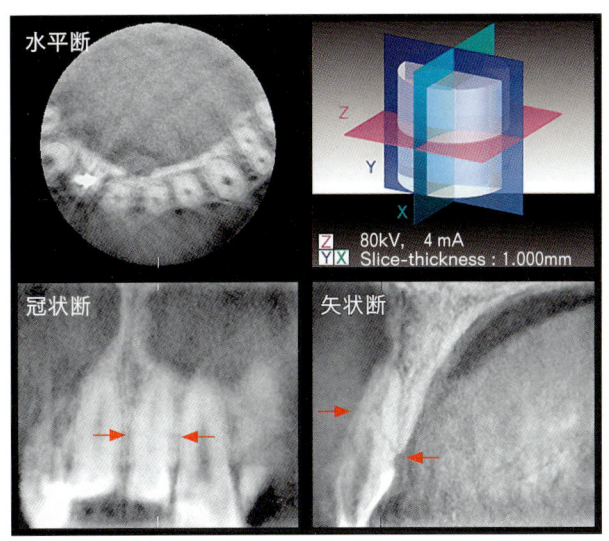

図40a 1|の外傷による歯根破折(症例2-12)の初診時(受傷後2週)の歯科用CT画像.
　わずかなモーション・アーチファクト(体動による偽像)がみられるものの, 破折線は口蓋側の歯槽骨頂部を「作用点」として, 唇側根尖の「支点」に向かって斜走していることがよく観察できる. 根尖部には歯髄疾患を疑わせるような異常所見は認められない(スライス厚：1 mm, スライス間隔：1 mm).

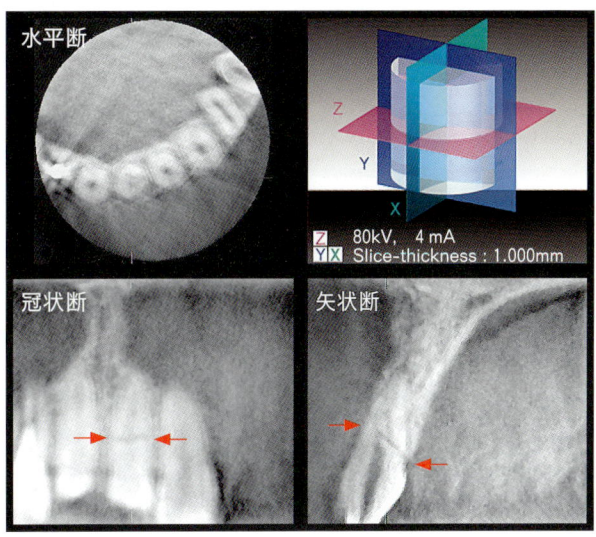

図40b 同症例の受傷後4か月の歯科用CT画像.
　歯根破折の状態にとくに変化は認められない. また根尖部には異常所見は認められない(スライス厚：1 mm, スライス間隔：1 mm).

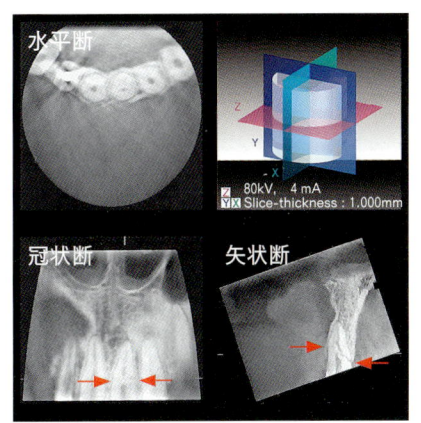

図40c 同症例の受傷後1年6か月の歯科用CT画像.
　歯根破折の状態にとくに変化は認められない. また根尖部には異常所見は認められない(スライス厚：1 mm, スライス間隔：1 mm).

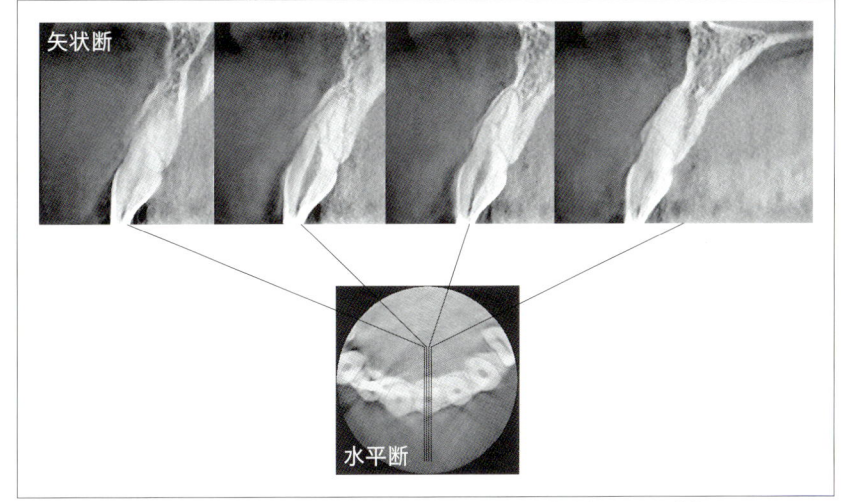

図40d 同症例の受傷後2年2か月の歯科用CT画像(連続矢状断面像).
　近心から遠心にかけて歯根破折の三次元的様相がよく観察できる. 根尖部には歯根膜腔の拡大や歯槽硬線(白線)の消失といった異常所見は認められない(スライス厚：1 mm, スライス間隔：1 mm).

(図40d).
　ただし, コンピュータ処理による歯科用CT画像では, その解像度(3DXの空間分解能は0.125mm)に留意しなくてはならない. すなわち, 検出限界以下の微少亀裂が存在している可能性も念頭に入れておく必要がある.

③根尖病変と類似した解剖学的構造(物)の鑑別(フェネストレーションなど)

　エックス線検査で, 根尖病変と鑑別すべき解剖学的構造(物)の代表的なものには, 上顎洞, 切歯管(孔)や下顎管(孔), あるいはフェネストレーションなどがある. 前述した各種の診査法により, 歯髄の生活状態が確認されても, 根尖病変様のエックス線所見が認められ, また臨床症状がみられる場合, 歯髄を

73

第3章　歯髄の鑑別診断のポイント

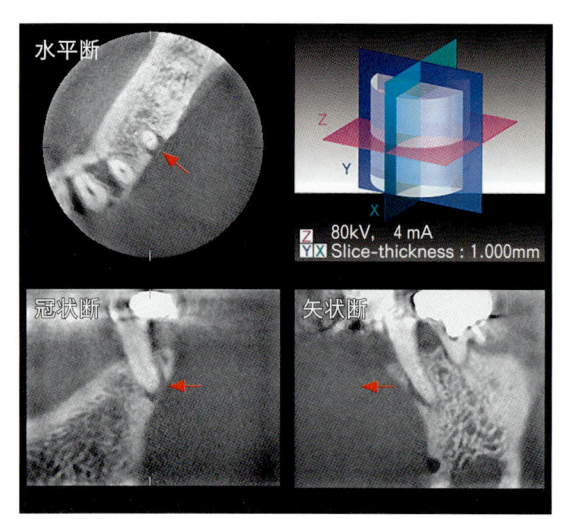

図41　5┘のフェネストレーション(症例2-13)の歯科用CT画像(スライス厚1mm).
　5┘の根尖部には頬側の皮質骨がないことがよく観察できる．歯肉腫脹の原因は，咀嚼咬合時の歯の動揺によって，根尖が歯肉粘膜を刺激していることが原因と考えられる[6](スライス厚：1mm，スライス間隔：1mm／日歯保存誌．2004；47(3)：487-492，より引用)．

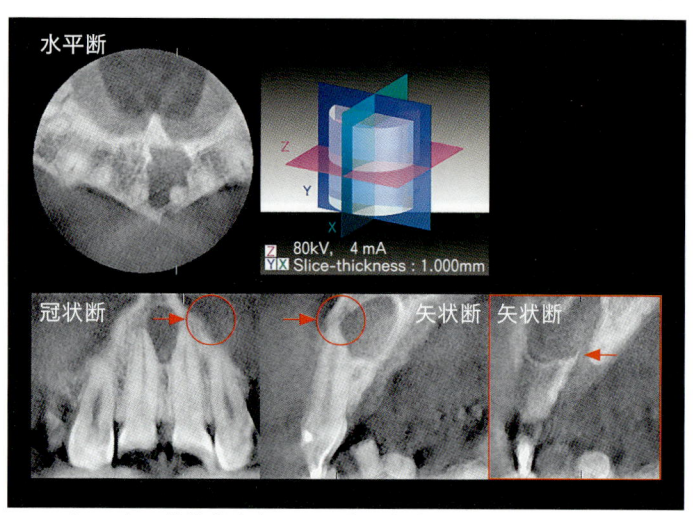

図42　└1の鼻口蓋管嚢胞(症例2-14)の歯科用CT画像.
　歯科用CT画像では，骨吸収像は└1の根尖とは交通しておらず，切歯管に連続していることがよく観察できる．歯根嚢胞との鑑別診断に非常に有効であることがわかる(スライス厚：1mm，スライス間隔：1mm)．

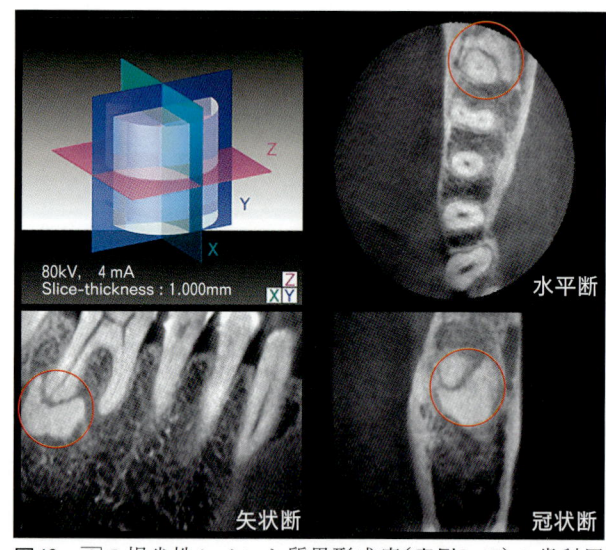

図43　6┘の根尖性セメント質異形成症(症例2-15)の歯科用CT画像.
　6┘の遠心根の根尖部に認められるエックス線不透過像の境界は明瞭で，周囲の海面骨の様相とははっきり異なっており，硬化性骨炎と鑑別できる(スライス厚：1mm，スライス間隔：1mm)．

保存するべきか否か，その対応に苦慮するケースがある．

　従来のエックス線検査による画像は二次元であり，頬舌的な重なりのために得られる画像データには限界がある．そのような場合，歯科用CT検査を行うことによって，疾患が疑われる歯，とくに根尖部と解剖学的構造物との位置関係を三次元的に的確に把握することができるので，歯髄・根尖歯周組織疾患の鑑別診断に非常に有効である．

　たとえば，**症例2-13**のフェネストレーションの場合，口内(撮影)法によるエックス線所見では，5┘の根尖部に明らかな透過像や歯根膜腔の拡大は認められず(2-13a, b)，フェネストレーションの確定診断はできなかった．しかし，歯科用CT画像では，5┘の根尖部には，頬側の皮質骨が存在しておらず，フェネストレーションの様相がよく観察できた(図41)．そして，歯肉腫脹の原因は，咀嚼咬合時の歯の動揺によって，根尖が歯肉粘膜を刺激していることであると診断できた[6]．

　その結果，原因が判明したことにより患者の不安は解消され，また臨床症状も軽度で，電気歯髄診でも異常所見が認められなかったことから，抜髄・根管処置を行うことなく，そのまま経過観察することで患者本人の了解を得ることができた．

④根尖病変と類似した疾患の鑑別(嚢胞性疾患や腫瘍性疾患など)

　日常臨床において，従来のエックス線検査によって，根尖病変に類似したエックス線透過像がみられることがある．臨床症状が軽微な場合など，従来の診査法のみで正確な診断ができないために，抜髄・根管治療を行うべきか否か対応に苦慮することにな

る．そのようなケースでも，歯科用CTによるエックス線検査が非常に有効である．

たとえば，**症例2-14**の鼻口蓋管囊胞の場合，口内(撮影)法によるエックス線所見では，1の根尖部に歯根囊胞様の境界明瞭な透過像が認められたが，根管との交通の有無などの詳細については不明であった(2-14a)．電気歯髄診では生活反応がみられたが，歯髄が失活状態の場合でも，根管内が湿潤していると通電刺激は根尖歯周組織に波及して痛覚を誘発することがあるため，鼻口蓋管囊胞の確定診断はできなかった．

そこで，観察されたエックス線透過像の原因を鑑別診断するため，歯科用CT検査を行うことでインフォームドコンセントを得た．その結果，歯科用CT画像によって，骨吸収像は患歯として歯髄・根尖性歯周組織疾患が疑われた1の根尖とは交通しておらず，切歯管に連続していることがよく確認でき，歯髄の状態は健全であると推測された(図42)．したがって，歯科用CT検査は，このような非歯原性囊胞や，あるいは歯原性の歯根囊胞などとの鑑別診断においても非常に有効であることがわかる．

また，**症例2-15**の根尖性セメント質異形成症の場合には，口内(撮影)法によるエックス線所見では，6の遠心根の根尖部に境界不明瞭のエックス線不透過像がみられたが，観察できる範囲が限定しているために，そのエックス線不透過像全体の様相について詳細は不明であった(2-15a)．そこで，同じようにして歯科用CT検査を行った．6の遠心根の根尖部に認められたエックス線不透過像の境界は明瞭で，周囲の海面骨の様相とははっきり異なっており，歯髄疾患に認められることのある特徴的なエックス線所見である根尖部の硬化性骨炎像などともはっきりと鑑別できた(図43)．したがって歯科用CT検査は，このような腫瘍性疾患の鑑別診断にも非常に有効である．

以上のように，歯科用CTによるエックス線検査によって，歯髄保存の可否判定に重要なポイントとなる歯髄腔，根管，根尖とエックス線透過像，あるいは不透過像との三次元的位置関係が的確に把握できる．したがって，各種の診査・診断法や通常のエックス線検査を行っても，歯髄の保存の可否について決定できない場合に，歯科用CT検査を併用すれば，本来保存すべき健全歯髄を誤って損失させてしまうようなケースを防ぐことができると考えられる．

なお，本項で述べた各種のエックス線検査による画像診断についても，各種の診査・診断法と同じように，トレーニングによって診断精度や再現性は向上する[3]．したがって，読影のトレーニングを積み重ねることは非常に大切であり，それによって画像を正しく読むことができ，診断基準を高い再現性で適用できるようになる．その結果，歯髄保存の可否を的確に臨床診断することができる．

麻酔診(局所麻酔による検査)

麻酔診は，疼痛を惹起している患歯が不明の場合，疑わしい部位に局所麻酔を行って，疼痛の消退の有無により原因歯を判定する診査法である．歯痛は，口腔顔面痛のなかで最も多くみられるが，その性状や程度はさまざまで，原因にはう蝕や外傷などの歯原性疾患と顎関節機能障害(Temporomandibular Disorder：TMD)や三叉神経痛などの非歯原性疾患がある．したがって，麻酔診による歯痛の的確な鑑別診断は，歯髄疾患の有無を判定し，あるいは歯髄保存の可否を決定していくうえで非常に有効なことがある．

歯原性歯痛にみられる共通の特徴を**表3**に示す[14]．たとえば，歯髄炎の場合には，放散痛や関連痛で疼痛の定位の悪いことが少なくない．そのような疼痛の原因が限局していないときの診査法として，この局所麻酔による検査，すなわち麻酔診は有効である．麻酔が奏功した後に疼痛が消退すれば，歯原性疾患による疼痛，あるいは麻酔の奏功範囲内の歯に起因した疼痛であることが判定できる．ただし，麻酔診では数歯が同時に麻酔されるため，およその部位を特定できるだけであることに留意しなければならない．

一方，麻酔が奏功した後も疼痛が持続すれば，非歯原性疾患による疼痛，あるいは麻酔の奏功範囲外の歯に起因した疼痛の可能性がある(**表4**)[14]．いずれにしても，局所麻酔した後は前述した打診や温度診など痛みを調べる他の診査ができなくなるので，その適用には注意を要する．

第3章　歯髄の鑑別診断のポイント

表3　歯原性歯痛に共通する特徴[14].
① 歯原性病因の存在
　う蝕, 修復物の漏洩, 外傷, 破折
② 診査時の主訴の再現性
③ 局所麻酔による疼痛軽減
④ 片側性疼痛
⑤ 疼痛の性状：鈍痛, うずく痛み, 拍動痛
⑥ 局所的疼痛
⑦ 温度に対する感受性
⑧ 打診, 触診に対する感受性

表4　非歯原性歯痛の主な特徴[14].
① 歯痛に関する明らかな病因が認められない
　う蝕, 修復物の漏洩, 外傷, 破折がみられない
② 両側性の疼痛, あるいは数歯の疼痛
③ 歯科治療に対して反応性のない慢性疼痛
④ 疼痛の性状：焼灼痛, 電気刺激様疼痛, 刺痛
⑤ 頭痛とともに起こる疼痛
⑥ トリガーポイント（発痛点）の触診にともなう疼痛の増大
⑦ 精神的ストレス, 身体運動, 頭の位置変化にともなう疼痛の増大

　通常, 患歯を特定するためにこの麻酔診を要するような歯髄疾患のケースでは, その歯髄保存は困難なことが多い. しかし, 複数歯に歯髄疾患が疑われる場合, たとえば, 上顎と下顎の両方に患歯がみられ, そのどちらが不可逆性歯髄炎で, どちらが可逆性歯髄炎なのか, 判断に苦慮することもある. そのような場合に, 麻酔診を有効に活用すれば, 本来歯髄保存が可能である患歯まで抜髄してしまうようなことを回避できる.

　また, 臨床的に抜髄を行うべきか否か, 非常に判断に苦慮するケースとして, う蝕など明らかな歯原性の病因がまったく認められないのに, 数歯に同様の疼痛を訴えることがある. 各種診査法でも原因歯を特定できないまま, 臨床症状の強い患歯の抜髄を次々に行うようなことは避けなければならない. このような非歯原性歯痛の場合には, 抜髄しても疼痛の消退はみられないか, あるいは一時的である. 麻酔診を行って鑑別診断し, 歯髄の保護・保存に努める必要がある.

[症例2-17]
鑑別診断のポイント：歯原性病因の有無, 両側性の疼痛, 数歯の疼痛
患者：33歳, 女性
主訴：下顎両側大臼歯部の疼痛
診査：自発痛は持続的で強く, 咬合痛がみられる. 打診では 5| と 7|, および |7 に垂直, 水平方向ともに疼痛がみられた. 視診では両側大臼歯の咬合面に著しい咬耗・摩耗がみられ, 前歯部はわずかに開口状態であった. 他の診査では異常所見は認められなかった.

　前医によって, 6| の感染根管処置, 下顎4大臼歯の咬合調整, 除石と抗菌剤投与を受けていたが, 症状の改善は全くみられなかったという.

　口内（撮影）法によるエックス線所見では, |7 の遠心部に埋伏 |8 が存在しており, |7 の歯根部と |8 の歯冠部の一部が重なるように観察され, 歯根吸収も疑われたが詳細は不明であった. また, |7 の歯根部に強度の歯髄腔狭窄が認められた（2-17a 左）. 一方, 7| の歯根部にも同様に強度の歯髄腔狭窄が認められた（2-17a 右）. しかし, 疼痛を訴える 7|, 5| と |7 の3歯すべてについて, 歯根膜腔の拡大や歯槽硬線（白線）の消失, あるいは硬化性骨炎像などの歯髄疾患を疑わせるような異常所見は認められなかった. さらに, パノラマデジタルエックス線画像でも全顎的にはっきりとした異常所見は確認できなかった（2-17b）.

　歯痛の原因として, 右側については, 埋伏智歯の存在, 第二大臼歯あるいは第二小臼歯の歯髄炎, 第一大臼歯の根尖性歯周炎などが疑われた. また左側については, 第二大臼歯の歯髄炎などが疑われたが, 詳細は不明で, 消炎鎮痛剤の投与のみを行って初回の治療は終了した.

　次回来院時, 疼痛の改善は全くみられず, 消炎鎮

2｜歯髄保存か抜髄かを診断する

[症例2-17]

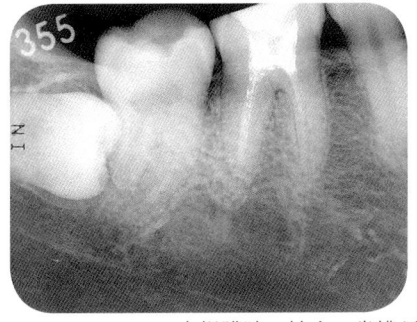

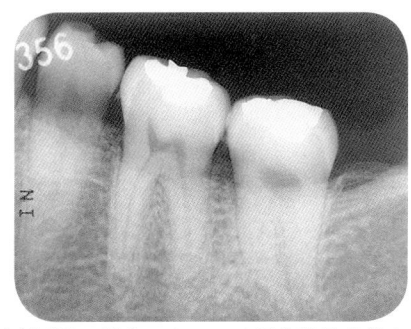

2-17a 口内法エックス線写真.
 7̄の遠心部に埋伏8̄が存在しており，7̄の歯根部と8̄の歯冠部の一部が重なるように観察され，歯根吸収も疑われるが詳細は不明である．また，7̄の歯根部には，強度の歯髄腔狭窄が認められる(左)．一方，7̄の歯根部にも，同様に強度の歯髄腔狭窄が認められる(右).
 しかし，疼痛を訴える7̄，5̄と7̄の3歯すべてについて，歯根膜腔の拡大や歯槽硬線(白線)の消失，あるいは硬化性骨炎像などの歯髄疾患を疑わせるような異常所見は認められない.

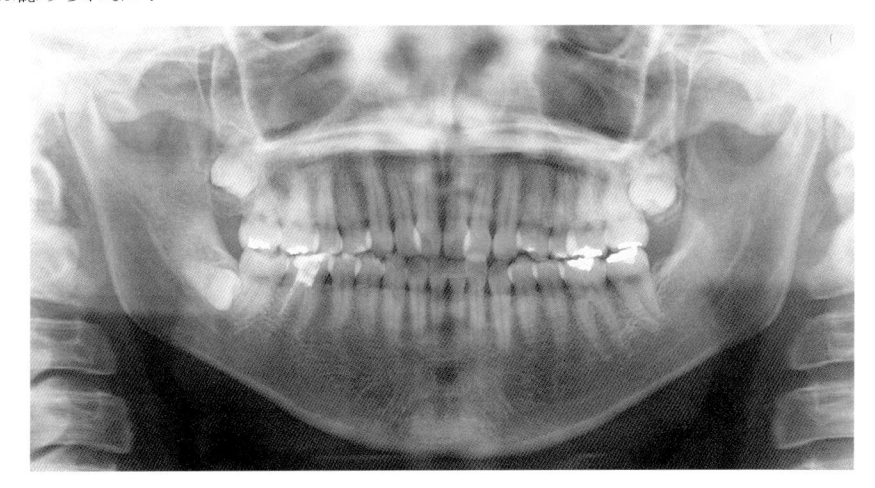

2-17b 同症例のパノラマデジタルエックス線画像.
 全顎的にも，明らかな異常所見は確認できない.

痛剤の作用時間を過ぎると持続的に痛むとのことであった．そこで，まず原因として疑われる埋伏智歯の抜去の必要性を説明するとともに，7̄のインレーの咬合調整とふたたび消炎鎮痛剤の投与を行った．

再来院時に，歯痛の鑑別診断のために，最も臨床症状の強い下顎右側大臼歯部に対する麻酔診を行った．その結果，自覚する疼痛に変化はみられなかった．したがって，非歯原性歯痛の可能性があり，顎関節機能障害(TMD)のような筋骨格由来の筋・筋膜疼痛と判断された[14]．治療方針として，クレンチング・ブラキシズムなどの悪習癖の改善のためにマウスピース・ナイトガードの装着と咀嚼筋群のマッサージ療法などを行って経過をみることになった．

麻酔診に際してとくに注意すべき事項は，さまざまな全身疾患を有する患者や小児から高齢者まであらゆる年齢層の患者が対象となりうるため，局所麻酔薬の選択と安全な使用法である．有効な麻酔効果をもたらす局所麻酔薬とは，麻酔力が強く，作用発現が速やかで，浸透性に優れ，全身的な毒性が低くて安全域が広く，代謝が速やかで局所刺激性がないものである[15,16].

このような条件を満たすカートリッジ仕様の歯科用局所麻酔剤として，現在本邦では3種類の局所麻酔薬，
①リドカイン
②プロピトカイン
③メピバカイン
のそれぞれからなる種々の製剤が各社から市販されている．そのうち，もっとも種類の多いリドカイン製剤，およびプロピトカイン製剤には，十分な麻酔効果を得るために血管収縮薬としてエピネフリンもしくはフェリプレシンが配合されているため，心血管系に対する全身的な影響を考慮しなければならない(図44)．したがって，高血圧症，虚血性心疾患，心筋症など循環器疾患，あるいは糖尿病などの患者に対しては，血管収縮薬配合の局所麻酔剤の使用に関して十分慎重に検討しなければならない(添付文書ではこれらの患者に対しては原則禁忌になっている).

近年，本邦でもようやく血管収縮薬無配合でカー

第3章　歯髄の鑑別診断のポイント

[麻酔診]

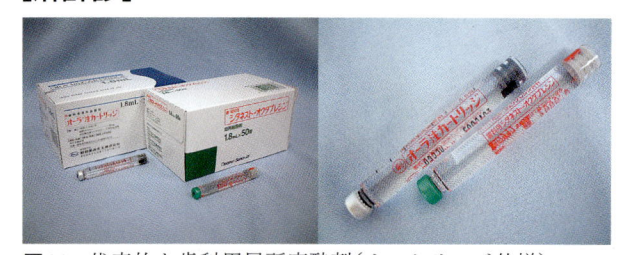

図44　代表的な歯科用局所麻酔剤（カートリッジ仕様）．
　現在本院でも汎用している2種類のカートリッジ仕様の歯科用局所麻酔剤．
　オーラ注カートリッジ（左，昭和薬品化工）は，塩酸リドカイン製剤で2％リドカインとエピネフリン（1／8万），歯科用シタネスト・オクタプレッシンカートリッジ（右，藤沢デンツプライ三金）は，塩酸プロピトカイン製剤で，3％シタネストとフェリプレシン（0.03U）をそれぞれ含有している．
　高血圧症や糖尿病などを有する患者に対する歯科治療時には，通常後者を使用している．

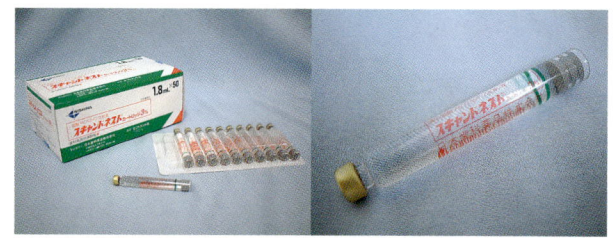

図45　血管収縮薬無配合の歯科用局所麻酔剤．
　スキャンドネストカートリッジ（日本歯科薬品）は，塩酸メピバカイン製剤で3％メピバカインを含有する本邦で唯一の血管収縮薬無配合の歯科用局所麻酔剤である．
　使用後の不快な麻痺感の残存時間が他の局所麻酔剤に比べて有意に短い短時間作用型である点も麻酔診での使用に適している．30分間はリドカイン製剤と同等の麻酔効果が得られ，その後は速やかに消失するので，患者のしびれの負担が少なく，咬傷などのリスクが軽減される．

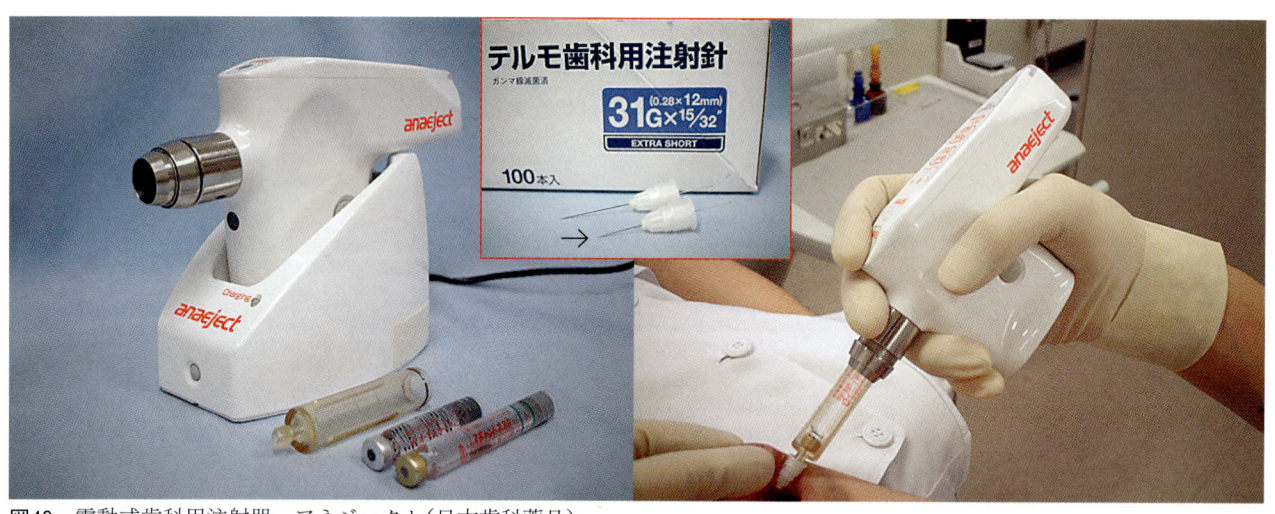

図46　電動式歯科用注射器．アネジェクト（日本歯科薬品）．
　コンピュータ制御による電動式歯科用注射器のひとつ．軽量・コンパクトで，通常のシリンジを使用したときと同様にグリップできるようにデザインされているため，注射部位によって持ち方を変える必要がなく，針先端の感覚が把握しやすい．注入速度は3段階から選択でき，すべての速度で注入開始時からゆるやかに立ち上がるため，痛みを最小限に抑えることができる．
　スタート・ストップは光センサー方式で，注射開始はセンサーに指で軽くタッチし，注射停止は指を離すだけで，さらに同時に触れないとスタートしないセーフティーセンサーが設置されている．また，ピストンに過大な負荷がかかるとモーターが自動停止する安全機構が備わっており，不快感のもとになるモーターノイズがほとんどない．1.8mLと1.0mLのカートリッジ製剤の両方が使用できる．

トリッジ仕様の歯科用局所麻酔剤が入手可能となり，麻酔診を行う際にも比較的安心して，より多様な症例に使用することができるようになっている（図45）．さらに，局所麻酔時の痛みをより少なくするために，局所麻酔薬の注入速度や注入圧を調節することができ，極細注射針を使用できる電動式歯科用注射器を応用することも有用である（図46〜48）．

顕微鏡検査

　マイクロスコープ（顕微鏡）は，歯や根管を拡大して明視野下で観察するので，肉眼では確認できない状態の把握や盲目的になりがちな根管治療の改善・向上などに非常に有用である（図49〜53）[17-24]．このマイクロスコープの歯内療法領域における主な適応

2 | 歯髄保存か抜髄かを診断する

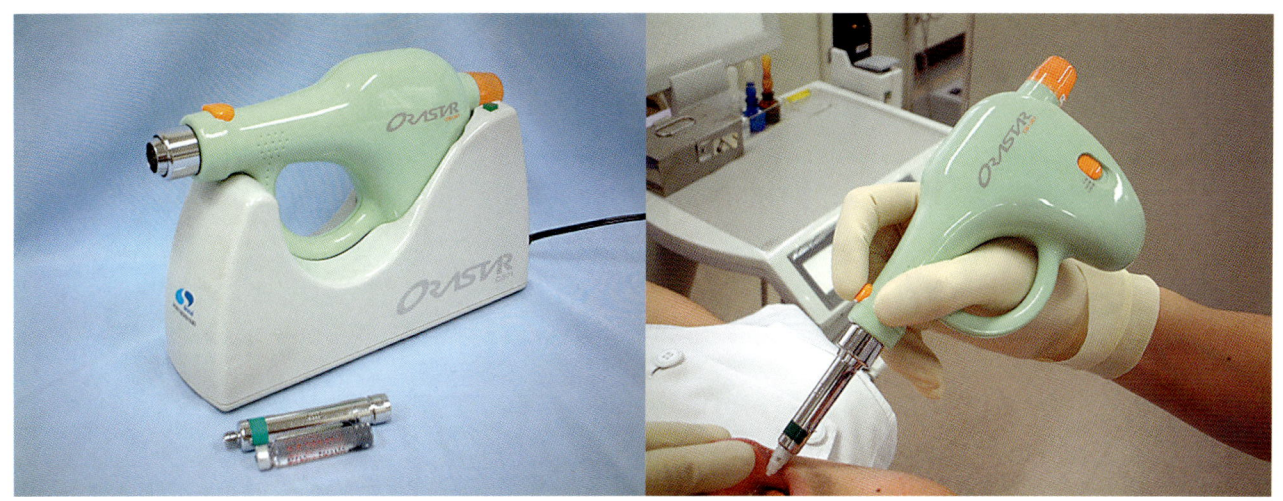

図47 電動式歯科用注射器．オーラスター（昭和薬品化工）．
　オーラ注カートリッジ1.0mL専用に開発された電動式歯科用注射器．比較的軽量で，ペングリップで把持できるため操作性がよく，注入速度は3段階から選択・調節できる．

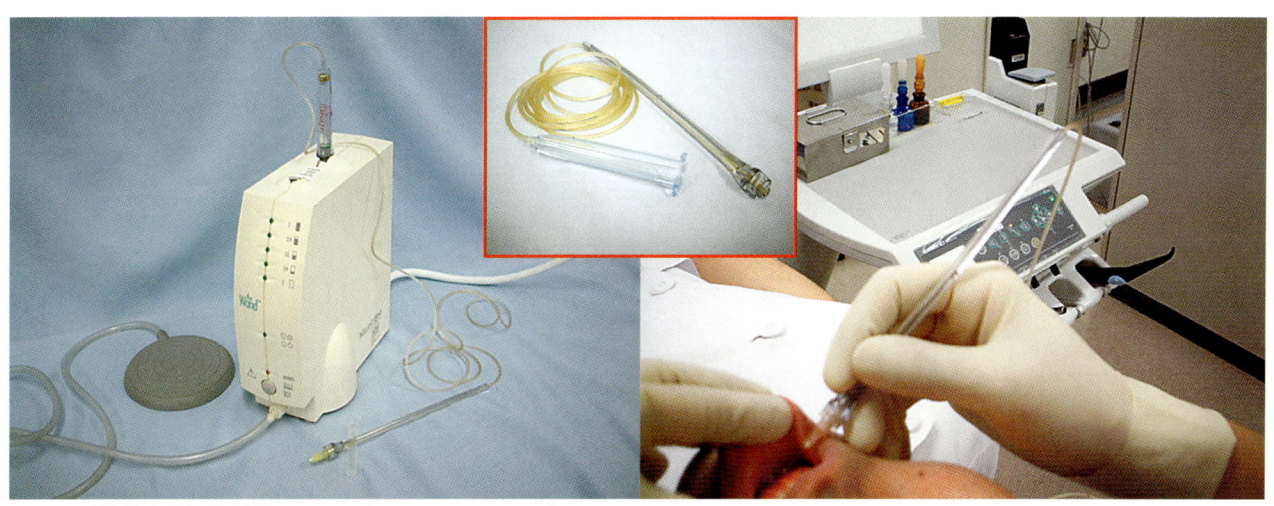

図48 電動式歯科用注射器．ワンド（クロスフィールド）．
　コンピュータ制御による駆動部，ハンドピース，フットコントローラーからなり，滅菌済みのハンドピースは注射針と同じ働きをするので，1回ごとのディスポーザブルである．カートリッジを駆動部本体の上部にセットし，ハンドピースは非常に軽量で，注射器を連想させない形状で金属部を含んでいないため，恐怖感の強い患者にとっても比較的受け入れやすい．

範囲を**表5**に示す[22]．根管治療時のみならず，深在性う蝕，不顕性露髄や修復物辺縁漏洩の確認，あるいは歯冠（エナメル質）の亀裂の確認など，歯髄保存の可否判定に重要なポイントに関する精査にも有効である．したがって，より的確に歯髄保存の可能性を判断したい場合に，マイクロスコープ（顕微鏡）による検査を行うことは非常に有用である．

マイクロスコープを使用した臨床例から

深在性う蝕や露髄の有無の診査
　通常のう蝕治療において，軟化象牙質除去の成否を明示することが非常に難しい場合は少なくない．十分な確認ができないまま処置を進めてしまうと，偶発的な露髄を起こしてしまったり，逆に除去すべき病的象牙質を取り残してしまう危険性がある．そのような際に，すぐにマイクロスコープを使用して観察すれば，肉眼では確認できないう窩・窩洞の状態をはっきりと把握することができる（**図54a, b**）．
　また露髄の有無は，抜髄が必要な症例（不可逆性歯髄炎の場合）と，そうでない症例（可逆性歯髄炎の場合）との鑑別のために有用な指標になる．たとえ無症状であっても，う蝕による露髄がみられる歯には，重篤な炎症反応が認められることが多く，象牙質も

第3章　歯髄の鑑別診断のポイント

[顕微鏡検査]

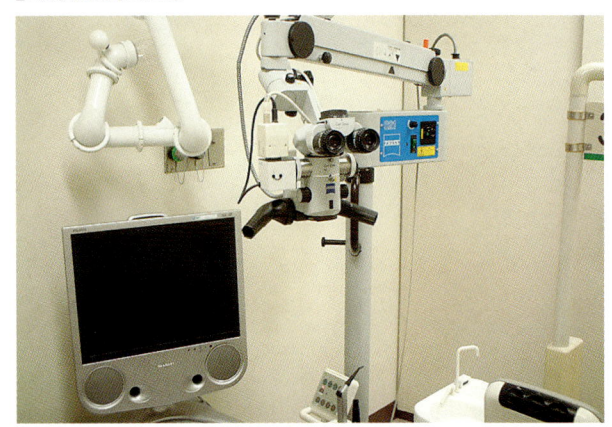

図49　マイクロスコープ：OPMI®111(Carl Zeiss).
　ビデオモジュールを介してCCDカメラ，ディスプレイとDVDレコーダーを取り付けてある．マイクロスコープを通して得られた画像を患者に供覧することは，術者と患者の相互信頼関係を築くうえでも大きな役割を果たす．

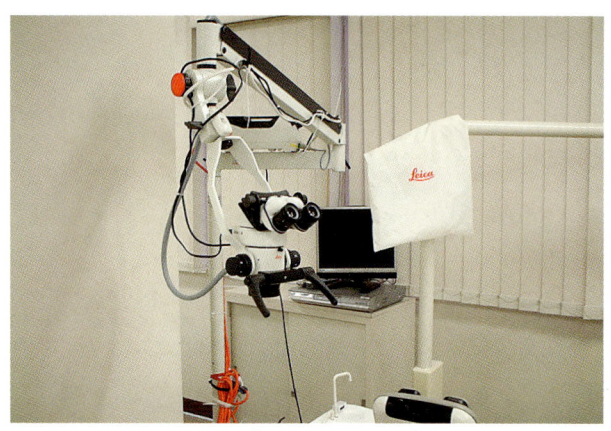

図50　マイクロスコープ：M300 DENT(Leica Systems, モリタ).
　図49と同様に，ビデオモジュールを介してCCDカメラ，ディスプレイとDVDレコーダーを取り付けてある．

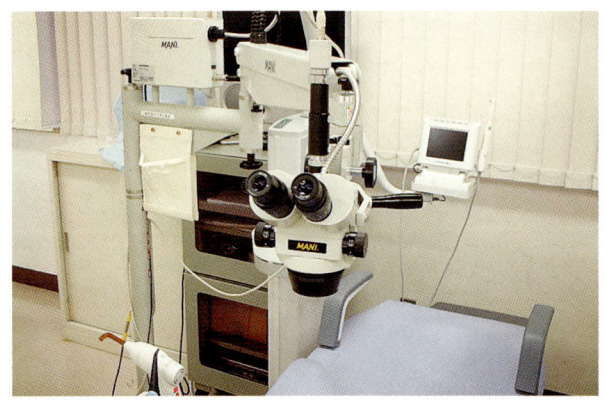

図51　マイクロスコープ：DMS25ZC(マニー).
　図49と同様に，ビデオモジュールを介してCCDカメラ，ディスプレイとDVDレコーダーを取り付けてある．

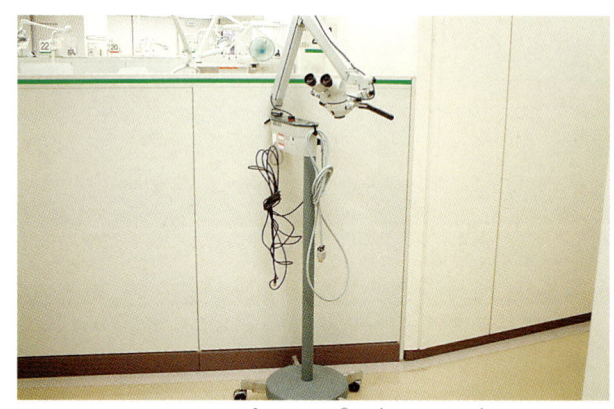

図52　マイクロスコープ：OPMI®99(Carl Zeiss).
　小型・軽量で機動性に優れているので，必要なときに各チェアーユニットに移動して使用している．

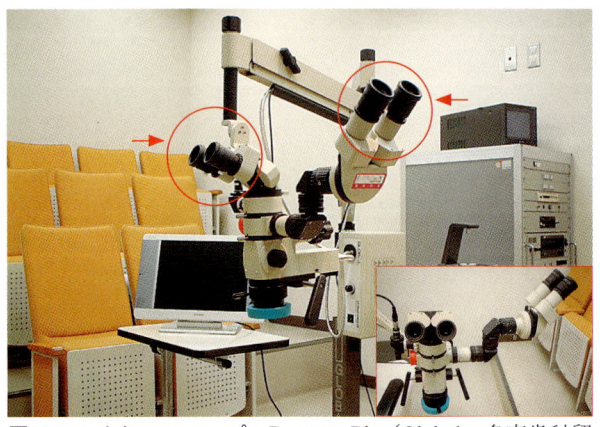

図53　マイクロスコープ：Protege Plus(Global, 名南歯科貿易).
　アシスタント用観察装置を装着することにより，術者とアシスタントは全く同じ条件で観察ができるようになり，スムーズで効果的な治療が可能になる．

表5　歯内療法でのマイクロスコープの役割[22].

①根管の探索・明示や根管口の位置と数の確認
②根管の清掃状態の確認
　歯髄残渣，象牙質切削粉や根管充填材・根管貼薬剤(水酸化カルシウム製剤)の取り残しの有無
③歯根の破折・亀裂やパーフォレーションの有無と位置の確認
④破折器具の位置や状態の確認
⑤破折器具の除去やパーフォレーション部の封鎖
⑥外科的歯内療法
　根尖切除術と逆根管充填
⑦治療画像の記録，情報の共有
　患者への説明や学生教育用
⑧深在性う蝕，不顕性露髄や修復物辺縁漏洩の確認
⑨歯冠(エナメル質)の亀裂の確認

(一部改変・引用)

2｜歯髄保存か抜髄かを診断する

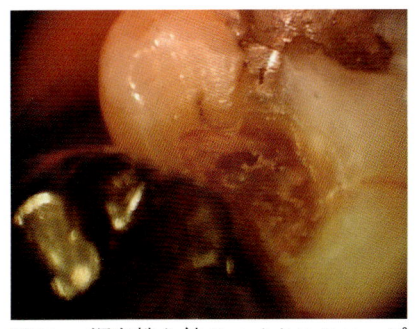

図54a　深在性う蝕のマイクロスコープ画像.
　「7の近心隣接部にみられる深在性う蝕で，変色したう蝕象牙質層の様相がはっきりと観察できる.

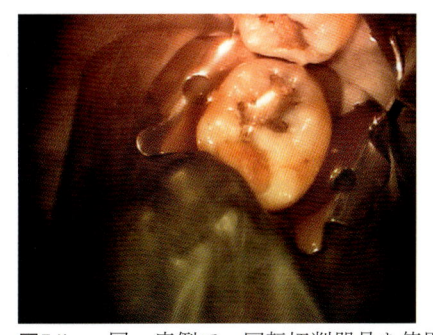

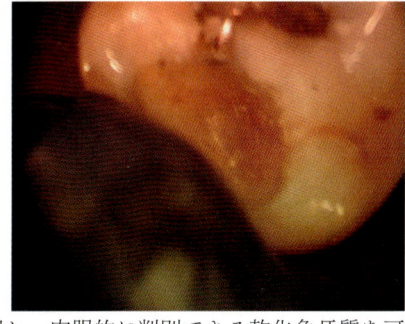

図54b　同一症例で，回転切削器具を使用し，肉眼的に判別できる軟化象牙質を可及的に除去した．う窩は非常に深く，露髄が疑われる．

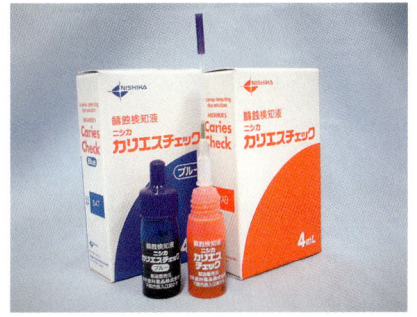

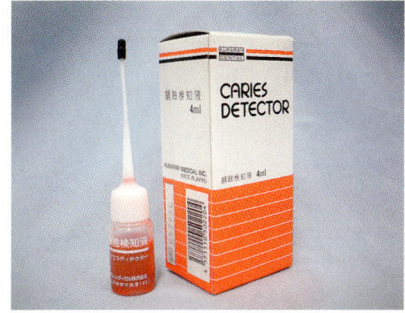

図54c　う蝕検知液.
　新しく開発・市販されたカリエスチェック(左，日本歯科薬品)と従来のカリエスディテクター(右，クラレ)．
　含有する主成分(アシッドレッド1％)は変わらないが，基材(プロピレングリコール)の分子量に違いがある．カリエスチェックの方が分子量が大きく(MW＝300，カリエスディテクターは MW＝76)，う蝕象牙質第1層(感染層)のみを染色するため，不染になるまで削除すれば，細菌感染がなく，再石灰化可能なう蝕象牙質第2層(従来のカリエスディテクターでは淡いピンク染色部)を残すことができる．

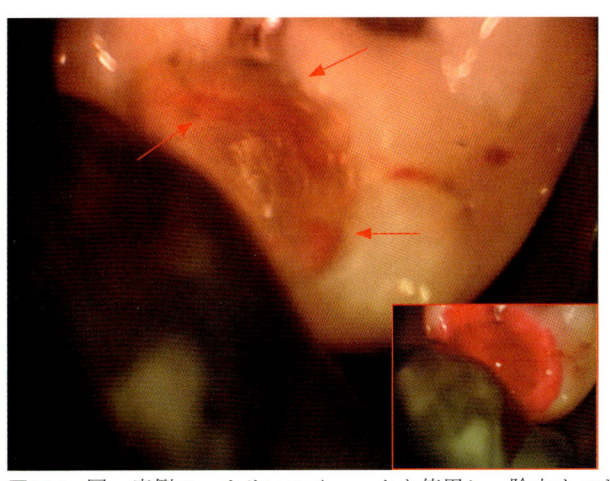

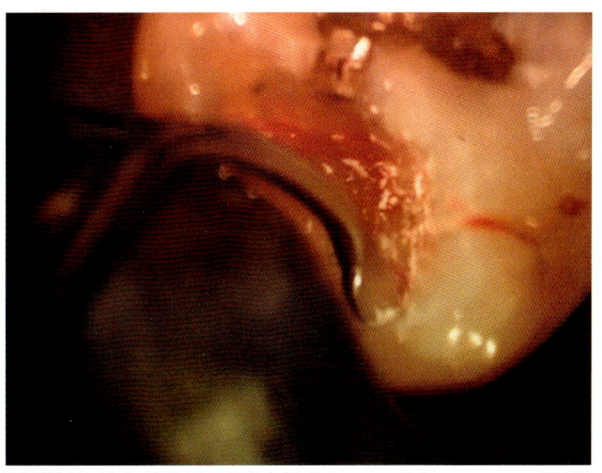

図54d　同一症例で，カリエスチェックを使用し，除去すべき軟化象牙質(う蝕象牙質第1層)を染色してマイクロスコープ観察下で精査した(左)．その後，スプーンエキスカベーターを使用して染色された軟化象牙質を可及的に除去した(右)．

損傷しているため，歯髄・象牙質複合体の治癒の予後は不確かである[2]．
　従来から露髄の有無，すなわちう窩と歯髄との間に健全な象牙質が存在するかどうかについては，電気診の一種であるインピーダンス測定検査(電気抵抗値による露髄の診査)を行うことが有効である．そ

して，このマイクロスコープ(顕微鏡)検査を併用すれば，拡大した明視野下でう窩の状態を的確に把握することができる．その結果，う蝕検知液の染色状態をよりはっきりと確認でき，また軟化象牙質を除去する際に不必要な健全歯質の削除を避けることができる．さらに，肉眼的には十分に確認できない不

81

第3章　歯髄の鑑別診断のポイント

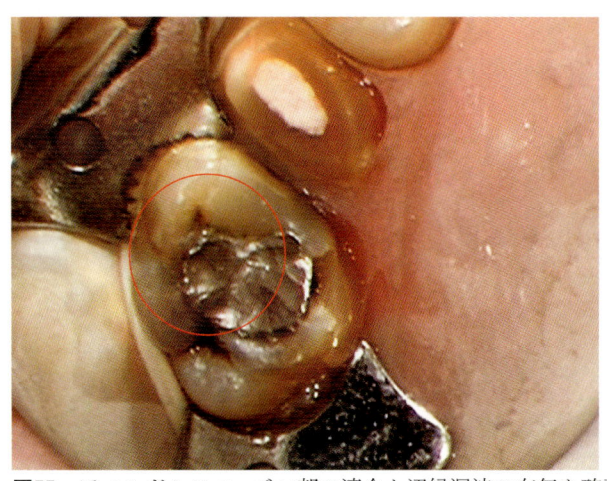

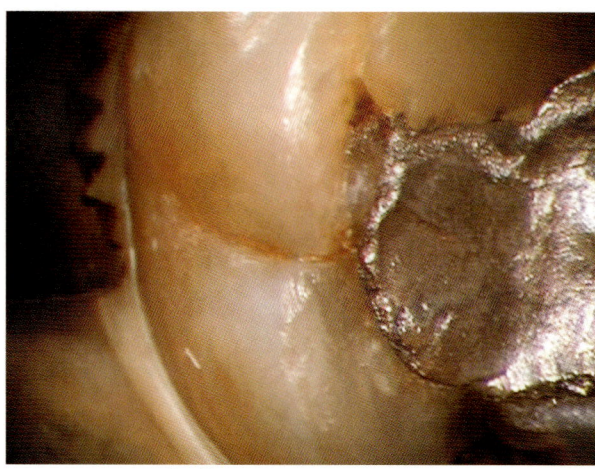

図55　アマルガムのマージン部の適合と辺縁漏洩の有無を確認したマイクロスコープ画像．
　マイクロスコープ（顕微鏡）を使用して観察することにより，肉眼に比べて，はるかに詳細に，歯冠修復物マージン部の精査，ならびに辺縁漏洩の有無の確認を行うことができる．
　本症例では，6⏋の咬合面にアマルガム充填がみられ，その辺縁部のギャップと二次う蝕の状態がよく観察できる．

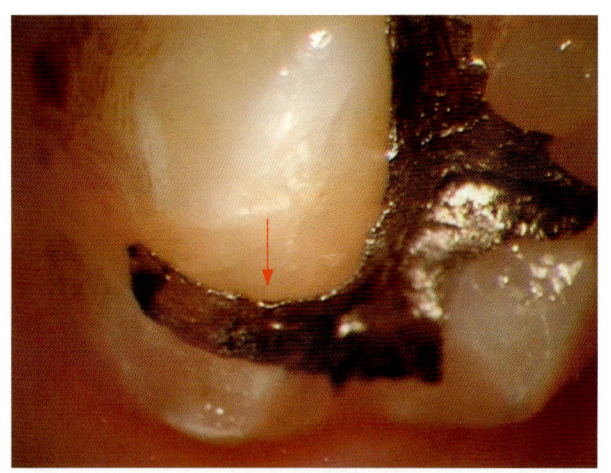

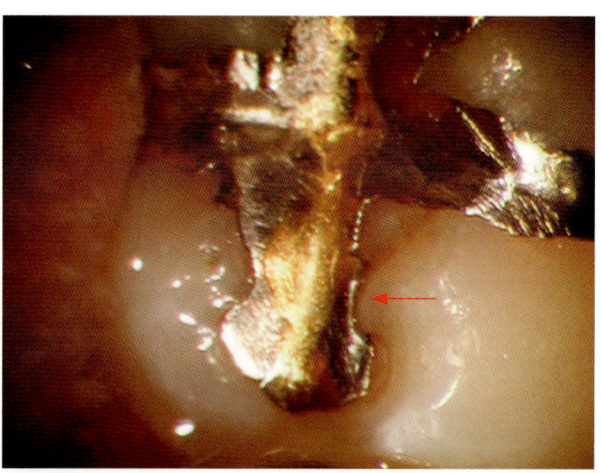

図56　インレー（12％金パラジウム合金）のマージン部の適合と辺縁漏洩の有無を確認したマイクロスコープ画像．
　マイクロスコープ（顕微鏡）観察下で，インレー（12％金パラジウム合金）のマージン部について，細部の適合性の良否を確認できる．左は7⏋，右は⎿6の1級複雑窩洞にセットされたもので，一部に不適合が認められる．

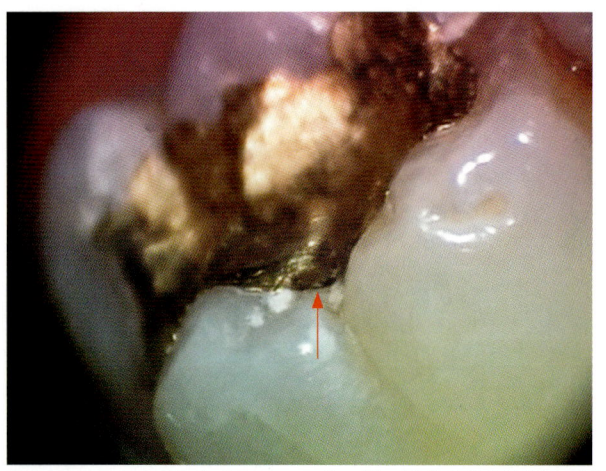

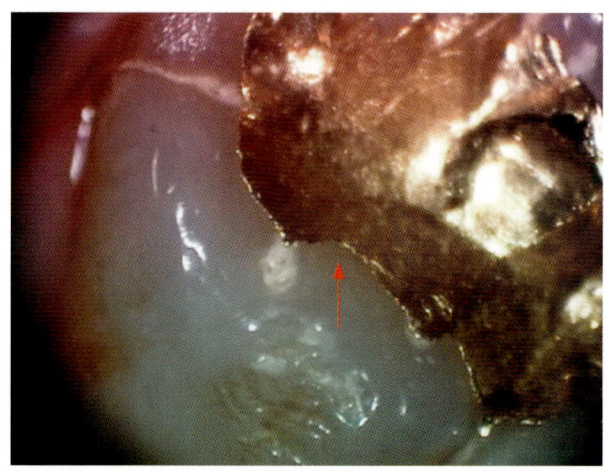

図57　インレー（金合金）のマージン部の適合と辺縁漏洩の有無を確認したマイクロスコープ画像．
　マイクロスコープ（顕微鏡）観察下で，インレー（金合金）のマージン部について，細部の適合性の良否を確認した．左は⎿6の頬側，右はその口蓋側で，12％金パラジウム合金の場合（図56）に比べて，良好な適合状態であることがわかる．

2 | 歯髄保存か抜髄かを診断する

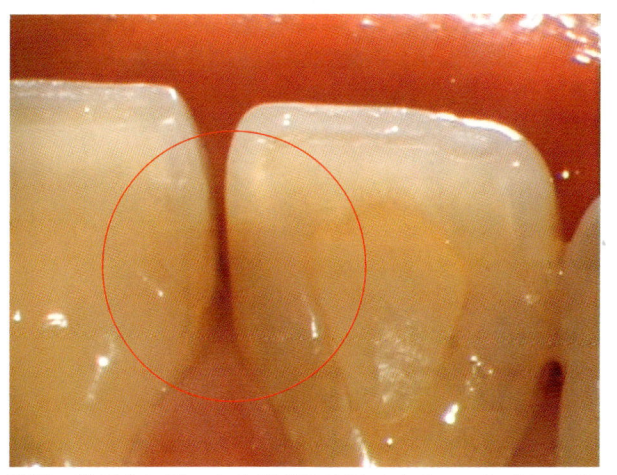

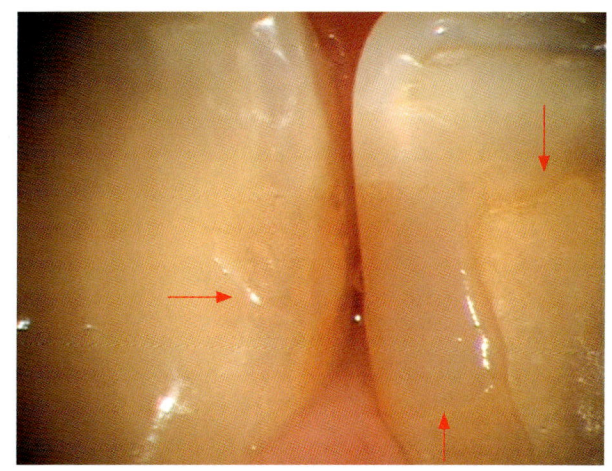

図58 光重合レジンおよびグラスアイオノマーセメントのマージン部の適合と辺縁漏洩の有無を確認したマイクロスコープ画像．
　マイクロスコープ（顕微鏡）観察下で，成形歯冠修復物のマージン部について，その適合性の良否を確認した．1|1 の正中隣接部にそれぞれ光重合レジン修復がみられ，比較的良好な適合状態であることがわかる．また，|1 は根管処置済歯で，髄腔開拡部にはグラスアイオノマーセメント修復がみられる．その表面性状はやや粗糙であるが，コロナルリーケージの原因となるような不適合は認められない．

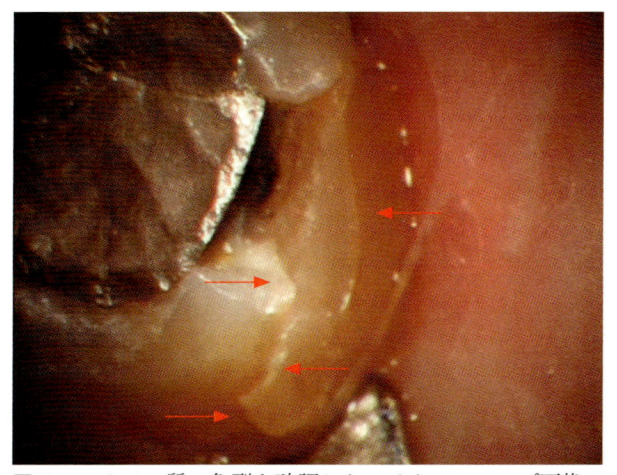

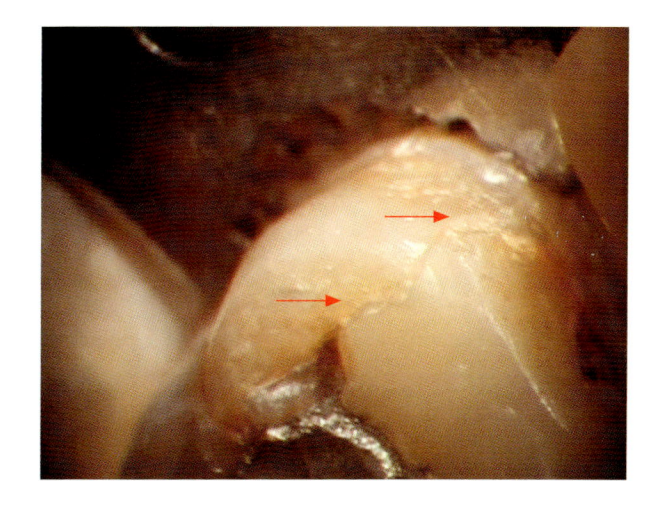

図59 エナメル質の亀裂を確認したマイクロスコープ画像．
　図55と同一症例．6| の咬合面，口蓋側面，近心面のそれぞれに，複数の複雑な亀裂・破折線がはっきりと確認できる．

顕性露髄の有無をより高い精度で診断することができる（図54c, d）．

歯冠修復物マージンの適合や辺縁漏洩の有無の確認
　歯髄疾患の原因は，物理的，化学的，および細菌学的に多岐にわたるが，これらのうち歯冠修復物の適合性に問題があるために，辺縁漏洩により感染が起こるケースがある．前述した各種の診査法やエックス線検査のみでは，辺縁漏洩に起因する二次う蝕や歯髄感染の可能性について判断に苦慮することも臨床的に少なくない．そのような場合，マイクロスコープ（顕微鏡）を使用して観察することにより，はっきりと細部にわたり精査することができる（図55～58）．

歯冠部エナメル質や象牙質の亀裂・破折の診査
　歯の亀裂や破折が，機械的刺激となって歯髄疾患を引き起こすことがある．しかし，肉眼では確認することができないような微細な亀裂や破折が原因となっている場合，その診断は非常に困難となる．そのような場合にも，マイクロスコープ（顕微鏡）観察下で精査することにより，微細な亀裂や破折の存在を確認することができる（図59）．

第3章　歯髄の鑑別診断のポイント

[症例2-18]

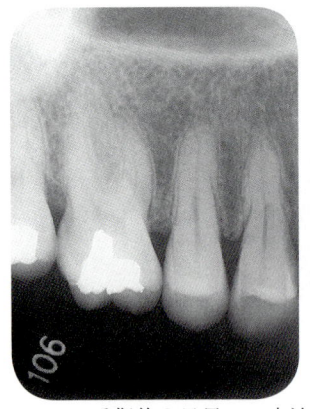

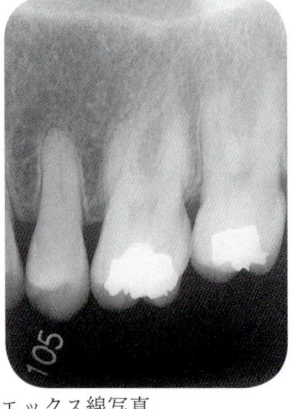

2-18a　受傷後9日目の口内法エックス線写真.
　上顎両側小臼歯および大臼歯に，明らかな歯根膜腔の拡大，根尖部の透過像や歯根破折などの異常所見は認められない．

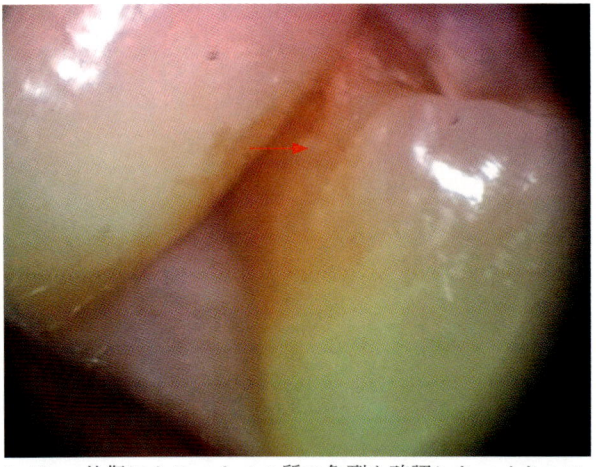

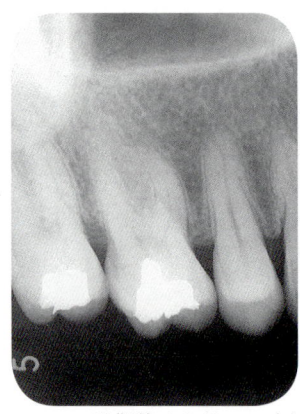

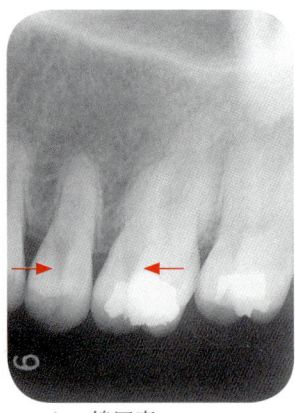

2-18b　受傷後4か月の口内法エックス線写真.
　2-18aと比べて，5|と6|にはとくに変化はみられない（左）．一方，|5と|6の歯冠部には，破折を疑わせる像が観察される．しかし，根尖部には歯根膜腔の拡大や透過像などの異常所見は認められない（右）．

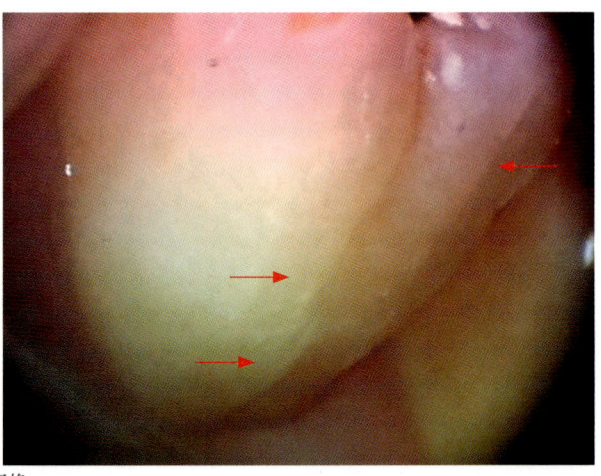

2-18c　外傷によるエナメル質の亀裂を確認したマイクロスコープ画像.
　2-18bのエックス線所見で，歯冠破折が疑われた|5の近心面や|6の頰側面などに，複数の複雑な亀裂線がはっきりと確認できる．

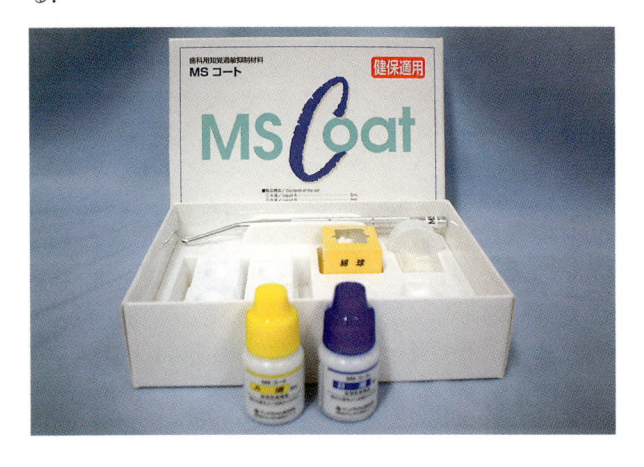

2-18d　知覚過敏抑制材：MSコート（サンメディカル）.
　成分は，5％メタクリル酸メチル（MMA）-p-スチレンスルホン酸（SSA）共重合体の水系エマルジョン（A液）と，2.1％シュウ酸（B液）である．B液のシュウ酸が象牙質表面を脱灰して生じたカルシウムイオンとA液が反応して，象牙細管開口部にポリマープラグが生成される．さらに，シュウ酸は象牙細管壁にシュウ酸カルシウムを沈殿させて，細管の狭窄を補助する．
　清掃した患部歯面に綿球で30秒間擦りながら塗布し，20〜30秒後に緩やかなエアーで約10秒間乾燥させてゲル状のポリマーを被膜化する．軽度の象牙質知覚過敏症の場合には即効性に効果があらわれるが，不十分な場合には再度繰り返す．

[症例2-18]
鑑別診断のポイント：歯冠部エナメル質・象牙質の亀裂・破折の有無，歯根破折の有無
患者：53歳，女性

主訴：上顎両側臼歯部の冷水痛
受診までの経過：4か月前に自転車で転倒して顔面を強打し，口唇や頰粘膜の裂傷などがあったという．前医により，口内（撮影）法によるエックス線検査が

行われ，そのとき(受傷後9日目)のエックス線所見では，上顎両側小臼歯および大臼歯に明らかな歯根膜腔の拡大，根尖部の透過像や歯根破折などの異常は認められなかった(2-18a)．

6┘の歯冠破折による実質欠損部に対するコンポジットレジン充填処置ならびに咬合調整が行われ，冷水痛は軽減していたが，その後も軽度の冷水痛が続いているため精査を希望した．

診査：初診時(受傷後4か月)，視診では明らかな歯冠部の破折や変色はみられず，自発痛はなかった．打診では垂直，水平方向ともに違和感程度で，温度診では上顎左側臼歯部に冷刺激で誘発痛がみられた．電気歯髄診では対照歯に比べて，わずかな閾値の低下が認められ，動揺度は生理的範囲内であった．

口内(撮影)法によるエックス線所見では，5┘と6┘にはとくに変化はみられなかった(2-18b 左)．一方，5┘と6┘の歯冠部には，破折を疑わせる像が認められた．しかし，歯根膜腔の拡大や根尖部の透過像などの異常は認められなかった(2-18b 右)．そこで，歯髄保存の可能性について鑑別診断するため，マイクロスコープ(顕微鏡)検査を使用し，歯冠・歯根破折の有無やその状態などについて，さらに精査することでインフォームドコンセントを得た．

その結果，5┘の近心面および6┘の頰側面などに，複数の複雑な亀裂線がはっきりと確認できた(2-18c)．原因が判明したことにより患者の不安は解消された．また臨床症状も軽度で，電気歯髄診でも異常所見が認められなかったことから，歯髄保存が可能な可逆性歯髄炎と診断し，咬合調整ならびに象牙質知覚過敏症に準じた薬物塗布療法を行い，経過観察することで患者本人の了解を得ることができた(2-18d)．

以上のように，マイクロスコープは"特別なケース"にのみ使用が限定されるものではなく，日常臨床のあらゆる場面で，肉眼では十分に状態を把握できない場合の精査や歯髄保存療法の各処置のステップごとに，適宜その状況の確認を行えるという点において，非常に威力を発揮する．さらに，マイクロスコープを通して得られた画像を患者に供覧することは，術者と患者の相互信頼関係を築くうえでも大きな役割を果たす．

そのためにはビデオモジュールを介してCCDカメラ，ディスプレイとDVDレコーダーをマイクロスコープに取り付けるだけでよく，いったん確立したシステムは強力なコミュニケーションツールとしていつでも手軽に活用することができる(図49～53)．従来のデジタルカメラの静止画でも，患者自身の口腔内状態を示すにはある程度の効果はあるが，リアルタイムにディスプレイに映し出して見せることができるマイクロスコープの動画は，患者への説明を行ったりする場合にメリットが非常に大きく，インフォームドコンセントを得るという観点からみても，はるかに大きなアドバンテージがある．

今回提示した臨床例のように，マイクロスコープの特長を生かして効率よく臨床応用することは，従来の診査法のみでは対応が困難な歯髄疾患の症例に対して非常に有効であり，歯髄保存の可否について，よりいっそう正確な診断を行うことができる．その結果として，これまで以上に確実な歯髄保存療法を行うことができるようになり，予知性の向上につながるものと考えられる．

切削による検査(切削法)

須田英明

切削による検査は，象牙質をバーなどで切削したときに生じる痛みの有無により，歯髄の生活性を判定する方法である[25]．電気診や温度診で歯髄の生死が判別できないときには有用である．

図60, 61は，上顎前歯の歯室が硬組織で満たされ，電気診にも温度診にも反応しなかった症例である．切削による検査は，こうした場合に有効である．しかし，少なからず歯質の犠牲を伴うので，他に選択肢がないとき，最後の手段として行うべきである．

検査のために切削する部位は，後続の根管処置あるいは修復処置を考え，最も支障のない部位を選択する(図62)．なお，切削による検査を応用して破折線の存在を確認することもできるが(図63)，手近に歯科用顕微鏡があれば，顕微鏡検査を優先すべきである．

第3章　歯髄の鑑別診断のポイント

[切削による検査（切削診）]

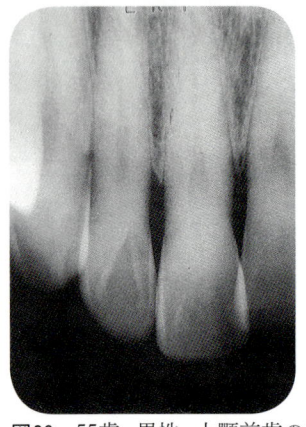

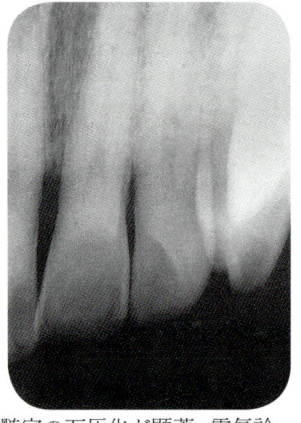

図60　55歳，男性．上顎前歯の髄室の石灰化が顕著．電気診，温度診とも（－）．

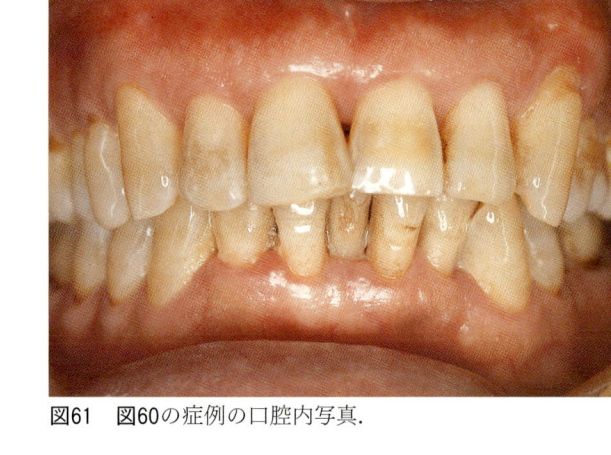

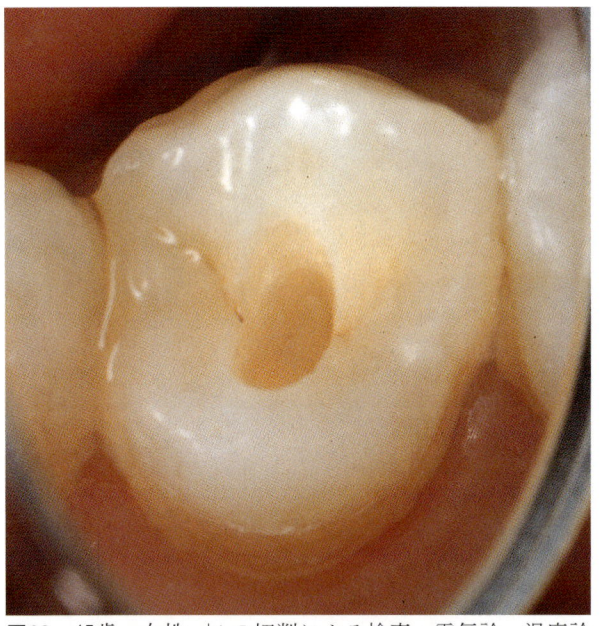

図61　図60の症例の口腔内写真．

図62　45歳，女性．|4 の切削による検査．電気診，温度診とも（－）．根管処置を予測して試験窩洞を形成．

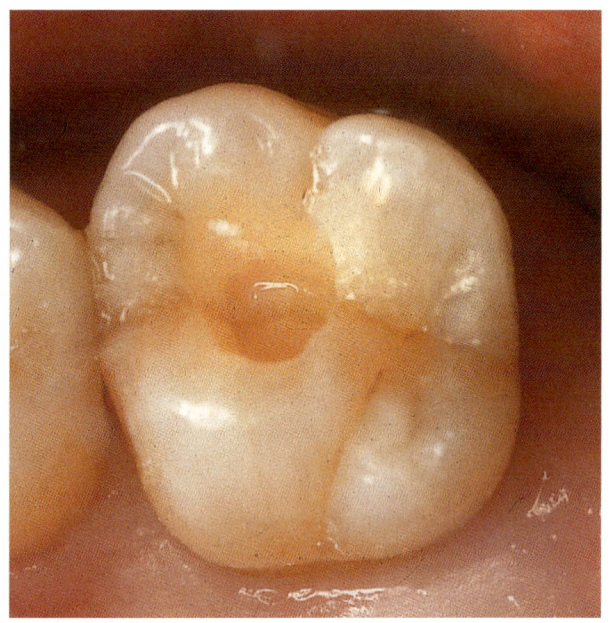

図63　47歳，男性．|6 に対し，切削による検査を応用．近遠心に走る破折線を確認．

インピーダンス測定検査

　インピーダンス測定検査によるう蝕診断は，Pincus[26]がその可能性を示して以来，数多くの研究がなされてきた．われわれの歯は，歯冠部が電気的に3層構造となっている．極めて電気抵抗の高いエナメル質の下に象牙質が存在し，さらにその下層には導電性のよい歯髄がある．これら3つの層が有する電気抵抗の顕著な差を利用する検査法が，インピーダンス測定検査である．う蝕によって硬組織が脱灰されると歯のインピーダンスが低下するので，逆に，インピーダンスを測定することによってう蝕の進行度を診断できる[27,28]．測定に用いられる装置はカリエスメーターと呼ばれる（図64～67）．

　富田[29]は，歯髄処置を必要とした104名の患者の107歯を用い，う窩のインピーダンスを調べた．測定には，50Hzの交流を電源とする根管長測定器を使用した．その結果，仮性露髄値が15kΩ付近に存在することを見出し，その値で補正した臨床診断は，病理組織診断と高率に一致したと報告している．以後，今日に至るまで，う窩のインピーダンス測定検査は臨床で相応の役割を担ってきた．

　澤田ら[30]は，今日用いられている装置（カリエス

［インピーダンス測定検査］

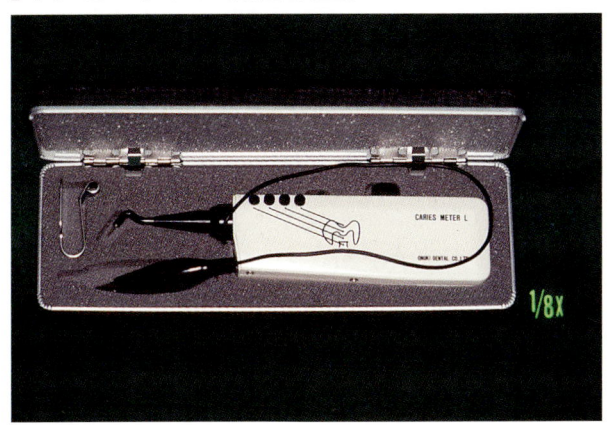

図64　カリエスメーターL®（ランプ指示型）．う窩のインピーダンス測定検査に用いる．

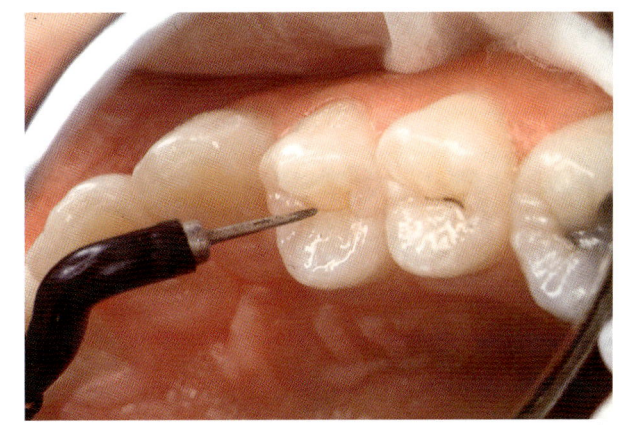

図65　う窩のインピーダンス測定検査．小窩裂溝に生理食塩液を1滴落とし，装置の関電極を接触させる．

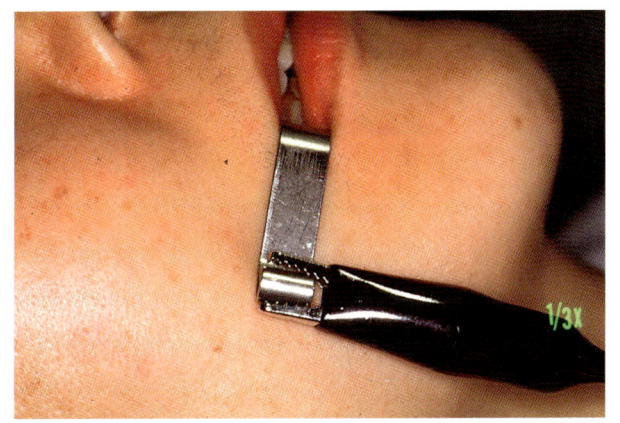

図66　う窩のインピーダンス測定検査．不関電極は患者の口腔粘膜に設置した口角導子に接続する．

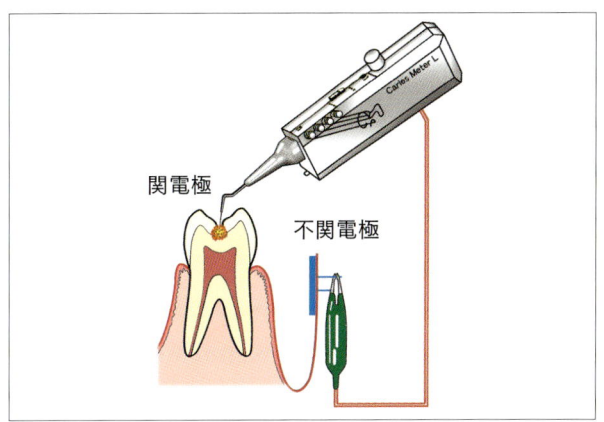

図67　インピーダンス測定検査の測定回路図．

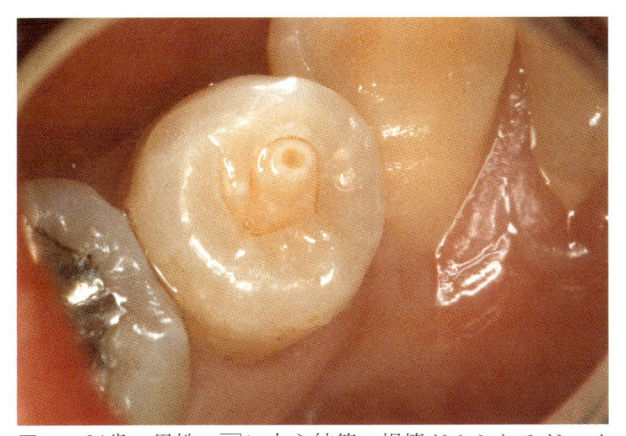

図68　24歳，男性．5｜に中心結節の損壊がみられるが，インピーダンス測定検査には適さない．

表6　インピーダンス測定検査とう蝕診断．（カリエスメーターL®）

表　示	kΩ	診　断
青	600以上	う蝕なし
黄	250〜600	エナメル質う蝕
橙	18〜250	象牙質う蝕
赤	18以下	露　髄

メーターL®）の電気的特性を調べ，実際の測定電流は平均407Hzであったと報告している．なお，400Hz付近での測定周波数の変化による電気抵抗値の相違は少ないことが知られている[31]．また，澤田らは，カリエスメーターL®のランプ表示が変わる抵抗値について，緑‐黄で576.6〜594.9kΩ（平均585.8kΩ），黄‐橙で245.6〜251.9kΩ（平均248.8kΩ），橙‐赤で18.3〜18.9kΩ（平均18.6kΩ）であったと述べている．すなわち，今日のインピーダンス測定検査による露髄値は，およそ18kΩ（約400Hz）の値を採用していることになる（表6）．

　なお，インピーダンス測定検査はう蝕歯を対象に研究・開発された方法なので，図68のような中心結節部への髄角露出の検査には適さない．

第3章　歯髄の鑑別診断のポイント

[症例2-19]

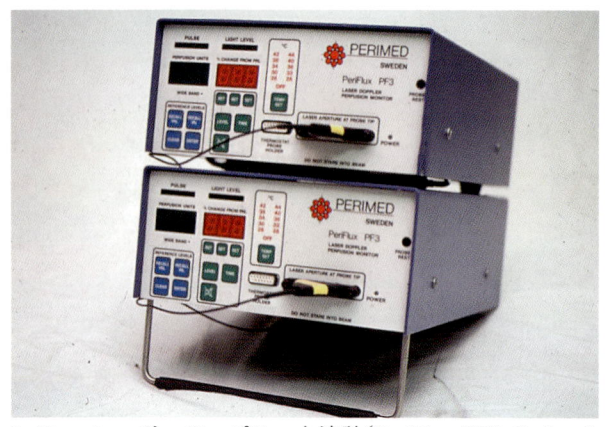

2-19a　レーザードップラー血流計(PeriFlux PF3, Perimed, Sweden).

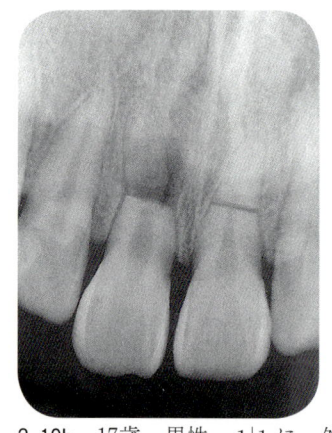

2-19b　17歳，男性．1|1 に，外傷による水平性歯根破折が認められる．両歯は電気診，温度診とも(−)．

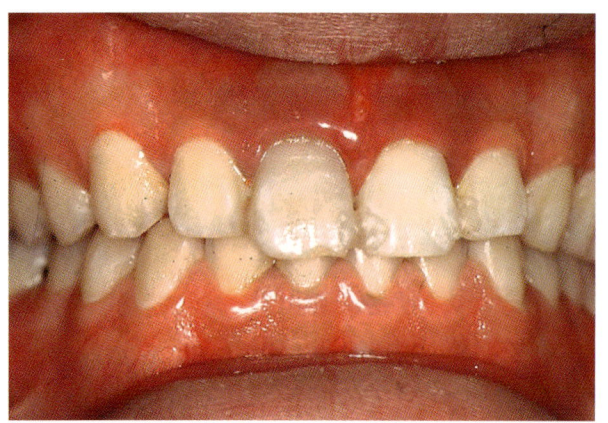

2-19c　口腔内写真．

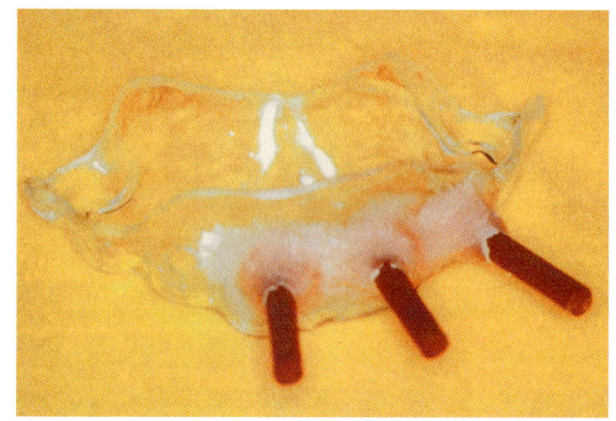

2-19d　レーザードップラー歯髄血流測定のためのマウスガード．測定プローブを固定するためのチューブを，対照歯(|2)を含め，3本設置．

レーザー光による診断

　歯髄の生死判定に利用される電気診，温度診，化学診，切削による検査などは，いずれも歯髄を刺激し，歯髄神経の反応性をみる方法である．しかしながら，本来，歯髄の生死は歯髄血流の有無で判定すべきである．とくに，外傷歯では一時的に神経線維が応答性を失うことがあるため，上記の方法は適切ではない．Ebihara ら[32]は，レーザードップラー血流測定により，上顎前歯の水平性歯根破折症例を適切に処置できた症例を報告している(症例2-19)．

　このほか，レーザーを利用する診断装置としては，DIAGNOdent™(KaVo Dental, Germany)がある．本装置は，波長655nm，出力1mW以下の半導体レーザーを歯面に照射し，励起された蛍光を拾ってう蝕診断を行うものである．う蝕の検出[33,34]やう蝕の除去確認[35]における有効性が報告されているが，歯髄診断に果たす役割については今後の課題である．

待機的診断法

　待機的診断法とは，「診断の確定できない疾患に対して，疑わしい歯に対し期待される治療を施し，その結果から，当初の疾患に対して行われる診断法，またはそのような一連の行為」[36]と定義される．すなわち，一次歯髄診断後にとりあえず歯髄保存療法を施し，その後に二次歯髄診断を行って確定診断を下す，2段構えの診断法である．う蝕歯を対象とし

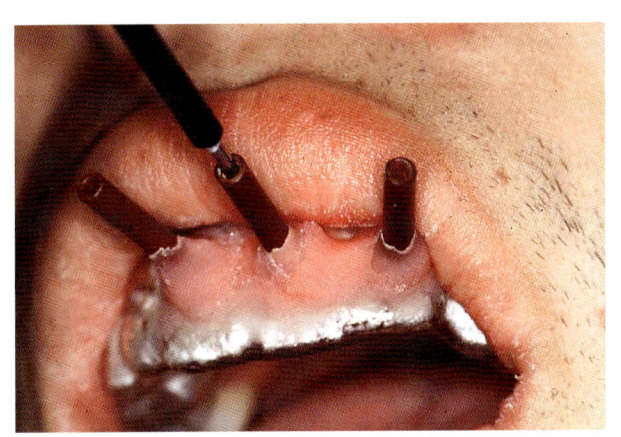

2 | 歯髄保存か抜髄かを診断する

2-19e　レーザードップラー歯髄血流測定(|1).

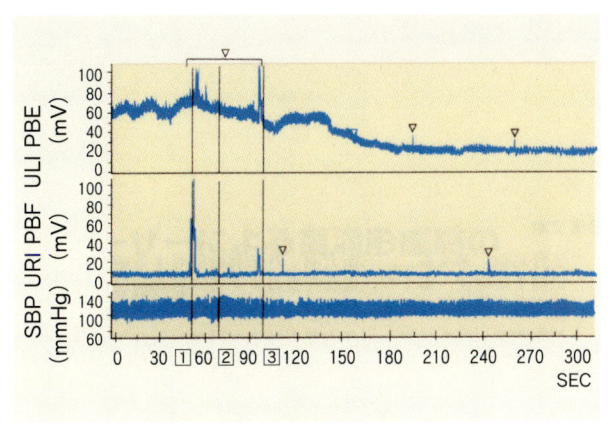

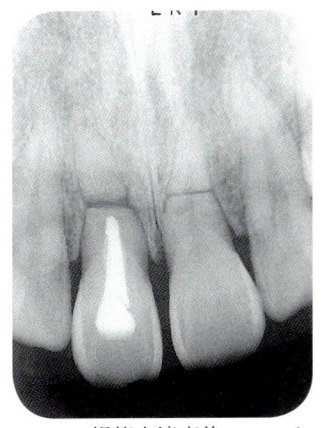

2-19f　レーザードップラー歯髄血流測定の結果.
　　　上：|1．中：1|．下：全身血圧．
　血管収縮剤含有の局所麻酔薬投与により，上顎左側中切歯の歯髄血流減少が明らかである．1|からは血流が測定されない．▽印は測定時のアーチファクト．

2-19g　根管充填直後のエックス線写真．
　　　1|の歯冠側半のみを処置した．

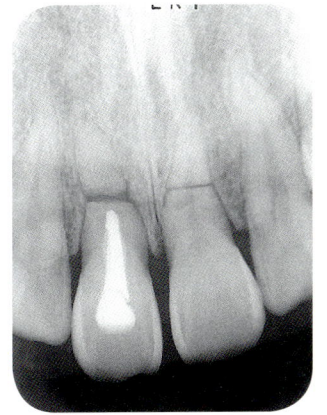

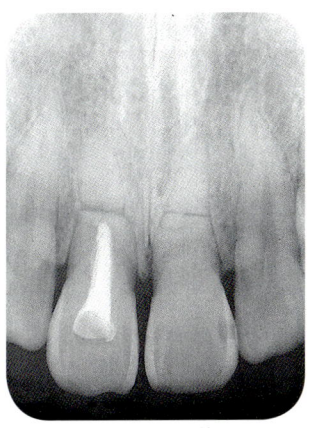

2-19h　受傷19か月後のエックス線写真．破折した1|の治癒がみられる．|1の根管の石灰化が顕著である．

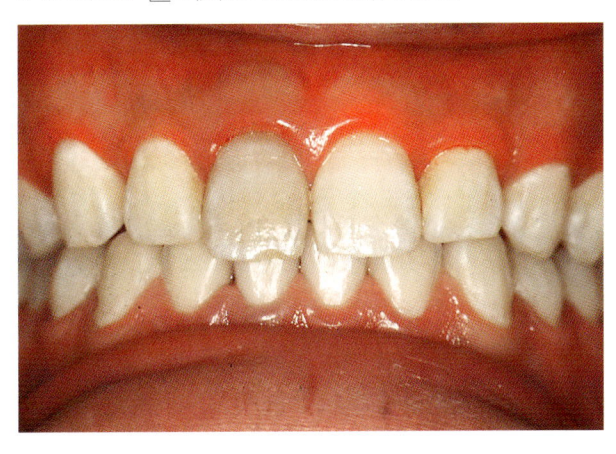

2-19i　受傷19か月後の口腔内写真．臨床症状(-).

た待機的診断法と歯髄保存療法のフローチャートを図69に示す．
　可逆性歯髄炎と不可逆性歯髄炎との境界にはグレーゾーンが存在するため，患歯に歯髄鎮痛消炎療法を施し，その経過を観察することによって正しい診断が得られることが少なくない．この意味からす

れば，間接覆髄法，直接覆髄法，IPC法といった歯髄保存療法は，広い意味での待機的診断法といえる（図70, 71）．また，強度の象牙質知覚過敏症に対する知覚鈍麻処置も，待機的診断法の側面を有している．
　待機的診断法は非常に合理的であるものの，最終処置を後回しにすることになるうえ，痛みが新たに

89

第3章　歯髄の鑑別診断のポイント

[待機的歯髄診断法]

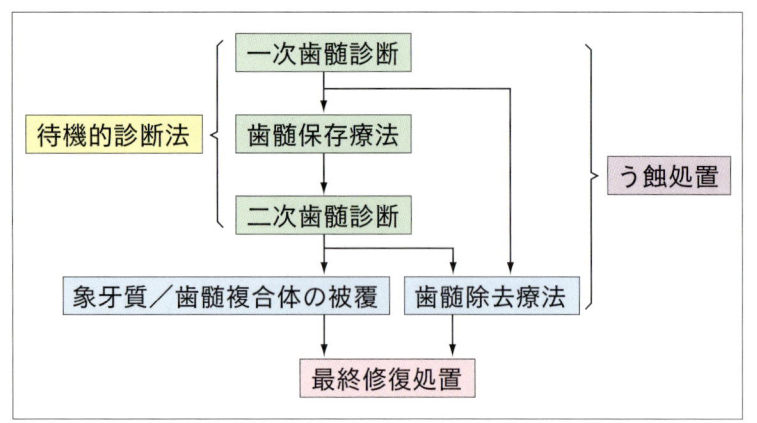

図69　待機的診断法と歯髄保存療法のフローチャート（文献25より）．

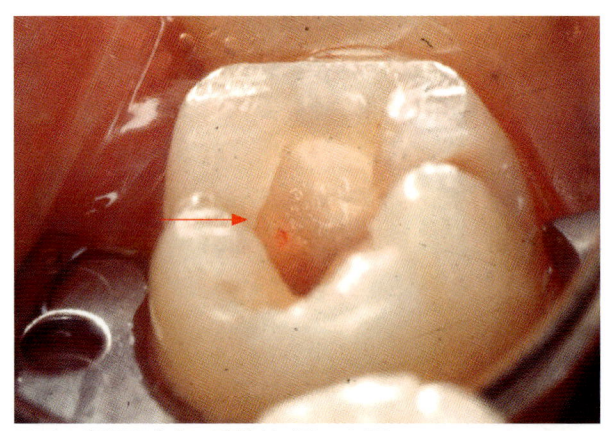

図70　窩洞形成中に露髄（矢印）した⌐7．

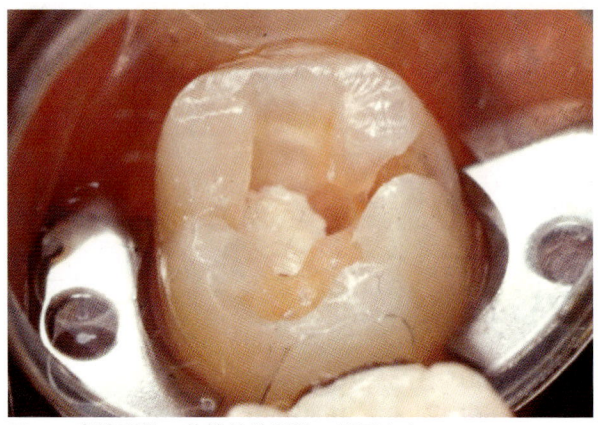

図71　直接覆髄．待機的診断法の側面を有している．

表7　待機的診断法（広義）で用いられる薬剤[37]．

歯髄鎮静・鎮痛薬
1）フェノール製剤
2）フェノール誘導体製剤
3）植物性揮発油類
4）その他

象牙質知覚過敏症治療薬
1）塩化亜鉛
2）フッ化ジアンミン銀
3）フッ化ナトリウム製剤
4）パラホルムアルデヒド製剤
5）その他

間接覆髄薬
1）酸化亜鉛ユージノール
2）酸化亜鉛クレオソート
3）水酸化カルシウム製剤
4）3種混合抗菌薬
5）その他

直接覆髄薬
1）水酸化カルシウム製剤
2）3種混合抗菌薬
3）その他

発現もしくは増悪する可能性がある．患者に対し，歯髄保存療法の意義とその予後をよく説明しておかないと，信頼関係が損なわれて思わぬトラブルの元になりかねない．

表7に，待機的診断法（広義）で用いられる薬剤・材料を示す[37]．現在最もよく用いられているのは，酸化亜鉛ユージノールおよび水酸化カルシウム製剤である．このほか，レジンやグラスアイオノマーセメントなどの接着材料を用い，露出象牙質を被覆するのも有効な方法である．

むずかしい再根管治療

須田英明

東京医科歯科大学大学院医歯学総合研究科歯髄生物学分野

　抜髄処置が予後不良に陥ってエックス線写真上で根尖病変が出現し，それが存続または大きくなりつつある場合，これを再根管治療で治癒させるのは，それほど容易なことではない．再根管治療の主眼は，旧処置後も依然として根管内に残存している感染源の徹底的排除にある．しかしながら，いちど根管充填を施してしまうと，根管充填材を完全に根管から除去するのは非常に困難である．これは根管側枝，フィン，イスマス，さらには象牙細管などの存在を考えれば容易に理解できる．結果として，根管充填材で隠蔽されたスペースは清掃不能となり，根尖病変が存続することになる．

　また，旧根管処置によって元の根管形態が損壊されていると，ステンレススチールファイルであれニッケルチタンファイルであれ，本来の根管を探索して拡大清掃するのは極めて困難である．Gorniら(2004)[1]は，旧処置によって本来の根管形態が損なわれている場合，根尖病変が治癒した症例は170症中わずか68例(40％)にすぎなかったと報告している．さらに，根管充填材を根尖孔外に押し出してしまうと，その毒性と異物反応のために根尖病変が持続することが考えられる[2]．この場合，原因が根管外にあるので，再根管治療による治癒は期待できない．

　根尖病変を有する歯の再根管治療の予後成績に関し，これまでの主な研究報告[1, 3-11]を図に示した．どの報告をみても成功率が80％を越えるものはなく，根尖病変を抱えた歯を再根管治療することの難しさを物語っている．抜髄処置が予後不良に陥る要因としては，無菌的処置の不徹底，不適切な髄腔開拡，根管の見落とし，仮封の漏洩，根管レッジの形成など，さまざまである[2]．いずれにせよ，安易な抜髄を避け，まず歯髄保護を心がけることが基本といえる．

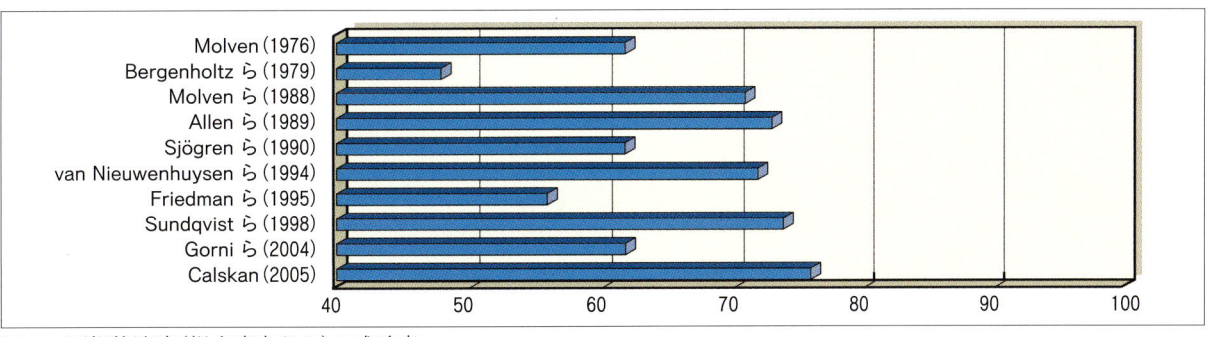

図1　再根管治療(根尖病変あり)の成功率．

参考文献

1. Gorni FGM et al. The outcome of endodontic retreatment : a 2-yr follow-up. J Endodon. 2004 ; 30 : 1-4.
2. Sundqvist G et al. Endodontic treatment of apical periodontitis. In : Ørstavik D & Pitt Ford TR(eds). Essential Endodontology. 1st ed. Oxford : Blackwell Publishing. 1998 ; 242-277.
3. Molven O. The frequency, technical standard and results of endodontic therapy. Norske Tannlaegeforenings Tidende. 1976 ; 86 : 142-147.
4. Bergenholtz G et al. Retreatment of endodontic fillings. Scand J Dent Res. 1979 ; 87 : 217-224.
5. Molven O et al. Success rates for gutta-percha and Kloroperka N-Ø root fillings made by undergraduate students : radiographic findings after 10-17 years. Int Endod J. 1988 ; 21 : 243-250.
6. Allen RK et al. A statistical analysis of surgical and nonsurgical endodontic retreatment cases. J Endodon. 1989 ; 15 : 261-266.
7. Sjögren U et al. Factors affecting the long-term results of endodontic treatment. J Endodon. 1990 ; 30 : 297-306.
8. Van Nieuwenhuysen J-P et al. Retreatment or radiographic monitoring in endodontics. Int Endod J. 1994 ; 27 : 75-81.
9. Friedman S et al. Evaluation of success and failure after endodontic therapy using a glass ionomer cement sealer. J Endodon. 1995 ; 21 : 384-390.
10. Sundqvist G et al. Microbiologic analysis of teeth with failed endodontic treatment and the outcome of conservative re-treatment. Oral Surg Oral Med Oral Pathol Oral Radiol Endod. 1998 ; 85 : 86-93.
11. Calskan MK. Nonsurgical retreatment of teeth with periapical lesions previously managed by either endodontic or surgical intervention. Oral Surg Oral Med Oral Pathol Oral Radiol Endod. 2005 ; 100 : 242-248.

第3章　歯髄の鑑別診断のポイント

参考文献
問診
1. 宮武邦夫ほか．感染性心内膜炎の予防と治療に関するガイドライン．Circuration Journal. 2003；67, Suppl IV：1039‒1109.

エックス線診
2. Reit C, Petersson K, Molven O. Diagnosis of pulpal and periapical disease. TEXTBOOK of ENDODONTOLOGY. Blackwell Munksgaard. UK : Oxford, 2003；9‒18.
3. 杉崎正志，山下敦（編）小林　馨（著）．診断精度に関する研究．よりよいエビデンスを求めて．京都：末永書店，2001；80‒88.
4. 月星光博．ミニマルインターベンション　第2報　エンド：う蝕による歯髄炎．the Quintessence. 2006；25(6)：111‒124.
5. 中田和彦，鈴木一吉，内藤宗孝，泉雅浩，有地榮一郎，中村洋．歯科用CTの歯内療法領域における有用性　第1報　フェネストレーションの画像診断．日歯保存誌．2004；47(3)：487‒492.
6. Boucher Y, Sobel M, Sauveur G. Persistent pain related to root canal filling and apical fenestration : a case report. J Endod. 2000；26(4)：242‒244.
7. 東与光，青山亘，鈴木信一郎：口内(撮影)法．歯科パノラマX線撮影法．ORAL RADIOLOGY　第7版．東京：日本医事新報社，1987；198‒224.
8. Kullendorff B, Peterson K, Rohlin M : Direct digital radiography for the detection of periapical bone lesions : a clinical study. Endodont Dent Traumatol. 1997；13：181‒139.
9. 篠田宏司，新井嘉則：歯科用小型X線CTによる3次元画像診断と治療．第1版，医歯薬出版，東京，2003.
10. 中田和彦，泉雅浩，岩間彰宏，内藤宗孝，稲本京子，有地榮一郎，中村洋．歯科用CTの歯内療法領域における有用性　第2報　複根歯の各根ごとの根尖病変の画像診断．日歯保存誌．2004；47(5)：608‒615.
11. 中田和彦，泉雅浩，山﨑雅弘，内藤宗孝，福田光男，野口俊英，有地榮一郎，中村洋．歯科用CTの歯内療法領域における有用性　第3報　二根性口蓋根を有する上顎大臼歯の画像診断．日歯保存誌．2005；48(2)：204‒209.
12. 中田和彦，中村洋．歯科用CTとマイクロスコープを併用した歯内療法の有効症例から．日本歯科評論．2005；65(10)：131‒137.
13. Nakata K, Naitoh M, Izumi M, Inamoto K, Ariji E, Nakamura H. Effectiveness of dental computed tomography in diagnostic imaging of periradicular lesion of each root of a multirooted tooth : a case report. J Endod. 2006；32(6)：583‒587.

麻酔診
14. Seltzer S, Hargreaves K. Differential diagnosis of odontalgia. Seltzer and Bender's Dental Pulp. USA : Quintessence Publishing Co. 2002；449‒468.
15. 大井久美子．局所麻酔薬の選択と安全性．the Quintessence. 2003；22(7)：171‒177.
16. 見崎徹，髙田耕司，小川洋二郎．歯科における局所麻酔に関する最近の話題．歯界展望．2003；101(4)：871‒880.

顕微鏡検査
17. 澤田則宏，井澤常泰，須田英明．別冊ザ・クインテッセンス．現代の根管治療の診断科学．マイクロエンドとは何か．東京：クインテッセンス出版 1999；71‒76.
18. 吉岡隆知，須田英明．顕微鏡を用いる歯内療法．エンドドンティクス21．京都：末永書店2000；406‒409.
19. 澤田則宏．歯科治療におけるマイクロスコープの使用法．日本歯科評論．2001；61(9)：46‒56.
20. 宮下裕志．歯内療法におけるマイクロスコープの応用．日本歯科評論．2001；61(9)：57‒66.
21. 井澤常泰．最新根管治療．マイクロスコープは何を変えたのか．デンタルダイヤモンド．2004；29(2)：30‒38.
22. 吉岡隆知．マイクロスコープが可能にしたこと．①歯の破折の発見，穿孔封鎖，治療の確認．デンタルダイヤモンド．2004；29(2)：39‒43.
23. 井澤常泰，三橋純，吉岡隆知．顕微鏡歯科入門．東京：砂書房，2005.
24. 中川寛一，宮下裕志，澤田則宏，飯島国好(編)．マイクロスコープによる歯内療法．MI時代の歯内療法．東京：クインテッセンス出版，2005.

切削診以降
25. 松尾敬志．歯内療法と診査・診断．In：須田英明ほか(編)．改訂版エンドドンティクス21．第2版．京都：永末書店，2004；121‒148.
26. Pincus P. A new method of examination of molar tooth grooves for the presence of dental caries. J Physiol. 1951；113：13P‒14P.
27. 鈴木幸彦．小窩裂溝と溝部の初期う蝕の診断の研究．口病誌．1957；24：243‒255.
28. 黛　嘉泰．電気抵抗値による小窩裂溝う蝕の診断法．日歯保存誌．1964；7：50‒69, 1964.
29. 冨田昭夫．電気抵抗値による歯髄炎の鑑別診断の研究．口病誌．1962；29：304‒319.
30. 澤田健次ほか．新カリエスメーターについて．日歯保存誌．1983；26：353‒360.
31. 矢崎國博：歯およびその周囲組織の電気的特性に関する一般的な考察．日歯保存誌．1974；17：77‒87.
32. Ebihara et al. Pulpal blood flow assessed by laser Doppler flowmetry in a tooth with a horizontal fracture. Oral Surg Oral Med Oral Pathol Oral Radiol Endod. 1996；81：229‒233.
33. Angnes V et al. Clinical effectiveness of laser fluorescence, visual inspection and radiography in the detection of occlusal caries. Caries Research. 2005；39：490‒495.
34. Souza-Zaroni WC et al. Validity and reproducibility of different combinations of methods for occlusal caries detection : an in vitro comparison. Caries Research. 2006；40：194‒201.
35. Krause F et al. Assessment of complete caries removal by laser fluorescence in vivo. Caries Research. 2005；39：326‒327.
36. 関根　弘ほか(編)．歯科医学大事典．第1版．東京：医歯薬出版，1988；1640.
37. 須田英明．歯内療法に用いられる薬物．In：小椋秀亮(監修)．現代歯科薬理学．第4版，医歯薬出版，東京，459‒476, 2005.

第4章
歯髄保存療法の術式

歯髄保存療法の術式とその成功率 | 吉羽邦彦
3種混合抗菌剤（3-Mix）療法 | 子田晃一
ラバーダムと歯髄保存 | 興地隆史

第4章 歯髄保存療法の術式

1 歯髄保存療法の術式とその成功率

●吉羽邦彦

新潟大学大学院医歯学総合研究科口腔健康科学講座う蝕学分野

歯髄は最良の根管充填材

　歯髄はその周りを硬組織(象牙質)によって囲まれた特殊な結合組織である．その特殊性から，歯髄疾患においては臨床症状と病理組織像は必ずしも一致せず，臨床所見から歯髄の病態を正確に把握することは非常に困難であるとされている．従来は歯髄の一部が罹患するとただちに抜髄する傾向があったが，最近の研究から歯髄の回復力は強く，とくに若年者の場合，的確な保存治療を行えば健全な状態で保存できることが示されている．

　無髄歯になると歯質の変色や歯根破折などさまざまな問題が発生する．したがって「歯髄は最良の根管充填材である」という観点に立ち，歯髄は可能な限り保存・保護することが重要である．その際，治療と予後に関する患者への十分な説明と同意が必要なことはいうまでもない．

　また近年の免疫病理学的研究により，歯髄における生体防御・修復機構が解明されつつあり[1]，さらに接着性材料の進歩により，より確実な歯髄保存療法の開発が期待される．

歯髄保存療法の適応症

　歯髄保存療法の適応症は，2つに大別できる．
①臨床的健康歯髄
②可逆性の歯髄炎
　窩洞形成あるいは支台歯形成中に残存象牙質が菲薄になった場合や偶発的露髄，また歯冠破折などの外傷性露髄の新鮮例などは臨床的健康歯髄である．一方，深在性の急性う蝕，う蝕除去中の露髄症例では，歯髄の一部に炎症性変化が起きている．

　深いう窩であっても慢性う蝕の場合は，感染象牙質下に透明層(硬化象牙質)あるいは第三象牙質などの保護層の形成が明瞭に認められる(図1a, b)．このような症例ではう蝕検知液による感染歯質除去後，とくに覆髄の必要はなくコンポジットレジン修復などの最終修復処置が可能である．

　一方，急性う蝕では透明層や第三象牙質などの保護層の形成が不十分であり，感染歯質除去時に露髄の危険性や，不顕性露髄(細管レベルの露髄)の可能性が高く(図1c, d)，覆髄処置が必要である．また健全象牙質も物質透過性が非常に高く，健全象牙質の切削は歯髄に影響を与える．とくに深い窩洞形成では，象牙芽細胞に不可逆性のダメージが惹起されることから，覆髄処置を施した方が安全と考えられる[2]．

歯髄保存療法の臨床術式

間接覆髄法

　う蝕の除去や窩洞形成あるいは歯の破折などによって残存歯質が菲薄化した場合に，保護層を作って外来刺激の遮断と第三象牙質の形成を促す方法である(図2)．
①必要に応じて局所麻酔
　う蝕治療では，無用な健全歯質の削除を避けるため，できるだけ無麻酔で行う．

[う蝕歯薄切切片の実体顕微鏡像]

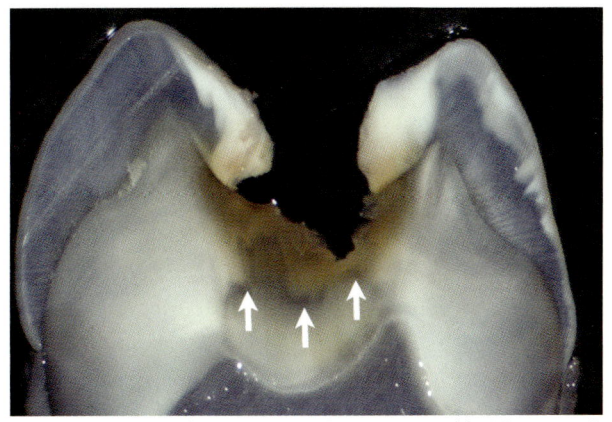

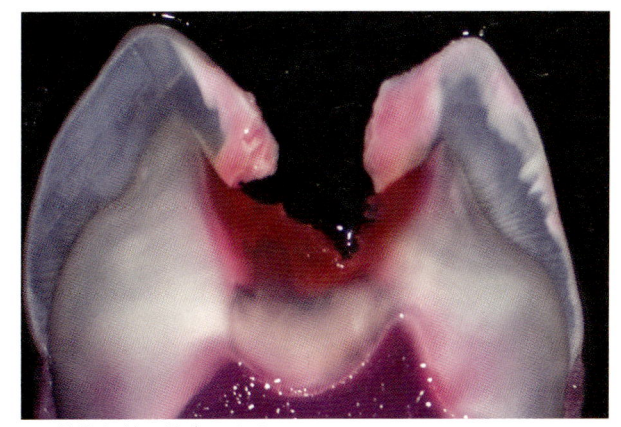

図1a, b　慢性う蝕．透明層形成が認められ（矢印），その歯髄側ではう蝕検知液に染色されない．

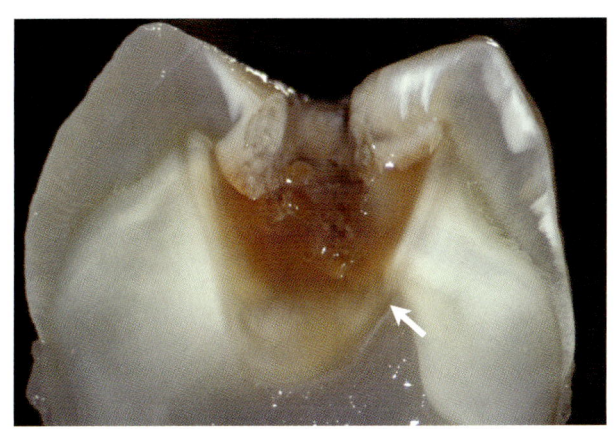

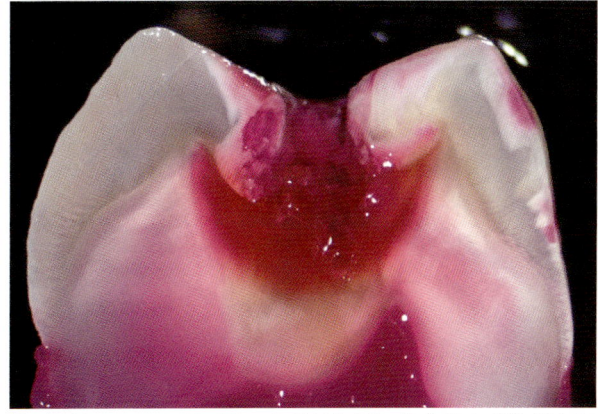

図1c, d　急性う蝕．透明層の形成が不明瞭で，軟化象牙質が髄角部に近接している（矢印）．う蝕検知液の染色性も赤染部と不染部との境界が不明瞭．

②う窩の開拡と窩縁部健全歯質の確保
　処置後の辺縁漏洩防止のため，窩縁部には十分な厚みの健全歯質を確保する．
③ラバーダム防湿
④感染象牙質除去
　う蝕検知液を使用し，健全歯質の無用な切削を避けるとともに，赤染部は徹底的に除去しなければならない．ラウンドバーを用いて低速回転，あるいはスプーンエキスカベーターで感染象牙質を除去する．
⑤消毒・洗浄
　次亜塩素酸ナトリウム（NaClO）小綿球またはADゲル（クラレメディカル）を窩底部に置いて，う窩の消毒と残存感染象牙質の溶解を行い，その後に水洗・乾燥する．
⑥覆髄剤の貼付
⑦仮封・修復処置
　再感染の防止のため接着性材料を用いた確実な

シールが必須である．グラスアイオノマーセメント（ベースセメント：松風，フジIX：ジーシー）で裏層後，コンポジットレジン修復，あるいはインレー形成を行う．Life（Kerr：サイブロンデンタル），Dycal（Dentsply-Sankin）などの水酸化カルシウム製剤を使用した場合は，直接コンポジットレジンによる修復処置が可能である．最終修復前に経過観察が必要な場合は，グラスアイオノマーセメントで仮封を行い，経過良好であればその一部を削除して修復処置を行う．

[症例1-1]　間接覆髄症例

患者：50歳，男性
主訴：7⏌のう蝕
診査：自発痛なし，軽度の冷水痛あり．エアーにてわずかに感じる程度．深在性う蝕．エックス線写真にてう窩は髄角部に近接し，歯質の不透過性の低下

第4章 歯髄保存療法の術式

[症例1-1] 間接覆髄症例

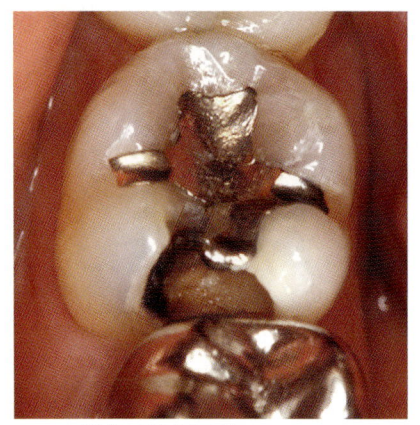

1-1a 術前口腔内写真.

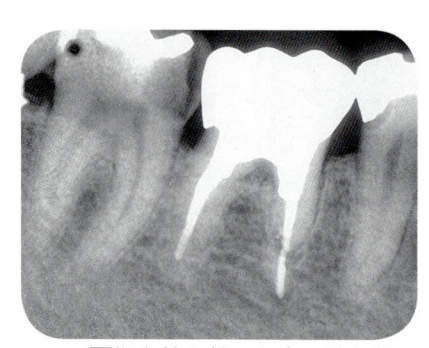

1-1b 7̲深在性う蝕. う窩は髄角部に近接し, 歯質の不透過性の低下が認められる.

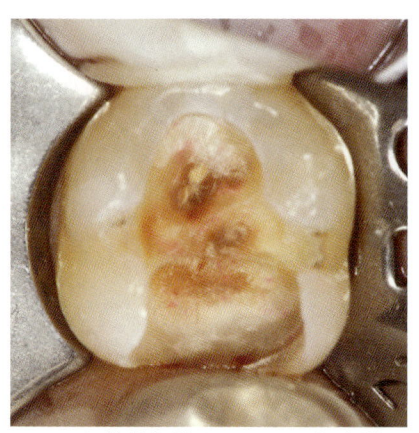

1-1c う蝕検知液をガイドに無麻酔で感染象牙質除去.

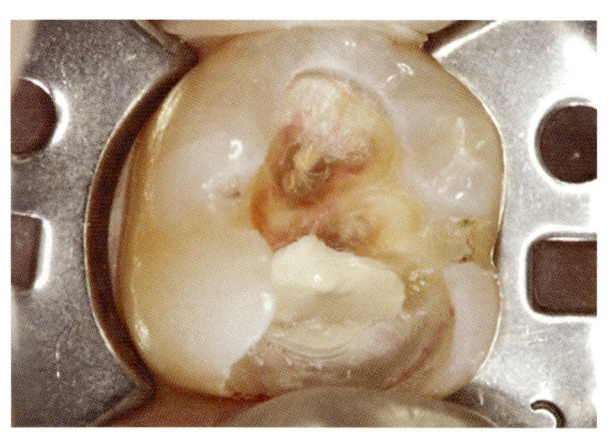

1-1d 水酸化カルシウム製剤(Life)で覆髄処置.

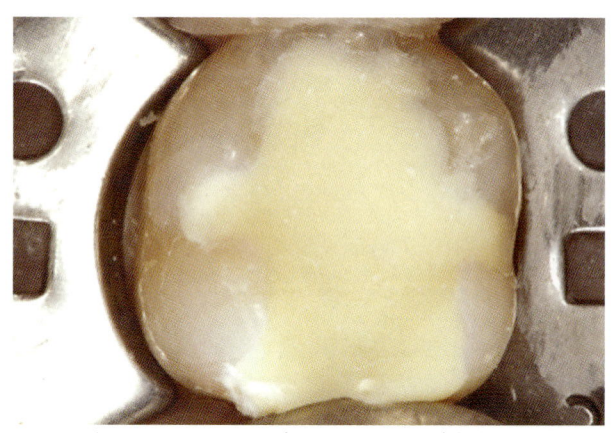

1-1e グラスアイオノマー(ベースセメント)仮封.
1週間後, 臨床的に異常所見なし. 電気診にて生活反応を確認. インレー修復を行う.

[間接覆髄法]

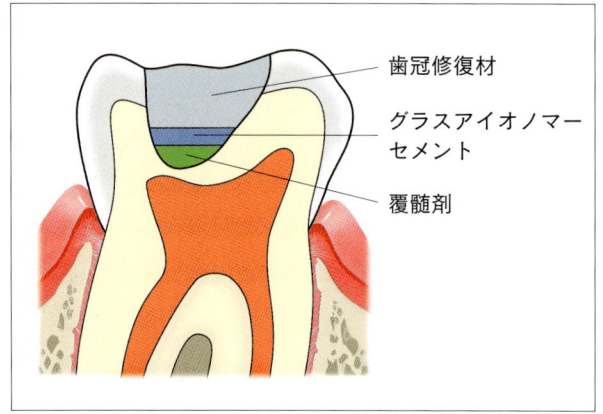

図2 間接覆髄法の断面図.
(歯冠修復材／グラスアイオノマーセメント／覆髄剤)

が認められる.
処置：う蝕検知液をガイドに無麻酔で感染象牙質除去. 水酸化カルシウム製剤(Life)で覆髄処置し, グラスアイオノマー(ベースセメント)仮封した. 1週間後, 臨床的に異常所見なし. 電気診にて生活反応を確認する. インレー修復を行った.

直接覆髄法

窩洞形成あるいは外傷などによって露髄した場合に, 露髄面を直接被覆して歯髄の保護と創傷治癒(被蓋硬組織形成)を図る方法である(図3).
①局所麻酔
②う窩の開拡, 窩縁部健全歯質の確保
③ラバーダム防湿
④感染象牙質除去

う蝕検知液を使用し, 感染象牙質を除去する. このとき, 露髄が予想される部分を最後に削除するよ

1 | 歯髄保存療法の術式とその成功率

[症例1-2] 直接覆髄症例

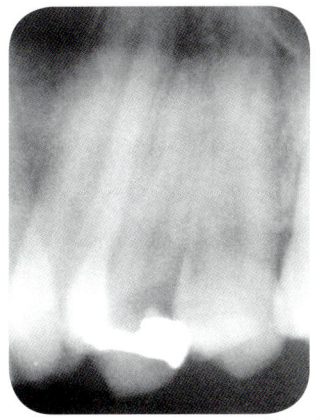

1-2a　パノラマエックス線写真にて |4 遠心隣接面に歯髄腔に近接したう窩を認める．

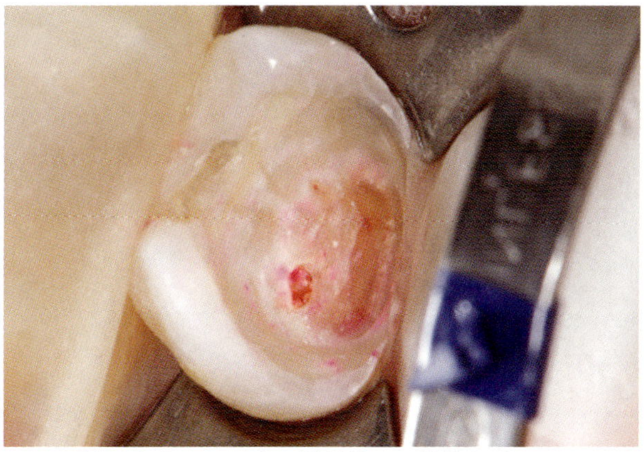

1-2b　局所麻酔下にう窩の開拡後，う蝕検知液をガイドにう蝕象牙質除去．最終的に点状露髄したが，出血はほとんど認められない．

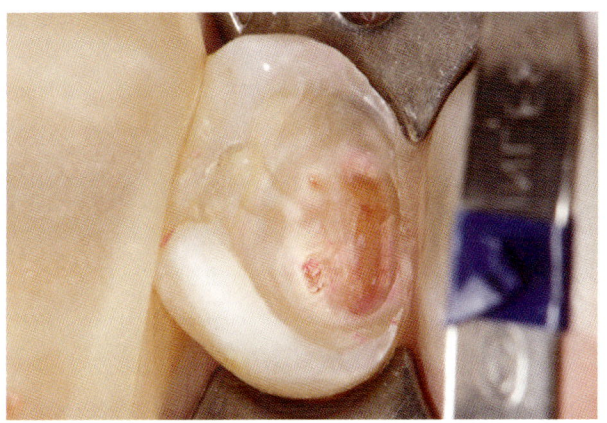

1-2c　次亜塩素酸ナトリウムと過酸化水素水にて交互洗浄，生理食塩水にて洗浄後，乾燥，止血確認．

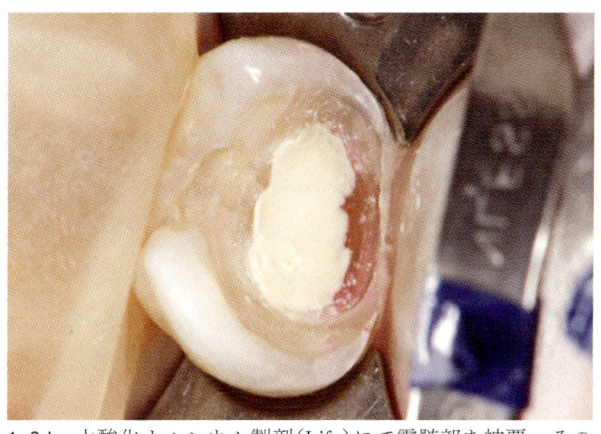

1-2d　水酸化カルシウム製剤(Life)にて露髄部を被覆．その後，グラスアイオノマー(ベースセメント)仮封にて経過観察．1か月後，臨床的に異常所見なし．電気診で生活反応を確認後，コンポジットレジン修復．

[直接覆髄法]

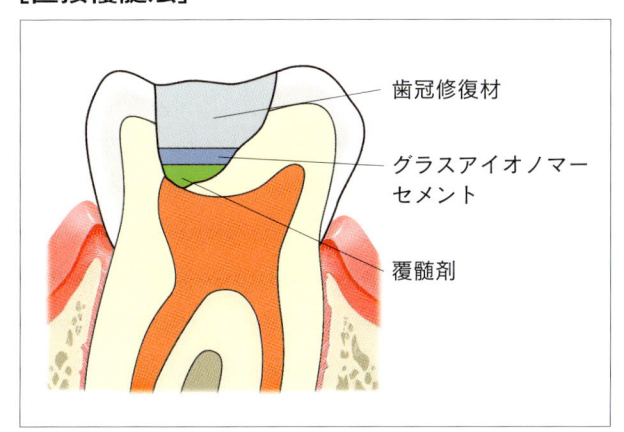

図3　直接覆髄法の断面図．

う心がけ，歯髄内に切削削片を押し込まないよう注意する．

⑤ケミカルサージェリー

　次亜塩素酸ナトリウム(NaClO)と過酸化水素水にて十分に交互洗浄するケミカルサージェリーを行い，感染象牙質削片などの汚染物質の除去と露髄部の消毒を行う．

⑥洗浄，止血

　滅菌生理食塩水洗浄後，滅菌小綿球にて乾燥，止血する．

⑦覆髄剤による被覆

　歯髄に圧力を加えないように露髄部を覆う．

⑧仮封・修復処置

　グラスアイオノマーセメント(ベースセメント；松風，フジIX；ジーシー)で仮封を行い，経過観察(1か月)後，最終修復処置を行う．グラスアイオノマーセメントは練和後，CRシリンジを用いて窩洞深部から填入すると気密に充填できる．Life, Dycalなどの水酸化カルシウム製剤を使用した場合は，直接コ

97

第4章　歯髄保存療法の術式

[暫間的間接覆髄法]

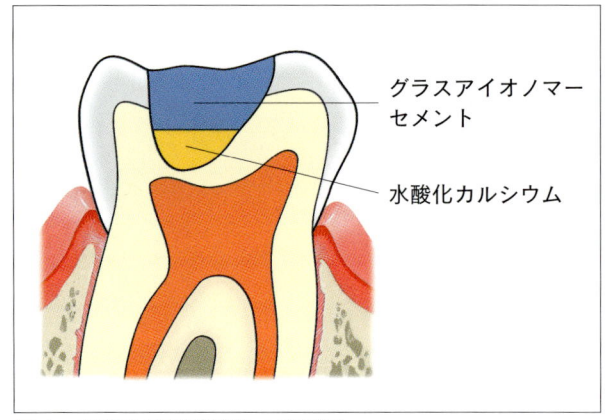

図4　暫間的間接覆髄法の断面図.

ンポジットレジンによる修復処置を行い，その後経過観察を行うことも可能である．

[症例1-2]　直接覆髄症例

患者：25歳，男性

主訴：|4のう蝕．

診査：自発痛なし，冷水痛あり．エアーにて瞬時の疼痛がある．パノラマエックス線写真にて遠心隣接面に歯髄腔に近接したう窩を認めた．

処置：局所麻酔下にう窩の開拡後，う蝕検知液をガイドにう蝕象牙質を除去した．点状露髄するが，出血はほとんど認められなかった．

　そこで次亜塩素酸ナトリウムと過酸化水素水で交互洗浄し，生理食塩水にて洗浄後に乾燥させ止血を確認した．水酸化カルシウム製剤(Life)にて露髄部を被覆し，グラスアイオノマー(ベースセメント)仮封にて経過観察を行う．1か月後，臨床的に異常所見はなかった．電気診で生活反応を確認後，コンポジットレジン修復を施した．

> **暫間的間接覆髄法**
> **(Indirect Pulp Capping：IPC法)**
>
> 　露髄の危険性のある深在性う蝕に対して，感染歯質を一層残して暫間的に覆髄を行い，炎症歯髄の殺菌・消毒とう蝕象牙質直下に第三象牙質の形成を促す方法である（図4）．適応症は，う蝕象牙質を徹底的に除去すると露髄するおそれのある深在性う蝕あるいは急性う蝕で経過観察の可能な症例となる．

①必要に応じて局所麻酔
　露髄を避けるためできるだけ無麻酔で行う．
②う窩の開拡，窩縁部健全歯質の確保
③ラバーダム防湿
④感染象牙質除去
　ラウンドバーを用いて低速回転，あるいはスプーンエキスカベーターで，露髄を起こさないよう注意しながらう蝕象牙質を除去する．
⑤洗浄，乾燥
　生理食塩水で洗浄後，滅菌綿球にて拭き取る．
⑥覆髄剤の被覆
　水酸化カルシウムを滅菌蒸留水または生理食塩水でペースト状にして，あるいは筆積み法にて窩底部全面を被覆した後，滅菌小綿球で圧接して余剰水分を取り除く．窩洞窩縁部に水酸化カルシウムが残存しないよう注意する．
⑦グラスアイオノマーセメント仮封
　CRシリンジを用いて気密に填入し，硬化後咬合調整を行う．
⑧経過観察と修復処置
　軟化象牙質を多量残置させた場合は，水酸化カルシウムの効果が減弱している可能性があるため，約1か月後に再来院していただき，臨床症状の確認と再覆髄処置を行う．処置後3～6か月間経過観察を行い，エックス線写真で第三象牙質形成が確認できれば，う蝕象牙質をすべて除去し，間接覆髄後，最終修復処置を行う．

[症例1-3]　暫間的間接覆髄症例

患者：23歳，男性

主訴：|5のう蝕

診査：自発痛なし，冷水痛あり．打診痛なし，電気診にて生活反応を認めた．エックス線写真にて歯髄腔にまで達するう窩を認める．

処置：う蝕象牙質を除去すると露髄する可能性が大きいため，暫間的間接覆髄を行う．無麻酔でタービンにて遊離エナメル質削除後，スプーンエキスカベーターにて疼痛のない範囲で軟化象牙質を除去した．水酸化カルシウムにて被覆し，グラスアイオノマーセメント(ベースセメント)仮封する．

　1か月後，自覚症状なし．打診痛なし，電気診にて生活反応を確認した．エックス線写真にて，根尖

1｜歯髄保存療法の術式とその成功率

[症例1-3]　暫間的間接覆髄症例

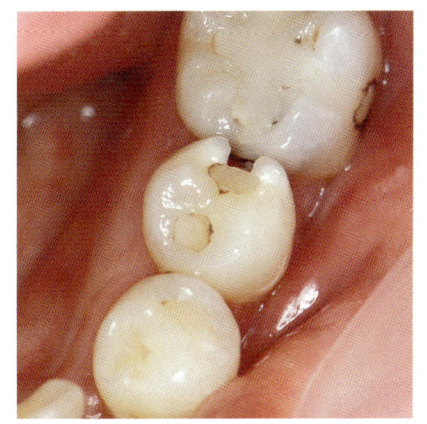

1-3a　術前口腔内写真．

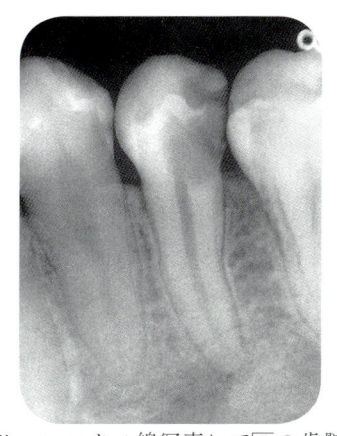

1-3b　エックス線写真にて└5の歯髄腔にまで達するう窩を認める．

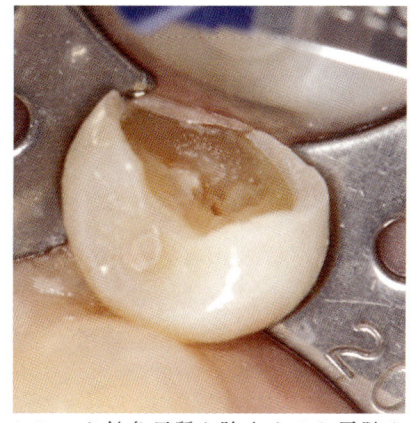

1-3c　う蝕象牙質を除去すると露髄する可能性が大きいため，暫間的間接覆髄を行う．無麻酔でタービンにて遊離エナメル質削除後，スプーンエキスカベーターにて疼痛のない範囲で軟化象牙質除去．

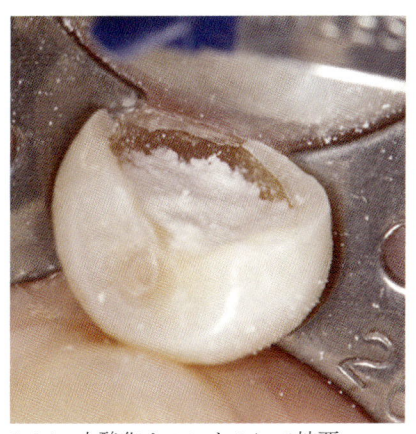

1-3d　水酸化カルシウムにて被覆．

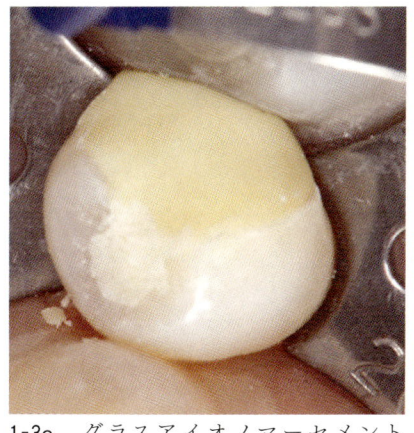

1-3e　グラスアイオノマーセメント（ベースセメント）仮封．

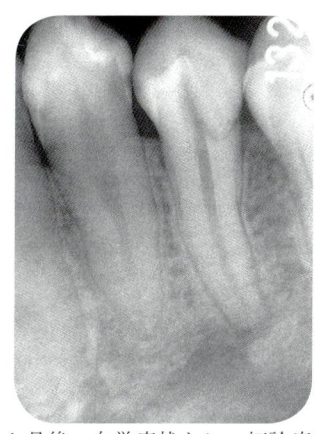

1-3f　1か月後，自覚症状なし．打診痛なし，電気診にて生活反応確認．エックス線写真にて，根尖部異常所見なし．覆髄部歯髄の不透過性のわずかな増加が認められる．

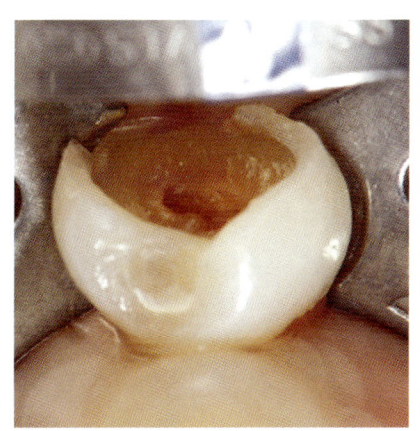

1-3g　仮封除去後，軟化象牙質削除．

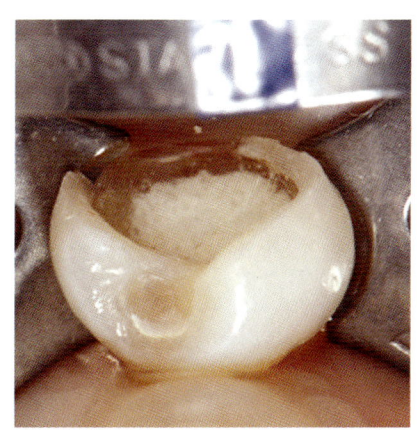

1-3h　再度覆髄処置を行う．

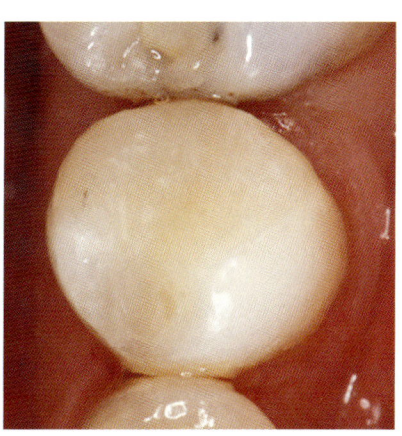

1-3i　長期（3〜6か月）の経過観察に耐えうるよう，グラスアイオノマーセメント裏層後，コンポジットレジン充填を行う．

部異常所見なく，覆髄部歯髄の不透過性のわずかな増加が認められる．そこで仮封除去後，軟化象牙質を削除し，再度覆髄処置を行った．長期(3〜6か月)の経過観察に耐えうるよう，グラスアイオノマーセメント裏層後に，コンポジットレジン充填を行った．

覆髄剤

水酸化カルシウム

現在最もよく用いられている覆髄剤は水酸化カルシウム，または水酸化カルシウム製剤である．多くの研究からその有効性が確認されている．

①水酸化カルシウム粉末＋滅菌蒸留水または生理食塩水

その高い pH(12.5)のため抗菌性を示し，また直接歯髄組織に接すると壊死層を形成する．高い硬組織誘導能を示すが，硬化しないため，裏層が必要．

②水酸化カルシウム製剤
  Life(Kerr：サイブロンデンタル)
  Dycal(Dentsply-Sankin)

練和後すぐ硬化するため，操作性良好である．高 pH(12.5)であるが，壊死層形成はほとんどない．機械的強度や歯質に対する接着力はほとんど期待できない．

リン酸カルシウム系セラミクス

・αリン酸三カルシウム(αTCP/アパタイトライナー，Dentsply-Sankin)

αTCP は水や弱酸と反応して，リン酸八カルシウムを経てハイドロキシアパタイトに転化するとされており，歯髄組織に対して全く為害性がなく，硬組織形成を誘導する．

硬組織誘導能は水酸化カルシウムより劣るが，水酸化カルシウム添加により被蓋硬組織形成が促進される[3]．抗菌性がないので，3Mix 応用時の基材として使用されることが多い．

Mineral Trioxide Aggregate(MTA)

・ProRoot MTA(Dentsply-Sankin)

Tricalcium silicate, Bismuth oxide, Dicalcium silicate, Tricalcium aluminate, Calcium sulfate dihydrate などを主成分とする複合物であり，水硬性で硬化時の pH が12.5と水酸化カルシウムとほぼ同じである．生体適合性，封鎖性良好で，硬組織誘導能を示す．覆髄，穿孔部の閉鎖，逆根管充填，アペキシフィケーションなど，歯内治療のさまざまな用途に使用されており[4]，水酸化カルシウムに替わる覆髄剤として注目されている．残念ながら，現在のところ日本国内では市販されておらず，入手には個人輸入が必要である．

接着性レジンシステム

直接覆髄処置の失敗のほとんどが辺縁漏洩による細菌感染が原因であることが明らかにされ，水酸化カルシウム製剤に歯質接着性がないこと，および被蓋硬組織(dentin bridge)は多孔性であるという実験データから，接着性レジンによって露髄部と周囲象牙質を確実に封鎖することにより，細菌感染を防ぎ，歯髄の安静を図る方法が近年注目されている．しかし接着性レジンによる直接覆髄法は technique sensitive で，被蓋硬組織形成が遅いこと，またう蝕除去時の露髄の場合の残存細菌に対する効果も不明のままであり，その臨床応用は慎重に行うべきである[5,6]．水酸化カルシウム製剤による直接覆髄を第1選択とし[5,6]，外側性の窩洞形成時の偶発的露髄など，従来法による処置が困難な場合に限って応用すべきと指摘されている[6]．

最近，抗菌性モノマー(2-methacryloyloxy-dodecylpyridinium bromide／MDPB)を含む接着システム，クリアフィル・メガボンド FA(クラレメディカル)が開発され[7]，直接覆髄に応用可能かどうか今後の研究が期待される．

歯髄保存療法の成功率

歯髄保存療法の成功率は，症例の選択，術式，使

用薬剤とその応用法などにより左右される．これまで多くの臨床研究が報告されているが，直接覆髄の成功率は80〜95％程度であり，外傷歯などの臨床的健康歯髄での覆髄症例で高く，う蝕除去後の覆髄例では低下する[5]．

う蝕除去中に露髄した歯に水酸化カルシウム製剤による直接覆髄を施し，その予後を検討した研究結果は，う蝕で露髄した場合においても80％以上の高い成功率が望めること，また露髄時の出血の程度が覆髄処置の予後の指標になることを示している[8]．

これらの研究結果から，直接覆髄の成功のためには，
①露髄部の細菌感染のコントロール
②出血のコントロール
③適切な覆髄剤の選択
④術後の辺縁漏洩による細菌侵入の阻止
が重要なポイントであることが示唆される．

歯髄保存療法へのレーザーの応用

近年，歯科臨床のさまざまな領域でレーザーが応用され，その有用性が認められている[9]．直接覆髄においてもCO_2, Nd:YAG, Er:YAGあるいは半導体レーザー照射の有効性が動物実験により報告されている．水酸化カルシウム製剤を用いた直接覆髄の臨床試験では，2年予後で，CO_2レーザー照射併用群で93％，対照群では66.6％の成功率であったと報告されている[10]．またNd:YAGレーザー照射後にVitrebond(光重合型グラスアイオノマー裏層材，3M ESPE)で覆髄した研究は，54か月後の成功率が90.3％で，Dycal群の43.6％に比較して有意に高いと報告している[11]．

レーザーには，止血効果，殺菌効果，創傷治癒促進効果あるいは鎮痛効果などさまざまな作用があり，また照射部の蒸散により感染象牙質削片などの汚染物質が効果的に除去されると考えられ，歯髄保存療法への応用の効果が期待される．しかしレーザー照射の歯髄への影響は未だ不明の点が多い．臨床応用にあたっては適切な照射条件と安全性の確立が必要と思われる．

参考文献

1. 吉羽邦彦．象牙質/歯髄複合体の生体防御機構　う蝕，窩洞形成，修復処置に対する歯髄内樹状細胞の応答. the Quintessence. 2005；24(8)：1613-1619.
2. 吉羽邦彦，吉羽永子，岩久正明．ヒトの歯における窩洞形成，う蝕，ならびにう蝕治療に対するクラスⅡ抗原提示樹状細胞と神経線維の反応．歯科臨床研究．2004；1(2)：78-85.
3. Yoshiba K, Yoshiba N, Iwaku M. Histological observations of hard tissue barrier formation in amputated dental pulp capped with alpha-tricalcium phosphate containing calcium hydroxide. Endod Dent Traumatol. 1994；10(3)：113-120.
4. Torabinejad M, Chivian N. Clinical applications of mineral trioxide aggregate. J Endod. 1999；25(3)：197-205.
5. Hørsted-Bindslev P, Løvschall H. Treatment outcome of vital pulp treatment. Endodontic Topics. 2002；2(1)：24-34.
6. 冨士谷盛興，新谷英章．接着性レジンによる直接覆髄．歯界展望．2003；102(5)：939-944.
7. Imazato S, Torii Y, Takatsuka T, Inoue K, Ebi N, Ebisu S. Bactericidal effect of dentin primer containing antibacterial monomer methacryloyloxydodecylpyridinium bromide(MDPB)against bacteria in human carious dentin. J Oral Rehabil. 2001；28(4)：314-319.
8. Matsuo T, Nakanishi T, Shimizu H, Ebisu S. A clinical study of direct pulp capping applied to carious-exposed pulps. J Endod. 1996；22(10)：551-556.
9. 竹田淳志．歯内治療におけるレーザーの応用．日本レーザー医学会誌．2005；25(4)：281-290.
10. Moritz A, Schoop U, Goharkhay K, Sperr W. Advantages of a pulsed CO2 laser in direct pulp capping : a long-term in vivo study. Lasers Surg Med. 1998；22(5)：288-293.
11. Santucci PJ. Dycal versus Nd:YAG laser and Vitrebond for direct pulp capping in permanent teeth. J Clin Laser Med Surg. 1999；17(2)：69-75.

第4章 歯髄保存療法の術式

2　3種混合抗菌剤(3-Mix)療法

● 子田晃一

新潟大学大学院医歯学総合研究科口腔健康科学講座う蝕学分野

3種混合抗菌剤(3-Mix)療法の出現

う蝕の原因は細菌であり，う蝕の処置にあたり細菌を考慮することは当然である．このため，う蝕の保存療法では，感染歯質の徹底的除去は基本原則として広く行われている．しかしながら，歯髄に近接した深いう蝕では，歯髄にまで細菌が侵入していることが報告されており，このような症例では感染した部分を完全に削除すれば露髄し，抜髄を余儀なくされることが多い．

こうした場合，古くから主として北米において，感染部を残して露髄を避け，水酸化カルシウム製剤などにより暫間的間接覆髄を施し，殺菌や修復象牙質の形成を期待する方法が試みられている．この方法は，覆髄後にその上をリン酸亜鉛セメントなどで仮封して経過観察を行い，症状の発現がなければ数週間後に仮封材を除去して，残存感染部を除去し，修復象牙質の形成が見られれば，初めてその上に裏層・最終修復を施す方法である．

この方法は，水酸化カルシウムの強アルカリ性により表層の菌が殺菌されるが，深部への抗菌効果が危惧されるため，術後必ず窩底部を再点検する必要がある．欧米においては本法を Indirect Pulp Capping(IPC)と呼ぶが，本来の間接覆髄と混同するためわが国では区別して暫間的間接覆髄法と呼ぶこともある．

一方，本邦では1995年以来3種混合抗菌剤(3-Mix)による治療法が行われている．主に，若年者の感染歯髄に対して，抜髄を避けて抗菌剤により患部の殺菌を行い，歯髄および歯の長期保存をはかるために試みられている全く新しい方法である．

これまで，多くの感染歯髄保存の試みが行われてきたが，いずれの場合も好結果が得られなかった．しかし，本法は従来患部に生息しながら発見できなかった圧倒的多数の偏性嫌気性菌の存在を明らかにしたうえで，その特効薬であるメトロニダゾールを用いることにより，患部細菌の殺菌を可能にしたものである．実際には患部には偏性嫌気性菌以外の細菌も若干存在することから，それらに有効な2種類の抗菌剤を加えた3種混合抗菌剤(3-Mix)を用いて，罹患部のすべての細菌を殺菌しようとする療法である．

本薬剤の貼薬にあたっては，その基剤として α-リン酸3カルシウム(αTCP)を用いている．

本法のような治療法が可能となった背景には，単に細菌学的な新知見とそれに対応した抗菌剤の選択だけではなく，優れた歯質接着材料の発達がある．感染病巣に抗菌剤を密封して病巣の無菌化を行い，辺縁漏洩による再感染と薬剤の漏出による無効化を防止することにより，生体それ自体で修復する場と時間を与えてやることが本法の主旨である．

3種混合抗菌剤療法の実際

使用材料

抗菌剤

- メトロニダゾール：フラジール錠(塩野義製薬)
- セファクロール：ケフラールカプセル(塩野義製薬)
- シプロフロキサシン：シプロキサン錠(バイエル)

[3-Mix による間接覆髄法]

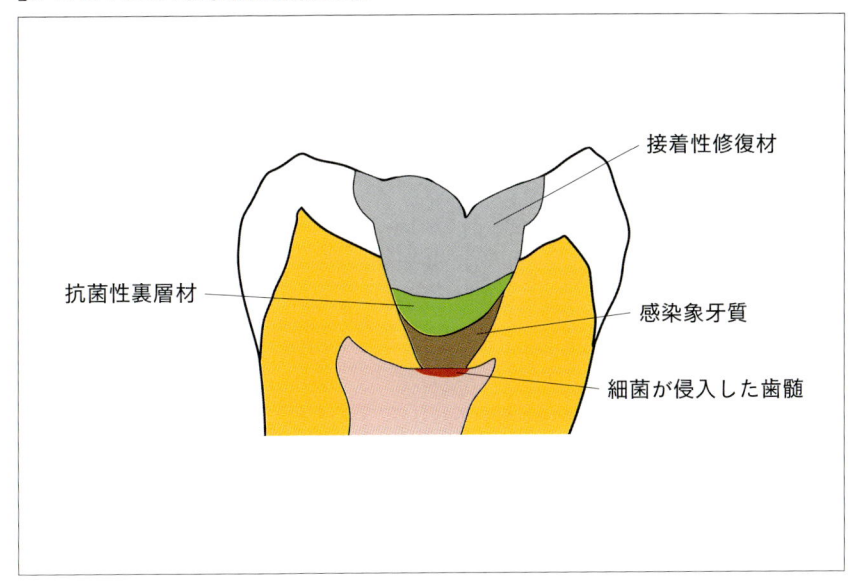

図1　間接覆髄法の説明.

　以上3剤を粉末にし，使用直前に上から3：1：1の比率で覆髄剤粉末に約5％の割合で混合して使用する．

覆髄剤
- 直接覆髄剤：ニューアパタイトライナー type I（Dentsply-Sankin）
- 間接覆髄剤：ニューアパタイトライナー type II（Dentsply-Sankin）

術式

3-Mix による間接覆髄法（図1）
適応症
　感染象牙質を完全に除去すれば露髄することが予想される症例．若年者で自発痛のないことが望ましい．う蝕が軽度で，感染象牙質を完全に削除しても，窩底部に十分に厚い健全象牙質が残存する場合には，本法を用いることなく従来の一般的処置法を選択すべきである．
う窩の開拡
　修復物の窩洞への保持と，辺縁漏洩による新たな細菌の侵入ならびに薬剤の流出を防止するために，窩縁部には少なくとも2mm以上の健全歯質の壁を確保する．

感染象牙質の除去
　極度に軟化している部分だけをエキスカベーターなどで削除すれば，あとの感染歯質は残して良い．
覆髄
　通報にしたがって窩洞を清掃し，抗菌剤を加えた間接覆髄用αTCPセメントで裏層する．残置した感染象牙質は疑わしい周辺部を含めて必ず本剤で覆う．
暫間修復または最終修復
　その上を接着性セメント（カルボキシセメントやグラスアイオノマーセメント）または接着性レジンで覆う．一般に窩洞が小さく自発痛がなければ接着性レジンで最終修復してもよい．
- 経過観察
　数か月経過を観察し良好であれば最終修復を行う．多量に感染歯質を残存した場合やう窩が大きかった場合には，再度う窩を開拡し残存した罹患歯質を除去し，通常に覆髄した後に最終修復を行うことが望ましい．この場合，露髄の心配はほとんどなくなっている．

3-Mix による直接覆髄法（図2）
適応症
　感染象牙質削除中に誤って露髄した症例．すでに露髄している場合は，若年者で自発痛のないことが望ましい．成人の場合で根も完成しているような症

第4章　歯髄保存療法の術式

[3-Mix による直接覆髄法]

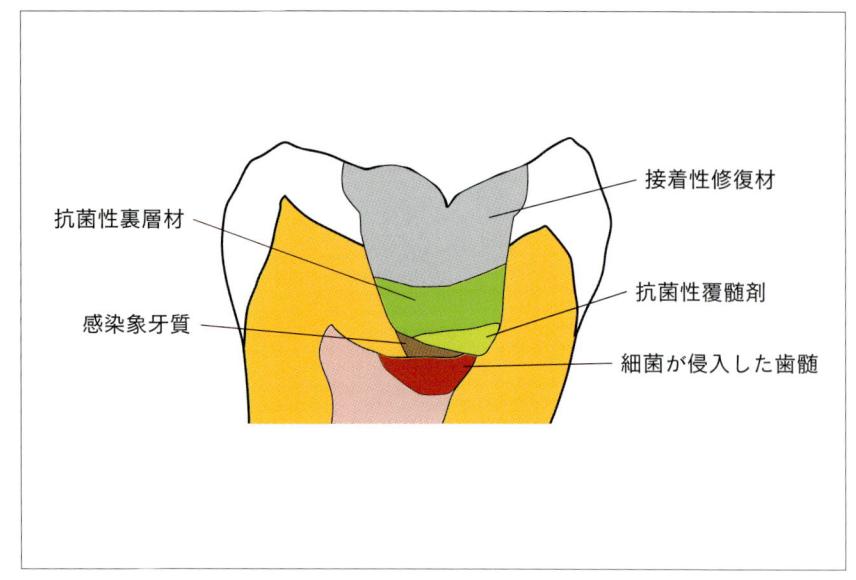

図2　直接覆髄法の説明.

例では，抜髄による通常の処置で十分良好な予後が期待できる．

う窩の開拡

修復物の窩洞への保持と，辺縁漏洩による新たな細菌の侵入ならびに薬剤の流出を防止するために，前述と同様窩縁部には少なくとも2mm以上の健全歯質の壁を確保する．

感染象牙質の除去

極度に軟化している部分だけをエキスカベーターなどで削除すれば，あとの感染歯質は残して良い．

覆髄

露髄部は8％次亜塩素酸ナトリウムと3％過酸化水素水による創面の平滑化（ケミカルサージェリー）を十分に行う．止血を確認した後露髄部には，抗菌剤を加えた直接覆髄用αTCPセメントを無圧に慎重に貼付し，その上をやはり抗菌剤を加えた間接覆髄用αTCPセメントで覆う．残置した感染歯質も周辺部を含めて必ず覆う必要がある．

暫間修復または最終修復

その上を接着性セメント（カルボキシセメントやグラスアイオノマーセメント）または接着性レジンで覆う．

経過観察

数か月経過を観察し良好であれば最終修復を行う．

3種混合抗菌剤療法の禁忌症

3種混合抗菌剤療法は微量とはいえ抗菌剤を使用しているので，薬剤の過敏症や副作用には注意する必要がある．メトロニダゾール，セファクロールあるいはシプロフロキサシンに対する過敏症がある患者には使用してはならないのは当然である．

さらに，添付文書によればメトロニダゾールは血液疾患（白血球減少）患者に対し禁忌と記載されているため，このような患者には使用しない．

また，シプロフロキサシンは妊婦または妊娠の可能性のある患者および小児などには使用しないこと，となっている．幸い，感染歯質内の細菌はほとんど偏性嫌気性菌なのでメトロニダゾールで十分な効果が期待され，メトロニダゾールとセファクロールの2剤のみを混合し，2-Mixとして使用してもほとんどの場合有効である．

第4章 歯髄保存療法の術式

3 ラバーダムと歯髄保存

●興地隆史

新潟大学大学院医歯学総合研究科口腔健康科学講座う蝕学分野

日常臨床とラバーダム防湿

　ラバーダム防湿は，さまざまな歯科治療を行う上で最も基本的な術式の一つと位置づけられており，歯髄保存療法や歯内療法の領域では質の高い処置を行ううえでさまざまな利点（表1）を有するものとして推奨されている．治療成績の低下につながるさまざまなリスクの軽減をはかることにより，いわば間接的に治療成績向上に寄与するという点が，これらの利点に共通の性質であるといえる．

　ところが，多忙な日常臨床でラバーダム防湿が十分実施されていないことは，国内外の調査研究から明らかである[1-4]．「手間がかかる」，「患者に不快感を与える」などが，その主な理由とされる．また，「臨床成績の向上に関するエビデンスが少ない」との声も耳にするところであるが，これは上述のように，ラバーダム防湿の効果が「間接的」なものであることに関連すると思われる．

表1　ラバーダム防湿の意義．

無菌的な術野の確保
唾液・血液による術野の汚染の阻止
口腔内環境（湿度，温度）の遮断
周囲軟組織の圧排・保護
薬剤などの漏洩の防止
誤飲・誤嚥の防止
口腔内微生物の飛散の防止
術野の隔離によるアクセスや視認性の向上

ラバーダム防湿の意義

無菌的術野の確保／唾液・血液による術野の汚染阻止

　歯内療法においては，口腔内細菌が主要な病原因子であるため，ラバーダム防湿により唾液中の細菌の流入を阻止して，無菌的術野を確保することの重要性が強調されている．

　また修復処置に際しては，湿潤環境下での修復材料の物性低下が予後成績を低下させる要因であることが，ラバーダム防湿が支持される大きな理由である．とりわけ接着性コンポジットレジン修復では，唾液や血液の汚染で接着界面の封鎖性や接着強さが低下することが良く知られている[5,6]．このため術野の汚染は，接着不良に起因して界面から生じる細菌侵入の要因としても重要である．この種のエラーの防止法の一つとしてラバーダム防湿の意義は大きいと思われる（図1）．

口腔内環境の遮断

　口腔内はいわば高温多湿の環境であり，相対湿度は80〜90％にも達するという[7]．このような環境では接着性コンポジットレジン修復の接着強さの低下や，マイクロリーケージの増加が生じるとの多くの報告が見られる[8-11]．

　ところがラバーダム防湿を15分程度施すと，下顎第一大臼歯部であっても相対湿度が室内環境とほぼ同等になるという[7]．この環境が接着に有利なことはいうまでもない．このような，ラバーダム防湿の

第4章　歯髄保存療法の術式

[実体顕微鏡下の窩洞形成(⌊1)]

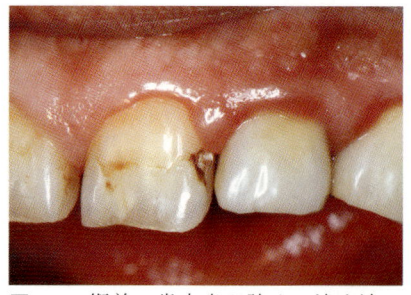

図1a　術前．歯肉炎が強く，滲出液や血液による術野の汚染が懸念される．

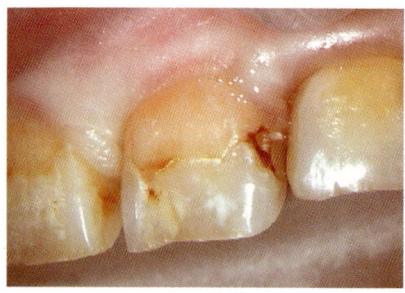

図1b　ラバーダム装着時．1+3の連続防湿を行う．

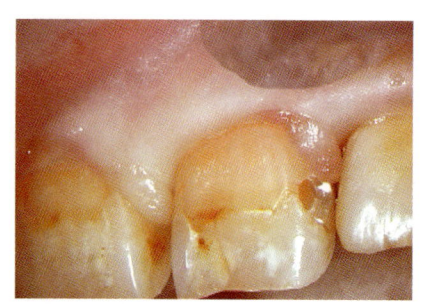

図1c　軟化象牙質除去中．明らかに歯肉縁下に達している．

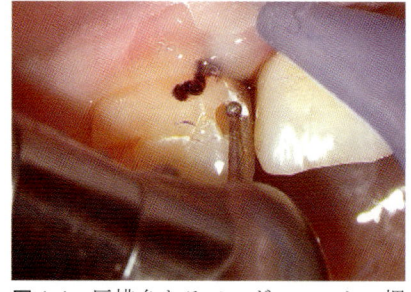

図1d　圧排糸をラバーダムシートで押さえ，歯肉の排除と術野の汚染防止をはかる．歯肉側窩縁が歯肉縁上に位置する状態で同部の形成を行う．

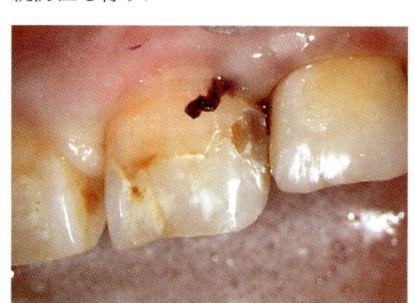

図1e　形成終了時．

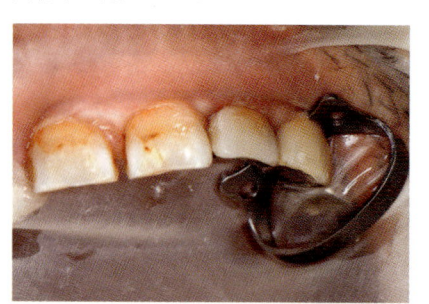

図1f　コンポジットレジン充填後．連続防湿の全景を示す．

[歯の漂白時の歯肉の保護を目的としたラバーダム防湿]　　　　提供／福島正義教授(新潟大学)

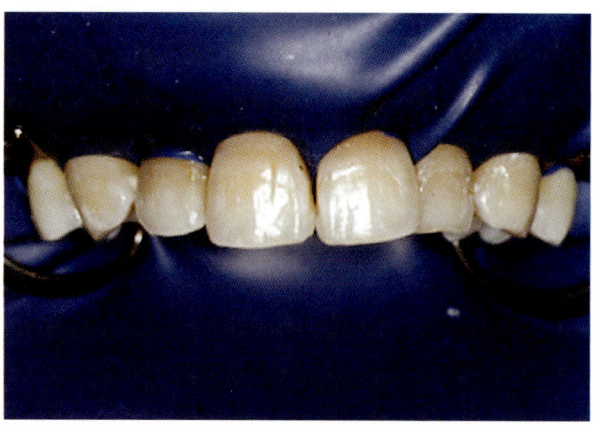

図2a　漂白前．4+4の連続防湿により漂白剤の接触から歯肉を保護．

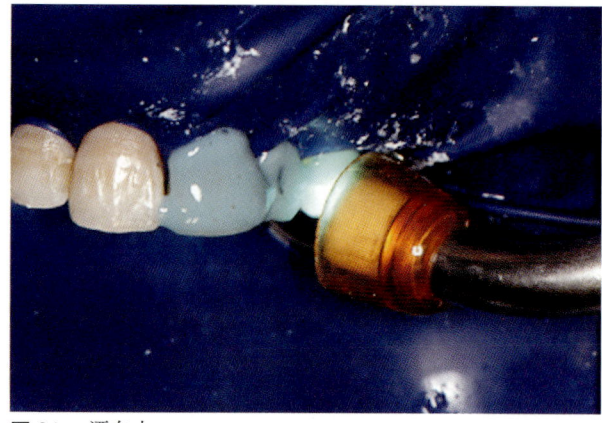

図2b　漂白中．

目にみえない意義にも注目すべきであろう．

処置の安全性確保

　ラバーダム防湿が，周囲軟組織の圧排・保護(図2)，漏洩の阻止，誤飲・誤嚥の防止(図3)などのさまざまな面で処置の安全性確保に貢献しうることには，より一層の注目がなされるべきである．安全性の面での遺漏に基づく重大な事例は，その発生が万に一つの確率であっても大きな問題となることを銘記すべきである．

インフェクション・コントロール

　注水下での高速切削や超音波スケーリングは唾液，血液，微生物(細菌，ウイルス)などを含む飛沫粒子を飛散させるが，ラバーダム防湿下で窩洞形成と修復を行うと，飛散物中の微生物が90％以上減少する

3｜ラバーダムと歯髄保存

[両隣在歯を利用して装着したラバーダム]

図3 ｢5残根に対し両隣在歯を利用して装着したラバーダム．歯肉は大きく露出しており，漏洩への配慮が必要であるが，誤飲・誤嚥防止の意義は大きい．

[実体顕微鏡下の5｣窩洞形成]

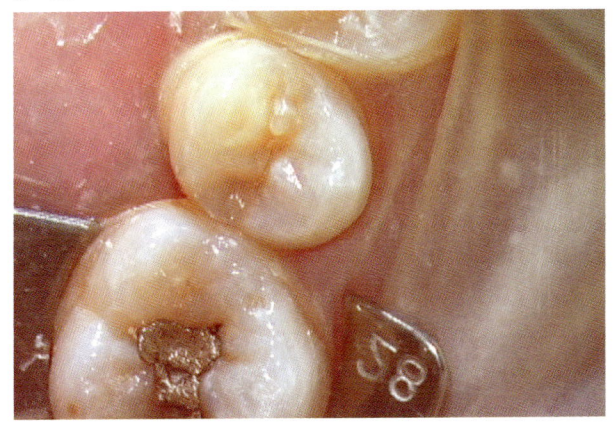

図4a 術前．6 5 4｣連続防湿を行う．

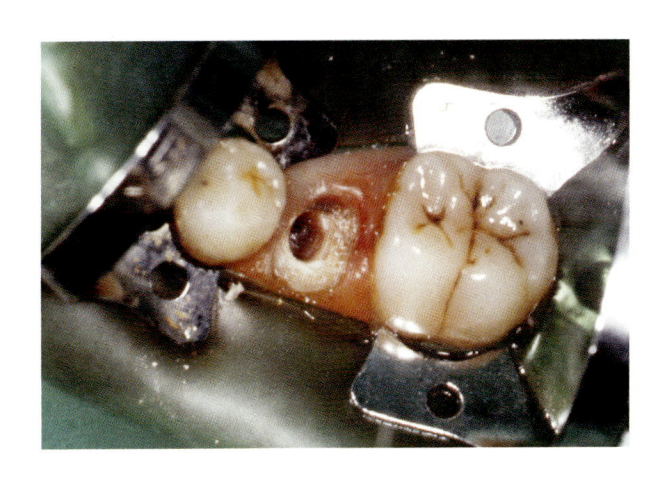

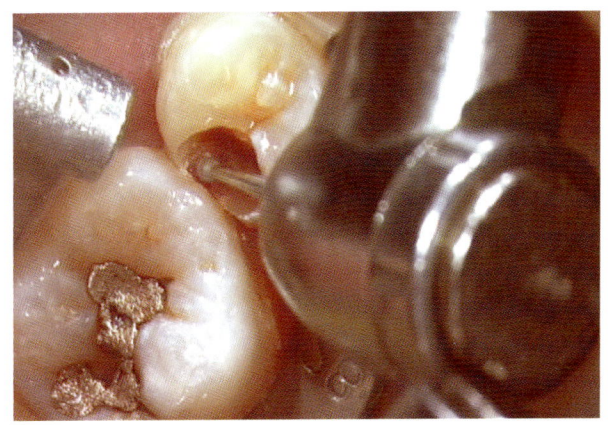

図4b 歯肉側窩縁の形成．連続防湿のためクランプが邪魔にならない．

ことが報告されている[12]．交差感染予防の面で注目すべき利点である．

術野の隔離によるアクセスや視認性の向上

ラバーダムの装着により唾液などの流入が避けられるのみならず，舌や頰粘膜が圧排され施術が極めて容易となることがしばしば経験される．この利点を数字で表すことは困難であろうが，精緻な処置には欠かせないと筆者は考えている．

とりわけ，顕微鏡下で修復治療や歯内治療を円滑に行うためには，ラバーダム防湿は極めて有用である[13]．隔離された術野の確保（しばしば長時間にわたる精緻な処置が要求されるため極めて重要），患者への安全性の確保（視野が狭くなるため非常に重要である），呼気によるミラーの曇りの防止（顕微鏡下ではミラーテクニックが必須）などの多くの利点から，筆者は可及的にラバーダム防湿を施した状態で顕微鏡

下の処置を行っている．この際は，クランプが操作の妨げとならないよう，しばしば連続防湿を行っている（図1，4）．

ラバーダム防湿の臨床エビデンス

ラバーダム防湿とコンポジットレジン修復

コンポジットレジン修復については，上述した汚染や湿潤の影響など，ラバーダム防湿の有用性を示唆する in vitro の研究結果が多数報告されている．ところがラバーダム防湿が臨床成績を統計学的に有意に向上させるとの報告は限られており，明確な結論が導きだせるわけではない．

これらのなかで，Barghiら[14]は，ラバーダム防湿の臨床的有用性を示している．すなわち，抜歯予定の大臼歯頰側面のエナメル質にラバーダム防湿もし

107

表2 ラバーダム装着に対する患者の希望.「今後(次回)の診療に使用を希望しますか」という質問への回答を％で示す.

文献	術者	回答		
		希望する	どちらでもよい	希望しない
Gergely(1989)[24]	歯科医師	72	19	8
三好ら(1996)[2]	歯科医師	93	4	3
Stewardsonら(2002)[25]	学生	43	44	13
	歯科医師	70	26	4
佐々木ら(2006)[26]	歯科医師	92	6	2

くは簡易防湿下で光重合型レジンを接着させ，約2週後に抜歯して接着強さを測定したところ，ラバーダム防湿が施された場合に有意に大きい値が得られたことを報告している.

一方，前歯部[15-17]あるいは臼歯部[18]コンポジットレジン修復の予後調査研究では，概してラバーダム防湿と簡易防湿に統計学的な差は見出されていない.たとえば148歯を10～15年間経過観察したSmalesの報告[17]では，ラバーダム防湿群で有意に辺縁破折が少ないとの結果が示されているが，不良例の頻度が低く臨床的に大きな意味は有しないとの見解が提示されている.

臼歯部コンポジットレジン修復の長期耐久性に関する24編の研究結果を解析した最近の論文[19]でも，ラバーダム防湿の有意な影響は見出されていない.これらの研究ではラバーダムの有無によらず質の高い処置が施されていること，極めて多彩な因子が修復物の予後に影響を及ぼすことなどを考えると，納得すべき成績とも思われる.

これらの報告から，コンポジットレジン修復の予後に及ぼすラバーダム防湿の影響は，処置が原則にしたがって行われた場合は，一般的な症例では決して大きくないことが窺われる．重要なことは，術野の湿潤や汚染を可及的に排除することであり，ラバーダム防湿はそのための方法の一つと位置づけられるだろう．下顎最後方臼歯などのクリティカルな症例ではラバーダム防湿の相対的重要性が高まることは十分考えられるが，そのメリットを数字であらわすことは困難なようである.

ラバーダム防湿と覆髄法

Whitworthら[20]は，水酸化カルシウム製剤もしくはボンディング材で覆髄された602歯に対する3年間の予後調査を行い，歯髄壊死発症に有意に関連する因子として，露髄の存在とコンポジットレジンによる修復(アマルガムに対して)をあげているが，ラバーダム防湿の有意な影響はみられなかったとしている．やはり，ラバーダムにかわる適切な防湿が施されたことが理由として述べられている.

一方，de Lourdes Rodrigues Accorinteらの最近の報告[21]では，便宜抜去予定歯に水酸化カルシウムもしくはボンディング材で直接覆髄を行った後の経過が臨床的，組織学的に検索されている．これによると，水酸化カルシウム適用例ではラバーダム防湿の有無によらずデンティンブリッジが形成されたものの，ボンディング材使用例ではとくにラバーダム不使用群に歯髄の著明な炎症が観察されている.

以上から，接着性レジンを敢えて直接覆髄に応用するようなクリティカルな症例では，ラバーダム防湿の有用性が高まることが示唆される.

ラバーダム防湿と歯内療法

歯内療法では，ラバーダム防湿の重要性が従来より強調されている．そのため，ラバーダム不装着で

3 | ラバーダムと歯髄保存

[さまざまな連続防湿]

図5a　通常の連続防湿(|5)．|4にはフロスでシートを固定．
図5b　split-damテクニックによる|1の防湿．漏洩への配慮は必要である．
図5c　シャベル状の形態の2|の処置に際し，4±1の連続防湿で対応．

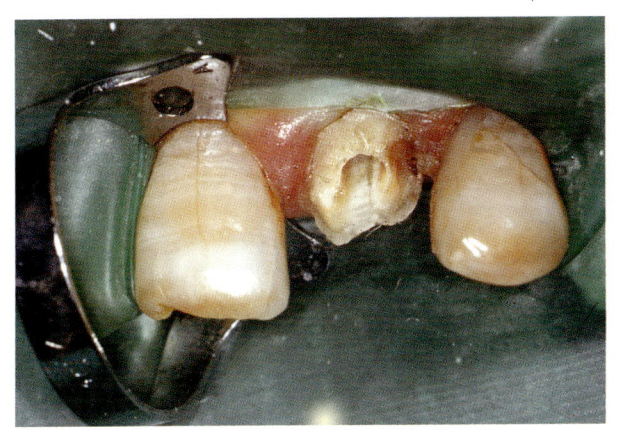

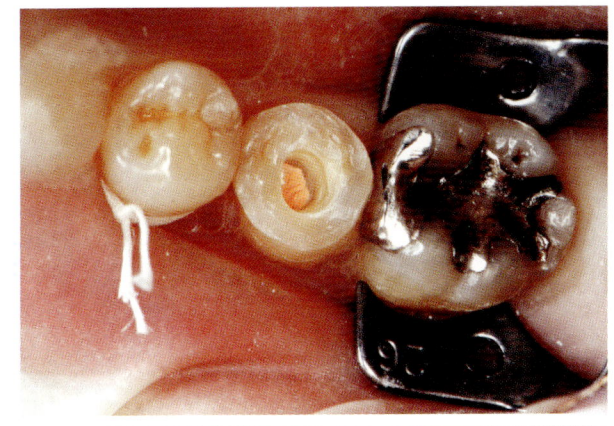

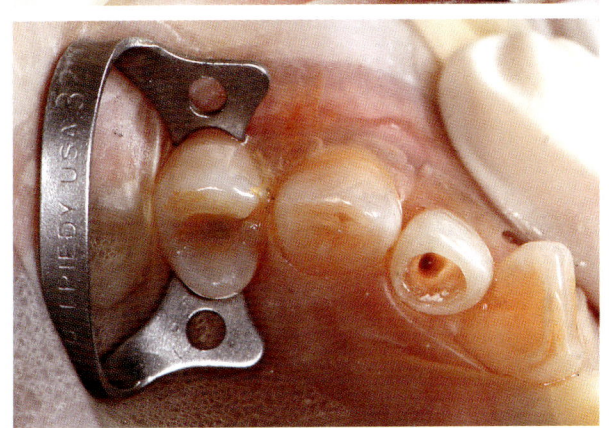

	図5a
図5b	図5c

の処置が論文として掲載されること自体が稀であり，かえってエビデンスが少ない状況になっている．

ところがVan Nieuwenhuysenらの報告[22]では，ラバーダム防湿の予後成績へのポジティブな影響が統計学的有意差をもって示されている．すなわち，同一術者が再歯内治療を行った歯を6か月以上経過観察したところ，ラバーダム防湿群が簡易防湿群と比較して高い有意差のもと良好な成績を示したことが記載されている．またAbbott[23]は，根管処置後に痛みの持続する症例の調査を行い，ラバーダムの不使用が最も高い関連を示す因子であるとしている．

ラバーダム防湿は患者にとって不快か

ラバーダム装着下での処置を経験した患者を対象として行われた国内外でのアンケート調査[2,24-26]は，大多数の患者がラバーダム装着を受け入れている点で一致している(表2)．しかしながら，痛み，顎の疲労，口腔内の乾燥などのさまざまな不快感を，ある程度の患者が(受け入れると回答した場合であっても)経験していることも示されている[2,26]．

以上の報告は，患者の不快感がラバーダムの使用を敬遠する理由とは必ずしもならないことを示すものであろう．その一方，不快感を可及的に軽減するための技術的修練が望まれることはいうまでもない．

ラバーダム装着の工夫

連続防湿

処置対象歯に何らかの理由でクランプを装着できない場合，隣在歯などを用いて連続防湿を施すことでしばしば目的を達成できる(図5)．

通常は患歯の遠心に位置する歯にクランプを装着し，歯数分のパンチ穴を順次通過させて複数歯の歯冠を露出させる．シートが接触点を通過しづらい場合は，ここに少量の潤滑剤(ワセリンなど)を塗布し，フロスでていねいに押し込む．近心側の固定

第4章　歯髄保存療法の術式

[レジン隔壁の応用]

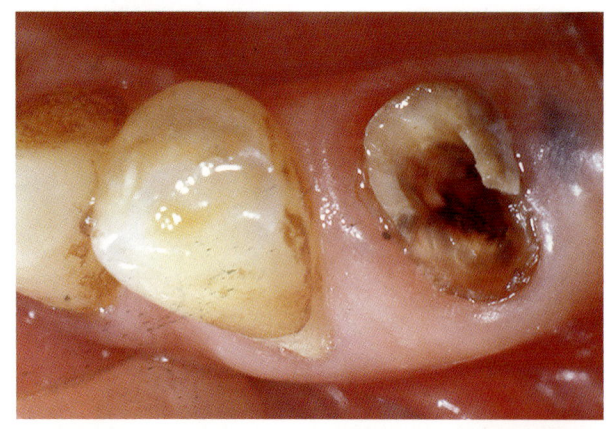

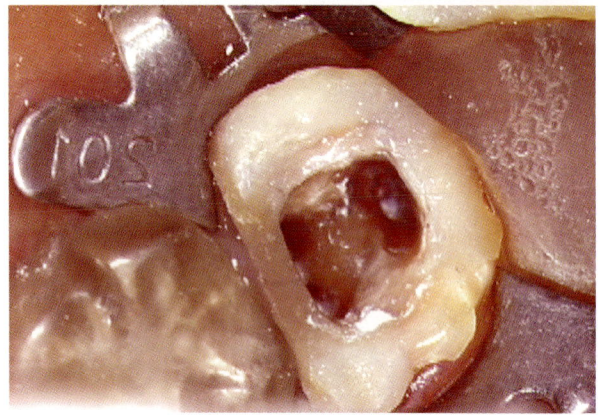

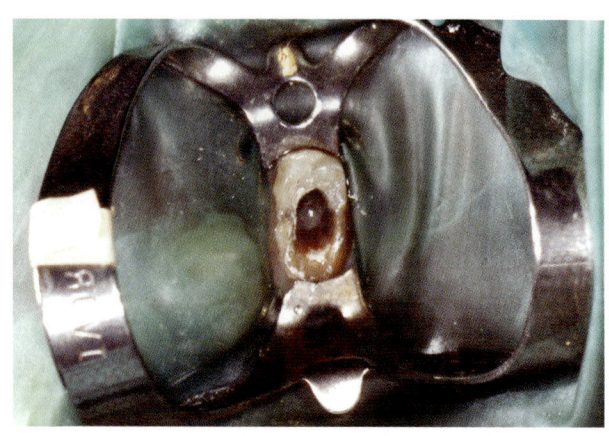

図6a｜図6b
図6c

図6a 「5術前．頬側に歯肉縁下に及ぶ実質欠損がある．
図6b 「5頬側にコンポジットレジンを少量築盛後，蝶型のクランプでラバーダム装着．
図6c 実体顕微鏡下の根管治療にあたり，残根状態の「7の歯冠全周にコンポジットレジンを築盛して隔壁とした．

には必要に応じてクランプ（近遠心を逆にして装着），フロス（結紮／図5），ラバーダム片（歯間部に挿入），ウェッジ（エンブレージャーに挿入）などを用いる．前歯部ではフロスなどの使用により，クランプを用いずにシートを固定できる場合もある．

　歯冠の崩壊や連結などのため個々の歯冠を別々のパンチ穴で露出させることが困難な場合，"split-dam"テクニックがしばしば有効である．この場合は2つのパンチ穴をハサミによる切り込みでつなぎ，複数の歯冠を一つの細長い穴で露出させる（図5b）．歯間部では歯肉が露出するうえ頬舌側へのシートの適合もやや甘くなるため漏洩に配慮する必要があるが，多くの場合実用上の問題は少ない．隣接面を含む窩洞へのコンポジットレジン修復に際して，歯間部のラバーシートが処置の妨げとなる場合にも，この方法が有用である．

クランプが装着しづらい場合への対応

　歯冠の豊隆が少なくクランプが装着しづらい場合は，上述の連続防湿がしばしば適用される（図5c）．最後臼歯でこれが困難な場合は，頬舌側面にごく少量のコンポジットレジンを築盛して突起をつくることで，クランプ装着がしばしば可能となる．

　歯冠崩壊が著しい場合は，連続防湿と隔壁作製のいずれか（もしくは両方）を採用する．接着性能の向上により，コンポジットレジンの築盛により，比較的堅牢な隔壁を容易に作成することが可能となっている（図6）．歯肉切除により歯肉縁上歯質を確保することでクランプ装着が容易となる場合もある．

　クランプは多彩な形態で製作されており，術者の好みや経験で選ばれることも多く，最も装着しやすい（外れにくい）クランプを示すことは困難である．クランプの位置決めが難しい場合は，無翼型クランプを患歯にまず単独で装着し，ラバーシートの穴を広げてクランプに通すことで比較的容易に装着できる．この際はフロスでクランプを結紮するなど，誤飲に配慮すべきであろう．いわゆる蝶型の前歯用クランプ（若干疲労が進み大きく開くもの）は把持力が強く，小臼歯や大臼歯に好適な場合がある（図6b）．

このような，歯種と形態との関係にこだわらない柔軟な対応も時には必要である．

漏洩への配慮

患歯とラバーシートの微妙な隙間から唾液などが流入し処置が妨げられることがあるが，適切な材料で隙間を封鎖することで多くの場合は解決できる．筆者は封鎖材として水硬性仮封材や即時重合レジンをしばしば用いる．この目的専用のシリコーンパテ(Oraseal)も市販されている．広い隙間が生じたときにはシリコーン印象材(ラバーシートに接着材を塗布)で封鎖をはかることも可能である．

なお隣接面の軟化象牙質を追求することで，実質欠損が歯肉縁下に及ぶと思われる場合は，辺縁部のみ歯肉縁上までの切削に留め，必要最低限の量の軟化象牙質を意図的に残存させる場合がある．これが「隔壁」となり，簡便に漏洩が防止できる．

ラバーダム防湿とリスク評価

歯科の基本的処置と位置づけられるもののなかで，ラバーダム防湿ほど有効性を数字で表しにくいものも珍しいであろう．これは，ラバーダム防湿の本質的な意義が「治療成績低下につながるリスクの軽減」にあることと密接に関連すると思われる．すなわち，ラバーダム防湿の使用基準は，「個々の症例がどの程度のリスクを内包しているか」を評価して決定されると端的に表現可能であろう．「難症例」であればあるほどラバーダム防湿の意義が高まると考えることもできる．

このリスク評価には，臨床医としての良識，センスまでもが問われる場合があることには留意すべきであろう．ラバーダム装着に対する少々の技術的修練と工夫次第で，術者・患者双方が快適な処置環境が提供されることを銘記したい．

参考文献

1. Marshall K, Page J. The use of rubber dam in the UK. A survey. Brit Dent J. 1990；169(9)：286-291.
2. 三好俊朗，板垣彰，遠藤育郎，宮里毅，北島佳代子，横須賀孝史，江口美智子他．歯内治療時のラバーダム防湿に関する現状と意識調査．日歯保存誌．1996；39(1)：315-323.
3. 吉川剛正，佐々木るみ子，吉岡隆知，須田英明．根管処置におけるラバーダム使用の現状．日歯内療誌．2003；24(3)：83-86.
4. Wilson NHF, Christensen GJ, Cheung SW, Burke FJT, Brunton PA. Contemporary dental practice in the UK: aspects of direct restorations, endodontics and bleaching. Brit Dent J. 2004；198(2)：99-103.
5. Hitmi L, Attal JP, Degrange M. Influence of the time-point of salivary contamination on dentin shear bond strength of 3 dentin adhesive systems. J Adhes Dent. 1999；1(3)：219-232.
6. Hiraishi N, Kitasako Y, Nikaido T, Nomura S, Burrow MF, Tagami J. Effect of artificial saliva contamination on pH value change and dentin bond strength. Dent Matr. 2003；19(5)：429-434.
7. Plasmans PJ, Creugers NH, Hermsen RJ, Vrijhoef MM. Intraoral humidity during operative procedures. J Dent. 1994；22(2)：89-91.
8. Plasmans PJ, Reukers EA, Vollenbrock-Kuipers L, Vollenbrock HR. Air humidity: a detrimental factor in dentine adhesion. J Dent. 1993；21(4)：233-228.
9. Asmussen E, Peutzfeldt A. The influence of relative humidity on the effect of dentin bonding systems. J Adhes Dent. 2001；3(2)：123-127.
10. Besnault C, Attal JP. Simulated oral environment and microleakage of Class II resin-based composite and sandwich restorations. Am J Dent. 2003；16(3)：186-190.
11. Chiba Y, Miyazaki M, Rikuta A, Moore BK. Influence of environmental conditions on dentin bond strengths of one-application adhesive systems. Oper Dent. 2004；29(5)：419-422.
12. Cochran MA, Miller CH, Sheldrake MA. The efficacy of the rubber dam as a barrier to the spread of microorganisms during dental treatment. J Am Dent. Assoc 1989；119(1)：141-144.
13. 興地隆史．マイクロエンドドンティクスのガイドライン．歯科医療．2006；20(2)：37-44.
14. Barghi N, Knight GT, Berry TG. Comparing two methods of moisture control in bonding to enamel: a clinical study. Oper Dent. 1991；16(4)：130-135.
15. van Dijken JW, Horstedt P. Effect of the use of rubber dam versus cotton rolls on marginal adaptation of composite resin fillings to acid-etched enamel. Acta Odontol Scand. 1987；45(5)：303-308.
16. Smales RJ. Effect of rubber dam isolation on restoration deterioration. Am J Dent. 1992；5(5)：277-279.
17. Smales RJ. Rubber dam usage related to restoration quality and survival. Brit Dent. J 1993；174(9)：330-333.
18. Raskin A, Setcos JC, Vreven J, Wilson NH. Influence of the isolation method on the 10-year clinical behaviour of posterior resin composite restorations. Clin Oral Investig. 2000；4(3)：148-152.
19. Brunthaler A, Konig F, Lucas T, Sperr W, Schedle A. Longevity of direct resin composite restorations in posterior teeth. Clin Oral Investig. 2003；7(2)：63-70.
20. Whitworth JM, Myers PM, Smith J, Walls AW, McCabe JF. Endodontic complications after plastic restorations in general practice. Int Endod J. 2005；38(6)：409-416.
21. de Lourdes Rodrigues Accorinte M, Reis A, Dourado Loguercio A, Cavalcanti de Araujo V, Muench A. Influence of rubber dam isolation on human pulp responses after capping with calcium hydroxide and an adhesive system. Quintessence Int. 2006；37(3)：225-231.
22. Van Nieuwenhuysen JP, Aouar M, D'Hoore W. Retreatment or radiographic monitoring in endodontics. Int Endod J. 1994；27(2)：75-81.
23. Abbott PV. Factors associated with continuing pain in endodontics. Aust Dent J. 1994；39(3)：157-161.
24. Gergely EJ. Rubber dam acceptance. Brit Dent J. 1989；167(7)：249-252.
25. Stewardson DA, McHugh ES. Patients' attitudes to rubber dam. Int Endod J. 2002；35(10)：812-819.
26. 佐々木るみ子，吉川剛正，吉岡隆知，須田英明．歯内治療時のラバーダムは不快か？ 歯科医師と患者の意識調査．日歯内療誌．2006；27(1)：2-5.

第5章
歯髄保存はどこまで可能か

深在性象牙質う蝕，象牙質知覚過敏症 | 吉山昌宏

レジンによる直接覆髄
その判断基準と診断・施術のポイント | 冨士谷盛興

歯根未完成歯の移植から考察される
歯髄治癒 | 福西一浩

外傷歯，移植歯，根未完成歯と
高齢者の歯髄保存療法はどこまで可能か | 興地隆史

第5章 歯髄保存はどこまで可能か

1 深在性象牙質う蝕，象牙質知覚過敏症

●吉山昌宏

岡山大学大学院医歯学総合研究科生体機能再生・再建学講座歯科修復学分野

失敗しない歯髄保存療法

　歯髄が近接した深在性の象牙質う蝕や，激しい冷水痛がなかなか消失しない象牙質知覚過敏症では，歯髄保存か抜髄かと治療方針を迷う症例にたびたび遭遇する．患者の希望を優先するあまり，安易な抜髄に走り鋳造歯冠修復に依存した治療を行うことが少なくないのも，現在のわが国の一般歯科の現状である．

　しかしながら，「歯髄は歯の命である」という事実は疑う余地がない．また一度抜髄した歯がその後，患者の口腔内でどのように機能し残存していくかは，経験ある歯科医であればある程度の予想はつく．クラウンやインレーの脱離，二次う蝕や歯周病の続発，歯根破折や根尖病巣の形成などの喪失につながるリスクが生活歯より明らかに高まることは周知の事実である．したがって，露髄の疑いのあるう蝕や重度の知覚過敏であっても，まず「歯髄保存療法」を第一選択とし，それでも症状が悪化した場合に「抜髄処置」を選択するのが本来の歯科医療の姿であると思われる．

　しかしながら，「歯髄保存」を考えるあまり，重度の歯髄炎を引き起こし，患者に苦痛と経済的時間的ロスを与えることは極力避けなければならない．安易で失敗に終わった歯髄保存療法が私たち歯科医に与えるストレスは想像以上に大きいものである．

　このような観点から，極力失敗しない歯髄保存療法のためには，確かな歯髄診断とマイクロリーケージを引き起こさない接着修復が不可欠であると筆者は考えている．

　本稿では，深在性う蝕が歯髄に及ぼす影響を考えるとともに歯髄診断のポイントを述べ，深在性う蝕のレジン修復症例，レジンコーティング法の応用，そして象牙質知覚過敏症の症例を呈示して歯髄保存の道を探っていきたい．

深在性う蝕が歯髄に及ぼす影響

　歯髄炎は細菌に由来する病原性物質の侵入を排除すべく局所で営まれる生体防御反応をその本能する．この生体防御反応の実態に大きく影響を及ぼしているのが，象牙質の透過性 Dentin Permeability である．

　この象牙質の透過性を決定する因子として最も重要なのが歯髄からの距離，すなわち残存象牙質の厚みと象牙細管の密度である[1]．通常切削した象牙質は厚さ1μmのスミヤ一層で覆われているが，酸処理によりスミヤ一層は除去され管周象牙質も脱灰されて大きく開口した象牙細管が見えてくる(図1)．

　象牙細管の歯髄方向への集中は，象牙質に極めてユニークな構造を与えている．象牙細管は逆円錐状の形態をしており，歯髄側でもっとも大きな細管径を示し，CDJでEDJでもっとも小さくなる(図2)．GarbreoglioとBrännströnは象牙細管の半径を測定しており，表1は彼らのデータの下にDEJや歯髄付近での細管腔の面積を計算したものである[2]．DEJ付近では細管腔の面積が1％前後しかないが，歯髄付近では22％と20倍以上となる．したがって，残存象牙質の厚さが1mm以内となると細管腔の占有面積は極めて大きくなり，象牙質は極めて湿潤した状態である．さらに深部象牙質では透過性が著し

1｜深在性象牙質う蝕，象牙質知覚過敏症

[酸処理した象牙質]

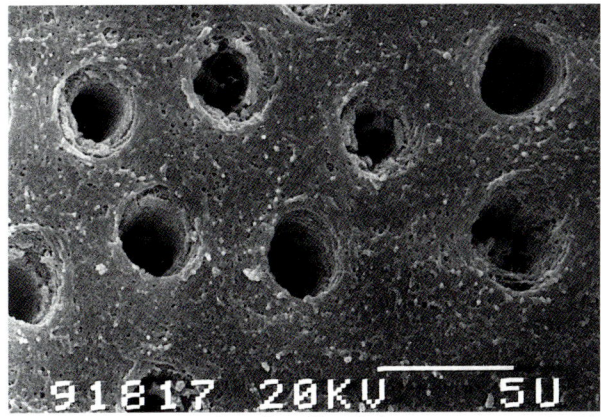

図1 酸処理により管周象牙質は除去され，コラーゲン線維周囲の結晶が除去されたことにより，象牙質基質の原線維が観察される．

[象牙細管の密度と集中]

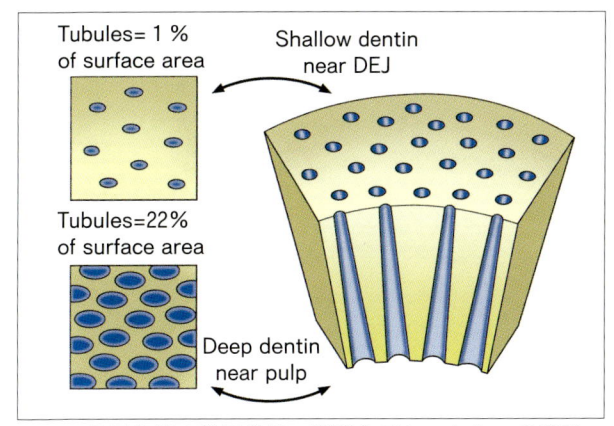

図2 象牙細管は逆円錐状の形態を示しており，歯髄側で最も大きな細管径を示し，CDJやEDJで最も小さくなっている（David Pashley のご厚意による[1]）．

表1 歯髄からの距離と象牙細管の密度，半径および細管腔，管周象牙質，管間象牙質の面積（計算値）．

Distance from pulp	Number of tubules $\times 10^6/cm^2$	Radius of tubules $\times 10^4/cm^{-4}$	Areas Fluid-filled tubules(At)	Peritubular dentin(Ap)	Intertubular dentin(Ai)
0	4.5	1.25	22.10	66.25	11.65
0.1 - 0.5	4.3	0.95	12.19	36.58	51.23
0.6 - 1.0	3.8	0.80	7.64	22.92	69.44
1.1 - 1.5	3.5	0.60	3.96	11.89	84.15
1.6 - 2.0	3.0	0.55	2.85	8.55	88.60
2.1 - 2.5	2.3	0.45	1.46	4.39	94.15
2.6 - 3.0	2.0	0.40	1.01	3.01	95.98
3.1 - 3.5	1.9	0.40	0.96	2.86	96.18

$At = \pi r^2 N(100)$, $Ap = \pi N(R^2 - r^2)(100)$, $Ai = 100 - Ap - At$. N：1cm^{2}あたりの象牙細管の数，r：象牙細管の半径，R：象牙細管の直径．

く高くなっており，細菌由来の病原性物質が歯髄に到達する危険性が増大している．

　その一方で，健全な歯髄は象牙細管を通して外側方向への組織液の流れを生じさせ，有害な細菌産生物質の歯髄内部への拡散を防止する役割を果たしている（図3）．

歯髄の診査方法

　深部う蝕の処置では，電気歯髄診断による歯髄の生死の確認を行った上で，残存象牙質の厚さをカ

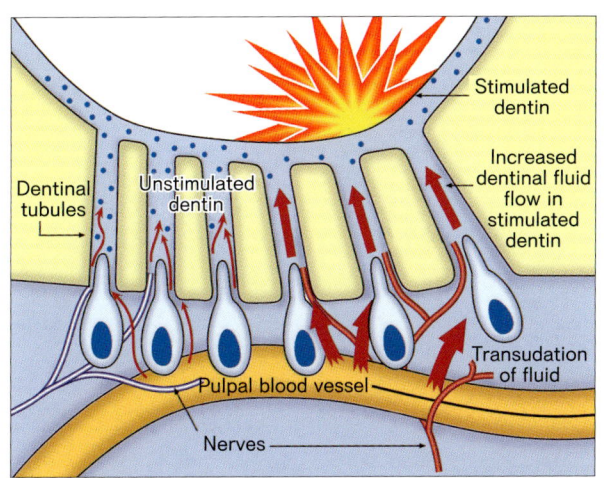

図3 象牙質の組織液の外側への移動により，有害物質の内部への拡散を防止するメカニズム（David Pashley のご厚意による[1]）．

第5章　歯髄保存はどこまで可能か

[歯髄の診査方法]

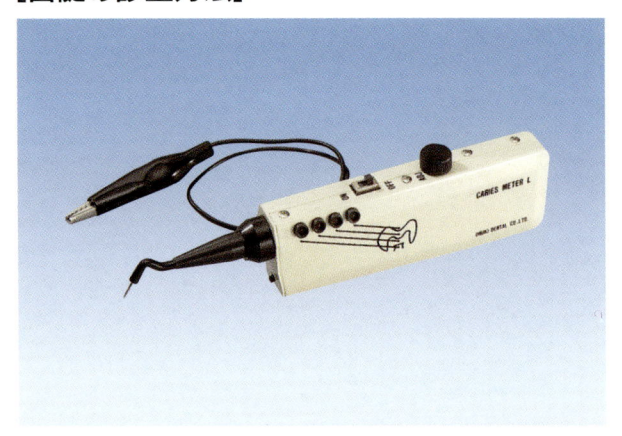

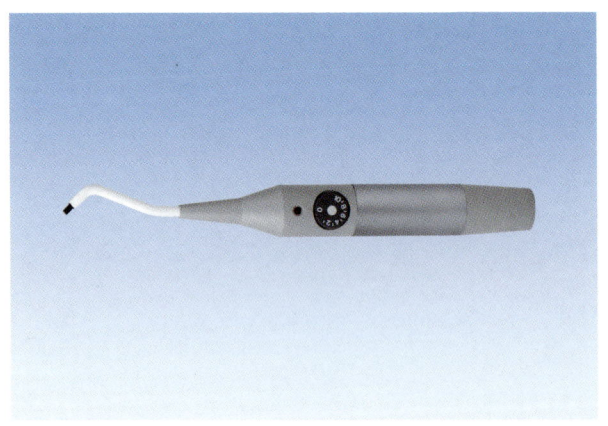

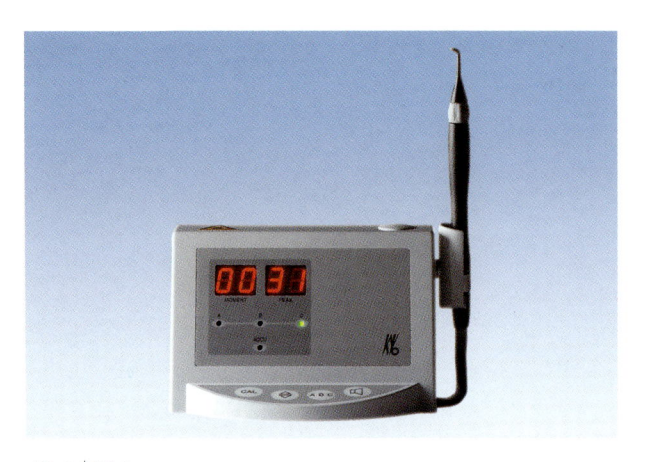

図4　図5
図6

図4　カリエスメーターL®(コマツ).
図5　DIAGNOdent™(KaVo Dental GmbH).
図6　デントテスター®(モリタ).

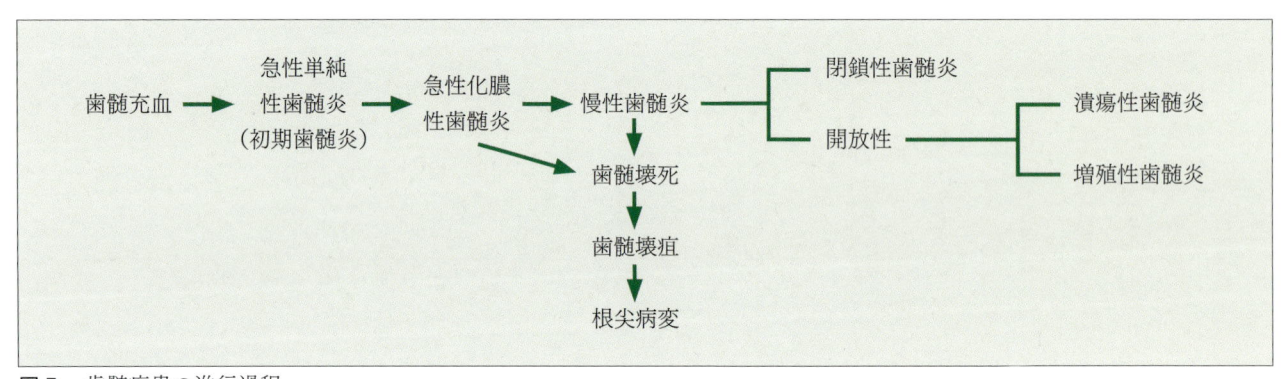

図7　歯髄疾患の進行過程.

リエスメーターL®(コマツ)とDIAGNOdent™(KaVo社),デントテスター®(モリタ)の測定値およびエックス線写真より推定し,1mm以下から仮性露髄までの場合,とくに綿密に歯髄診断を行い(図4～6),正常生活歯髄,歯髄充血あるいは急性単純性一部性歯髄炎といった可逆性歯髄炎の範囲にある症例でのみコンポジットレジン修復やインレー修復を行う必要がある.

歯髄診断においては,前章で記述している臨床診査と検査に基づいた「臨床的歯髄疾患の分類」にしたがって歯髄診断を実施する.しかし実際の臨床においては,必ずしも前述の分類にあてはまるとは限らず,その移行期のものが存在する[3].そのときには歯髄疾患進行過程の手前日に仮診断を下し,歯髄保存的修復を行い経過を観察し,万が一歯髄症状が発現した場合には歯内療法に移行するようにする(図7).

チェアサイドにおける診査のポイントをまとめると表2のようになる.これらの診査ポイントのうち,3～4項目で問題があれば抜髄の必要性がでてくる.

116

[歯髄炎のstage分類]

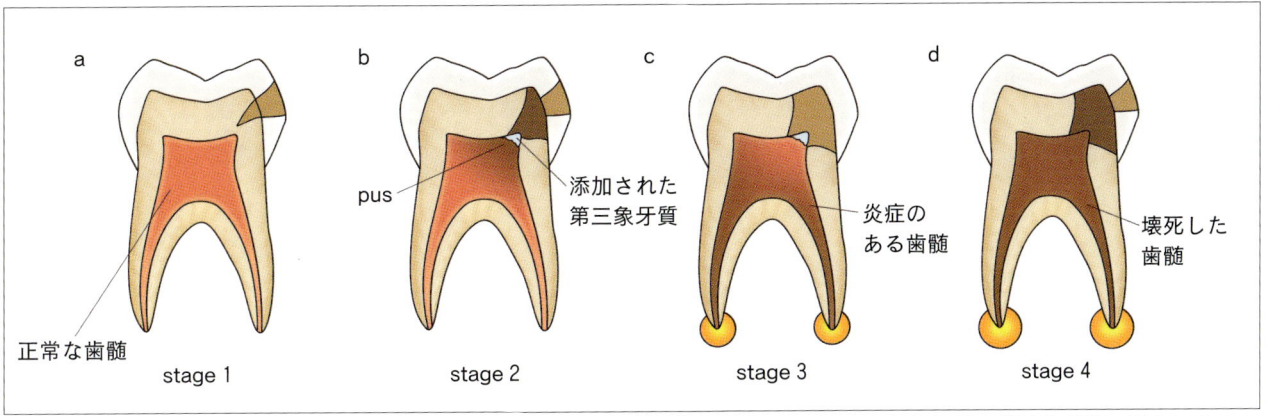

図8　stage 1：う蝕細菌のビルレンスファクターによる一部性漿液性歯髄炎，stage 2：う蝕細菌の第三象牙質の侵入による一部性化膿性歯髄炎，stage 3：全部性歯髄(歯髄全体への細菌感染は軽微な段階)，stage 4：歯髄壊死(生活反応を示す歯髄はほとんど残存していない).

表2　歯髄診断のポイント.

①痛みの種類(誘発痛か，自発痛か)	⑦露髄(露髄の有無／あれば直径は)
②エックス線写真(歯髄との距離／正常像か透過像)	⑧カリエスメーターL®の測定値(C_0～C_3)
③打診反応(反応の有無)	⑨DIAGNOdent™の測定値(0～99)
④根尖部の圧痛(圧痛の有無)	⑩歯周ポケット(4mm以上のポケットの有無)
⑤歯肉の色(変化の有無)	⑪再治療(初めての治療か，再治療か)
⑥電気的歯髄診断(EPT)	⑫患者の年齢(若年者か，中高年か)

可逆性歯髄炎か非可逆性歯髄炎かの診断

う蝕が象牙質に進行すると，細菌のビルレンスファクター(病原性因子)である莢膜や線毛，リポ多糖類(LPS)，酸素，細胞外小胞，脂肪酸，ポリアミン，アンモニア，硫化水素などが象牙細管などを通して歯髄に軽度の可逆性炎症を惹起させる．その後，歯髄の炎症は歯髄側での修復象牙質形成や添加によって刺激が遮断されることにより終息に向かう．また深部う蝕においては，顕著な細菌感染を伴わない慢性炎症が，細菌感染を伴う急性歯髄炎の前に生じる可能性がある．

さらに，歯髄は細菌侵入によってたちまち壊死に向かうのではなく，防御反応として貪食細胞(白血球やマクロファージ)による先天性免疫によって急性炎症を生じる．このような急性炎症が可逆的な慢性歯髄炎に向かうか，非可逆性の歯髄炎または歯髄壊死に向かうかは，細菌の種類と量，感染の期間，生体の防御反応の高さで決定されると考えられる．

月星はこのようなプロセスを踏まえて，う蝕による歯髄炎の進行を図8のように示している[4]．月星は，若年者では図8のStage 3まで可逆性歯髄炎としているが，筆者の臨床においては，stage 3はグレーゾーンであり，stage 2において，冷水痛以外に大きな症状のない場合を可逆性歯髄炎と判断し，自発痛，打診痛，温熱痛などを示す場合を非可逆性の歯髄炎としている．

いずれにしても歯髄炎の診断には，表2のポイントを総合的に判断する必要があり，十分な経験に基づいたNBM(Narrative Based Medicine)の要素が強いといえる．

深部う蝕のレジン修復症例

[症例1-1]一部性歯髄炎と考えられるケース

患者：55歳，男性
主訴：1|に軽度の冷水痛(1-1a)
診査：遠心隣接面に歯髄に近接する深部う蝕を有

第5章　歯髄保存はどこまで可能か

[症例1-1]　一部性歯髄炎と考えられるケース

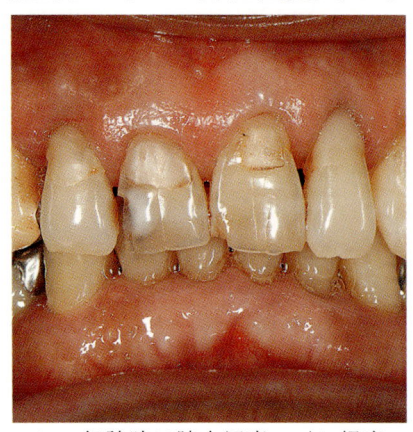

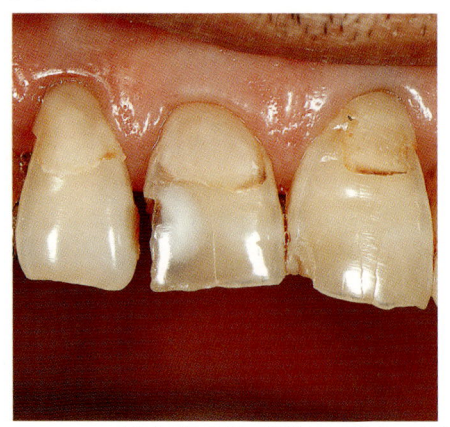

1-1a　初診時口腔内写真．1|に軽度の冷水痛．

1-1b, c　1|遠心隣接面に歯髄に近接する深部う蝕をみつける．

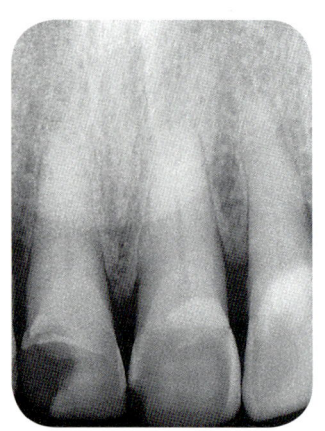

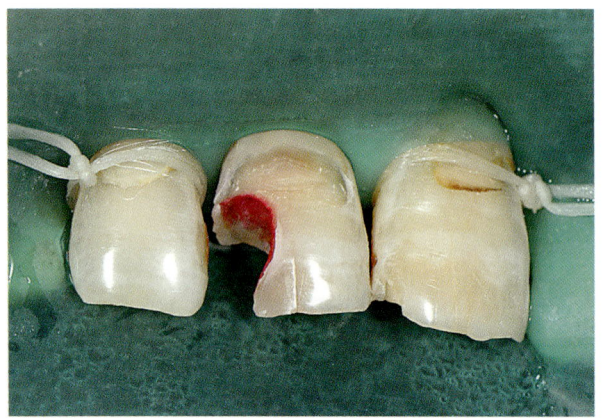

1-1d　2 1|1にラバーダムを装着し，フロスで結紮しラウンドバーで軟化象牙質をできるだけ削除した．

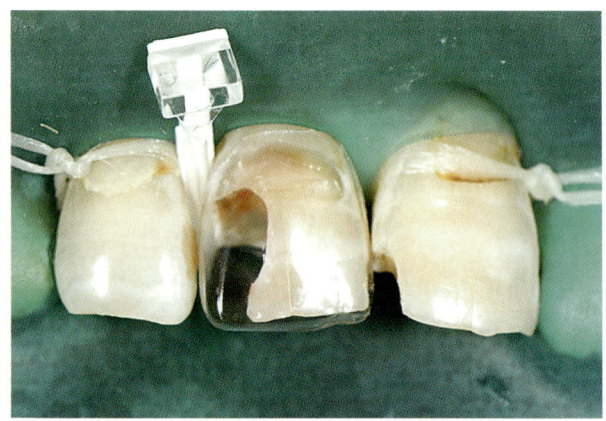

1-1e　プレウェッジングをし，フラサコクラウンの調整を行う．

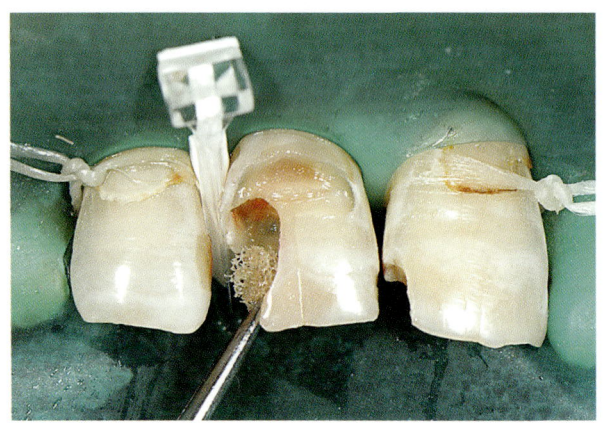

1-1f　クリアフィルトライSボンド（クラレメディカル）を20秒間塗布し，強圧エアーブローを5秒間行い，エタノールなどの溶媒を除去して，10秒間の光照射を行う．

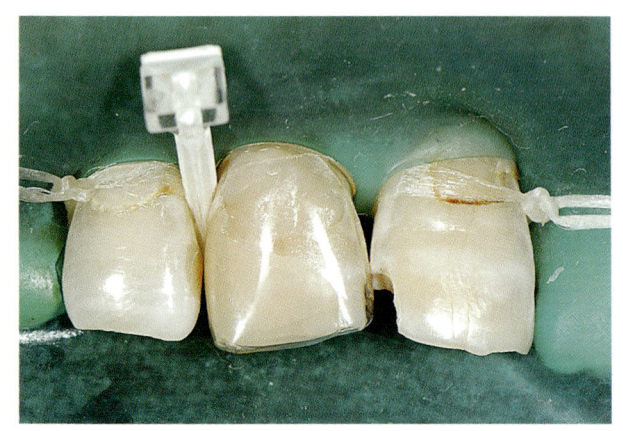

1-1g　クリアフィルST（シェード：A3）を充填した．

していた（1-1b）．エアーブローによる冷刺激に対しては10～20秒前後の一過性の疼痛を訴え，エックス線写真では歯髄との距離が1mm前後であった．DIAGNOdent™では80前後の値を示した．切端部では咬耗のためエナメル質の微小破折を生じていた．
処置：やや厚めのラバーダムシートを2 1|1に装着し，フロスで結紮した．1|の遠心隣接面にIV級窩洞を形成しう蝕検知液で染色した後，ラウンドバーで軟化象牙質を可及的に除去した（1-1d）．歯頸部の旧レジン充填物も除去し，光透過型ウェッジ（Hawe）でプレウェッジングを行い，フラサコクラウンの調製を行った後に（1-1e），ワンステップ接着システム

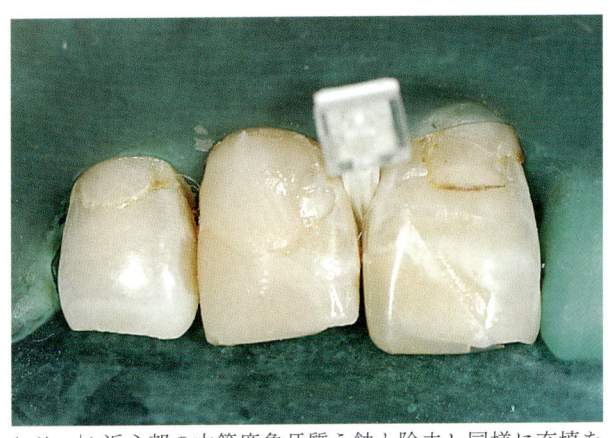

1-1h　1|近心部の中等度象牙質う蝕も除去し同様に充填を行った．

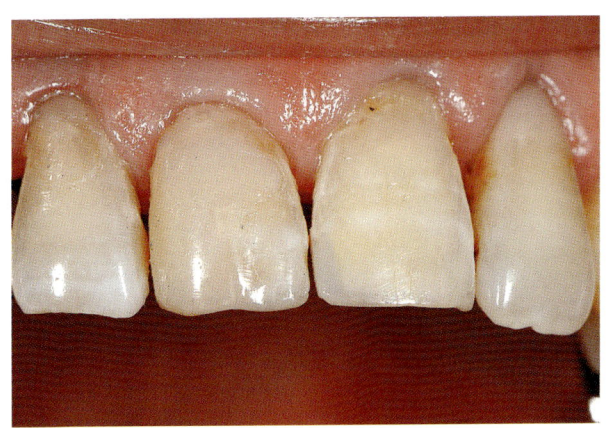

1-1i　仕上げ研磨の1週間後に最終仕上げを行った．

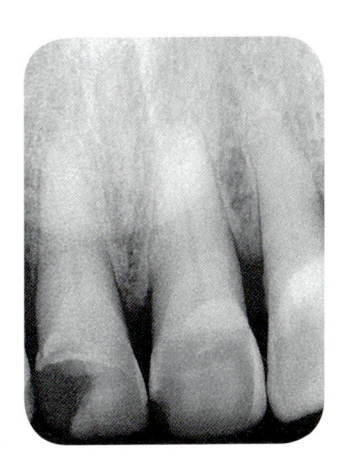

1-1j　最終仕上げ時のエックス線写真．

であるクリアフィルトライSボンド（クラレメディカル）を20秒間塗布し，強圧エアーブローを5秒間行い，エタノールなどの溶媒を除去し10秒間の光照射を行った(1-1f)．前歯部審美修復用コンポジットレジンであるクリアフィルST（シェード：A3）を充填し，1|近心部の中等度象牙質う蝕も除去し同様に充填した(1-1g, h)．

充填後に仕上げ研磨を行い，1週間後に最終仕上げを行った(1-1i, j)．このように極めて深い象牙質う蝕でありながら，歯髄を保存して審美的修復が可能となった症例であるが，安易に抜髄して硬質レジン前装冠を装着しても決してまちがいとはいえないケースである．

[症例1-2]　歯髄失活が疑われたケース

患者：24歳，女性

主訴：3|の軽い冷水痛と審美障害(1-2a)

診査：エックス線写真(1-2b)からは根尖病巣の存在が疑われたが，EPT(+)であり打診痛もないことから，5 4|根尖病巣の影響はなく正常歯髄と診断した症例である．3|の4級コンポジットレジン修復は近心隣接面の形態が異常であり，マージン部にもステップや着色が認められた．

処置：3|の浸潤麻酔下で充填物を除去したところ，窩低部に深部象牙質う蝕が存在しており，DIAGNOdent™の値が80前後であった(1-2c)．

注水下にてラウンドバーでう蝕病変を除去後，2ステップセルフエッチングシステムであるクリアフィルメガボンドで接着処理を施し，クリアフィルAP-Xを充填した(1-2d)．術後1か月後のエックス線写真からは，窩底部が髄角部に0.5～1mm前後接近していることが判明した(1-2e)．術後，歯髄の冷水痛は消失し良好な経過をたどり，6か月後にリコールした時点で審美的にも良好であった(1-2f)．

[症例1-3]　深部根面う蝕症例

患者：55歳，女性

主訴：症例3は3|の冷水痛

第5章　歯髄保存はどこまで可能か

[症例1-2]　歯髄失活が疑われたケース

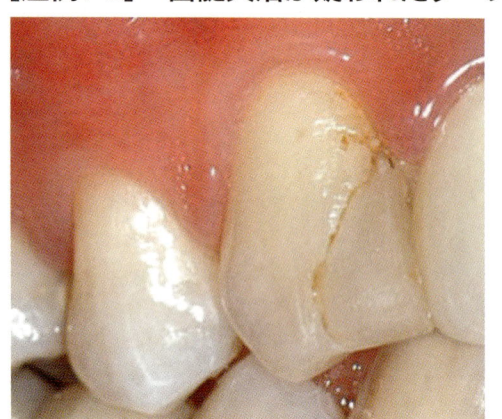

1-2a　3|の冷水痛と審美障害を主訴に来院．

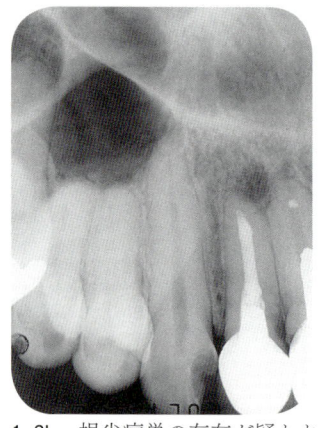

1-2b　根尖病巣の存在が疑われる．

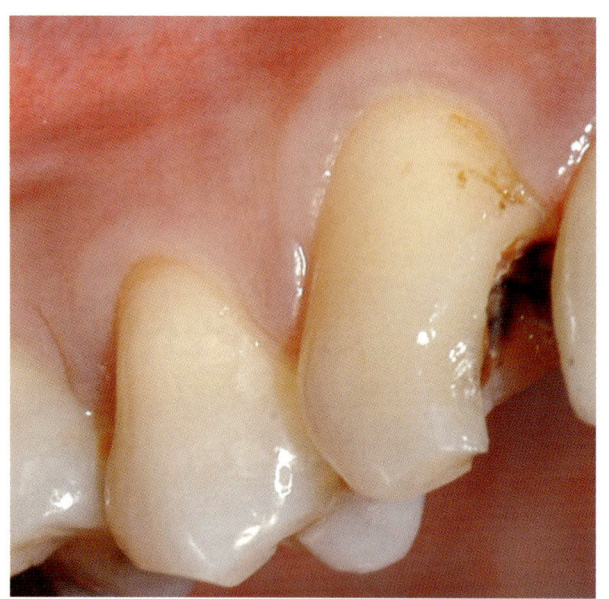

1-2c　DIAGNOdent™ では80前後の値を示した．

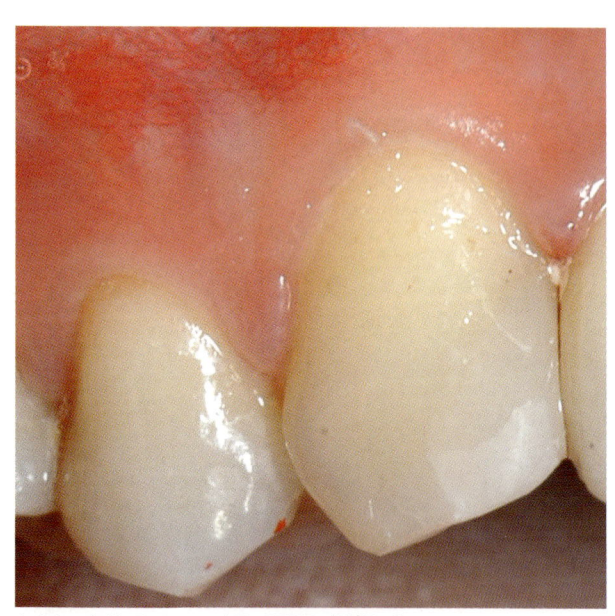

1-2d　クリアフィル AP‑XWP 充填した．

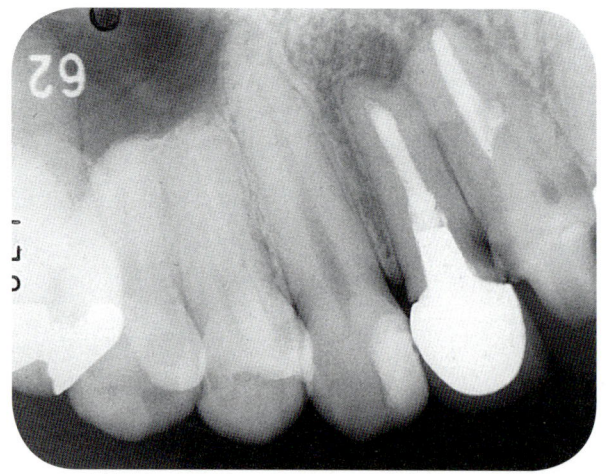

1-2e　充填後1週間後のエックス線写真では，窩底部が髄角部に0.5～1mm前後近接していることがわかった．

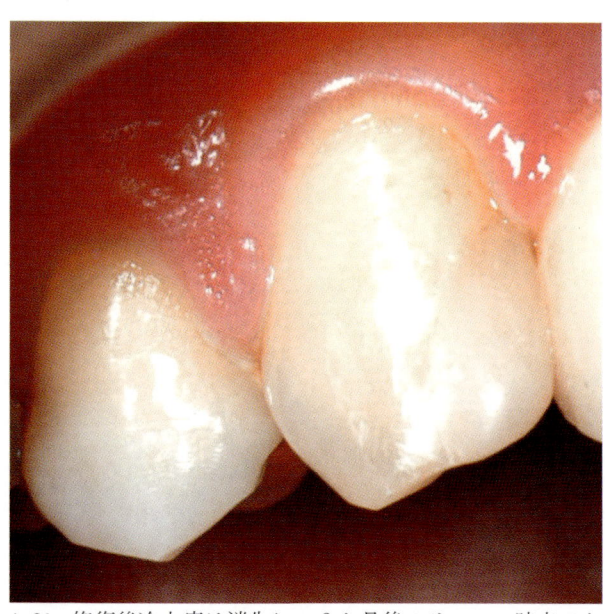

1-2f　修復後冷水痛は消失し，6か月後のリコール時点でも審美的に良好であった．

1｜深在性象牙質う蝕，象牙質知覚過敏症

[症例1-3] 深部根面う蝕

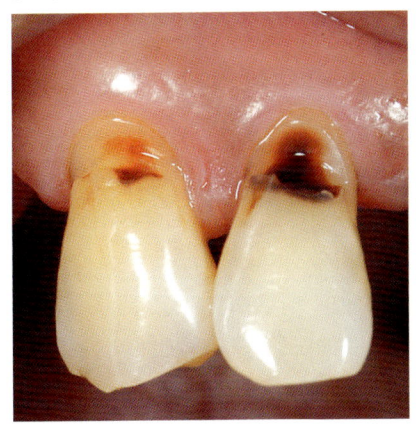

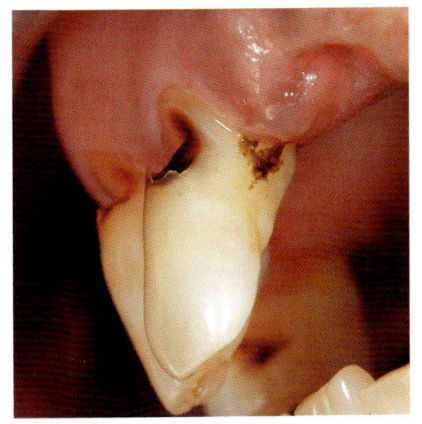

1-3a, b　極めて深い5級カリエスであることが認められる．

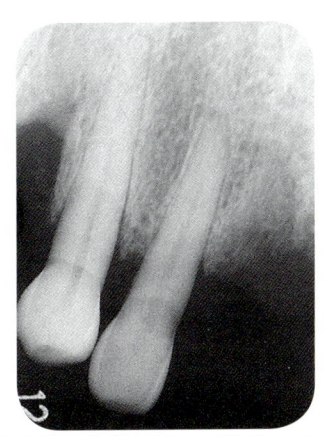

1-3c　窩底部が歯髄に極めて近接しているのがわかる．DIAGNOdent™ とカリエスメーターL® から，仮性露髄および可逆性の歯髄炎と診断．

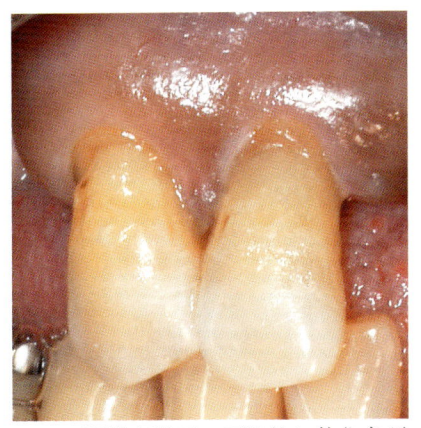

1-3d　浸潤麻酔下で可及的に軟化象牙質を除去し，GボンドおよびユニフィルフローDで充填を行った．

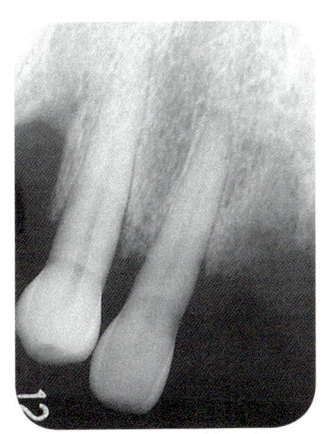

1-3e　術後のエックス線写真から一層の象牙質が残っているのがわかった．

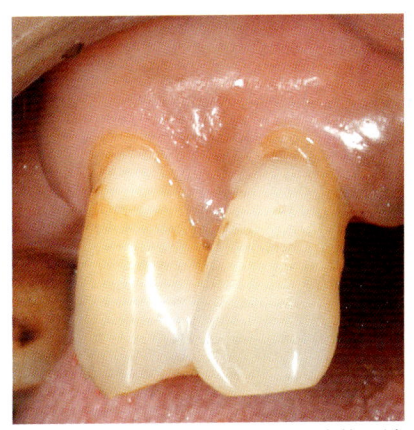

1-3f　6か月後のリコールでは症状は消失しているものの，3｜のコンポジットレジン充填歯肉辺縁部は着色しだしており，ブラッシング指導の継続と長期的な観察が必要と考えられた．

診査：2 1｜1 2 は重度歯周炎のため口腔外科で抜歯されており，EPT(+)で自発痛，打診痛はなくスリーウェイシリンジの冷気刺激に対して10～20秒程度続く痛みを訴えた．

処置：側面観から極めて深い5級カリエスであることが認められた(1-3a, b)．エックス線写真(1-3c)からわかるように，歯髄に極めて近接しており，DIAGNOdent™ の値(80前後)およびカリエスメーターL® の値がC3であったことから，仮性露髄および可逆性の歯髄炎と診断した．

患者はプラークコントロールが不良であり，歯周病の進行に伴って生じた楔状欠損がう蝕病変へと進行したものと考えられた．ブラッシング指導に対しても必ずしも熱心でないことから，抜髄および歯冠補綴の方針を提示したものの，可及的な歯髄保存治療を望まれたので，浸潤麻酔下で可及的に軟化象牙質を除去し，1ステップシステムのGボンドおよびフロアブルレジンであるユニフィルフロー(ジーシー)にて充填を行った(1-3d)．

4｜も根面う蝕で症状はなく，比較的浅い窩洞であり，同時に充填処置を行った．術後のエックス線写真から一層の象牙質が残存していることがわかった(1-3e)．6か月後のリコール時，症状は消失しているものの，3｜のコンポジットレジン充填歯肉辺縁部がはやくも着色しだしており，再度ブラッシング指導を継続しているが，今後全顎的に長期的な観察が必要と考えられた症例であった(1-3f)．

第5章　歯髄保存はどこまで可能か

[症例1-4]　深部象牙質う蝕をレジン充填したが，全部性歯髄炎に移行したケース

1-4a　窩底部と歯髄の間には一層の健全象牙質が残存していると判断した．

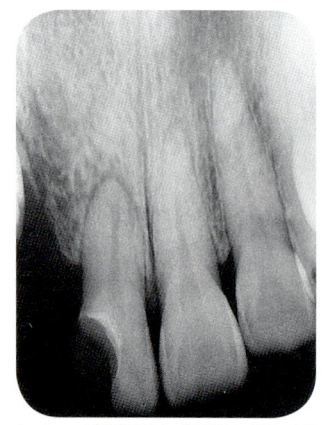

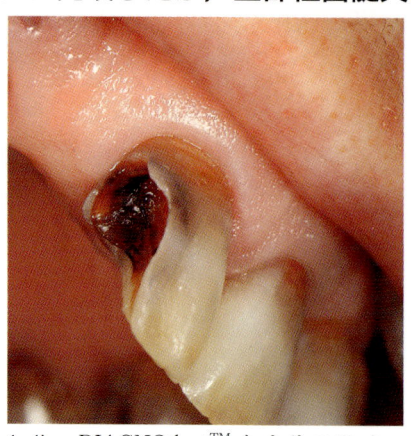

1-4b　DIAGNOdent™とカリエスメーターL®から，仮性露髄が疑われた．

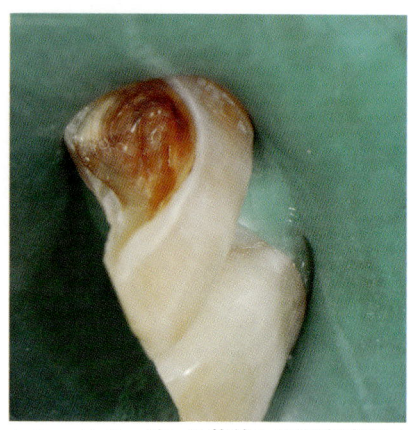

1-4c　ラバーダムを装着し浸潤麻酔下でラウンドバーを用いてう蝕検知液にあまり染まらなくなるまでう蝕を除去した．

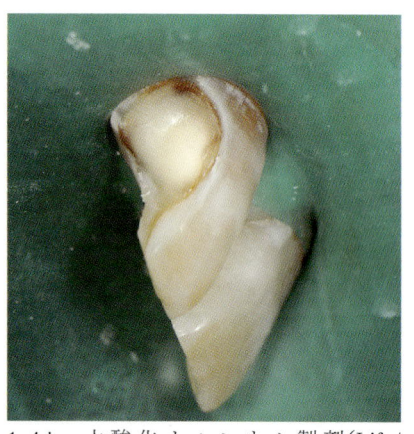

1-4d　水酸化カルシウム製剤（Life/kerr：サイブロンデンタル）を仮性露髄部に貼薬し，フジフィルLCローフロー（ジーシー）でライニングを施す．

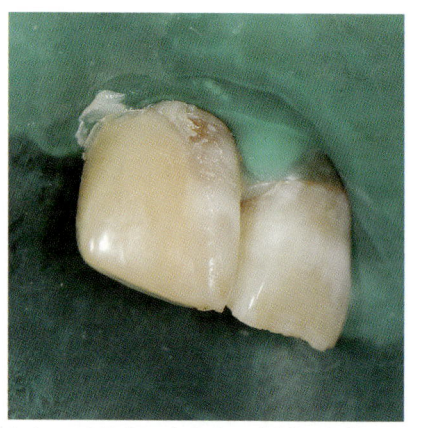

1-4e　フラサコクラウンを試した後，Gボンド（ジーシー）で接着処理を行い，コンポジットレジンのソラーレ（ジーシー）で4級コンポジットレジン修復を行った．

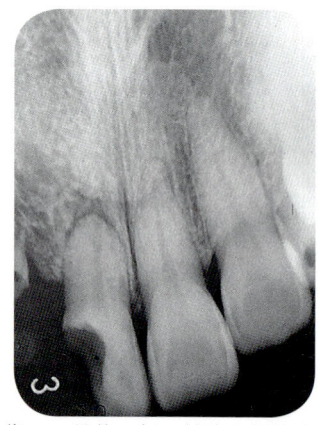

1-4f　修復3か月後，軽い鈍痛と打診痛を訴えたため，エックス線診査を行うと根尖部に透過像が生じていた．

[症例1-4]　深部象牙質う蝕をレジン充填したが，全部性歯髄炎に移行したケース

患者：45歳，女性
主訴：1|の欠損
診査：1|のう蝕象牙質は深部に及んでいたものの，症状は冷水痛以外にはとくになく電気診もわずかに（+）であった．全顎的にカリエスが多発しており，|3は残根状態であり，|4は他院で一度治療を受けたものの幼児期以来の歯科恐怖症のため放置していた．エックス線写真（1-4a）からは，う窩と歯髄の間に一層の健全象牙質が残存していると判断した．

患者は「神経を取ると歯が弱くなるのでは？」と強く抜髄を拒否したため，通常であれば欠損の大きさから考えて抜髄となるケースがあるが，あえてコンポジットレジン修復を選択した．DIAGNOdent™値およびカリエスメーターL®の値から仮性露髄が疑われた（1-4b）．

処置：浸潤麻酔下でラバーダム防湿を行い，ラウンドバーを用いて注水下で慎重にう蝕病変を除去した（1-4c）．う蝕検知液にもあまり染色しない状態までう蝕を除去した時点で，水酸化カルシウム製剤（Life）を仮性露髄部（出血はなかった）に貼薬し，光重合型レジン添加型グラスアイオノマーセメントであるフジフィルLCローフロー（ジーシー）でライニングを施した（1-4d）．フラサコクラウンを試した後，1ステップ接着システムであるGボンド（ジーシー）を用いて接着処理を行い，コンポジットレジンのソラーレ（ジーシー）を用いて4級コンポジットレジン

1｜深在性象牙質う蝕，象牙質知覚過敏症

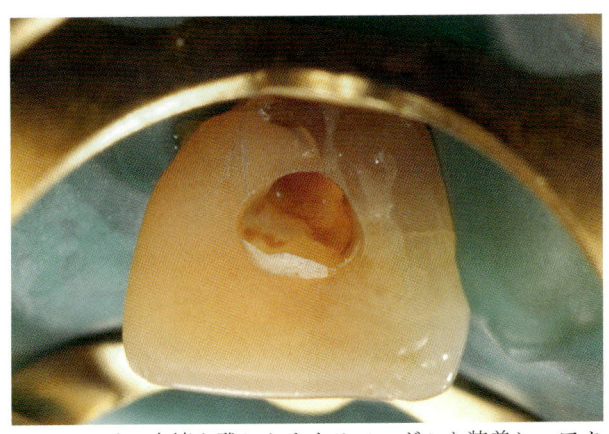

1-4g　レジン充填を残したままラバーダムを装着し，アクセスキャビティーを舌面に形成し，#20のKファイルを挿入するとわずかに痛みを訴えた．一部生活歯髄残存下での慢性根尖性歯周炎と診断し，浸潤麻酔下で根管拡大を行った．

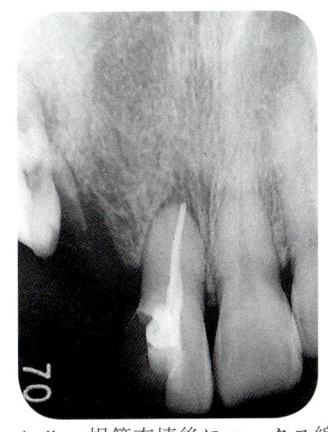

1-4h　根管充填後にエックス線写真を撮り，根管状態を調べると良好であった．

修復を行った（1-4e）．術後直後に仕上げ研磨を行ったところ，患者は極めて満足するとともに，歯科恐怖症も改善し，他のカリエス歯の治療にも熱心となってきた．

しかしながら，約2か月後に冷水痛はないものの軽い鈍痛を訴えるようになり，3か月後に打診痛も生じたため，エックス線写真撮影を行ったところ，根尖部に透過像が生じていた．またEPT（－）であったことから全部性歯髄炎からさらに根尖性歯周炎に移行したものと判断した（1-4f）．あらかじめ患者には，術後の歯髄炎の発症の可能性を説明していたので，患者に大きな動揺はなく感染根管治療を開始した．

レジン充填を残したままラバーダムを装着し，アクセスキャビティーを舌面に形成し，#20のKファイルを挿入したところ，わずかに痛みを訴えたため，一部生活歯髄残存下での慢性根尖性歯周炎と診断し，浸潤麻酔下で根管拡大を行った（1-4g）．2週間後および4週間後に貼薬交換（FG使用）を行い，根管内所見（－）で症状もないことからガッタパーチャポイントで根管充填後，アクセスキャビティーを再度コンポジットレジンで充填した．根管充填後にエックス線撮影し，根管状態を確かめると極めて良好であった（1-4h）．

この症例では，術前すでに非可逆性歯髄炎あるいは歯髄壊死に移行していた可能性が高く，歯髄炎の鑑別診断を誤ったことになる．しかしながら，痛みがあまりなかったことから一連の治療に対する患者の満足度は極めて高く，歯科恐怖症を克服できたことや，可能なかぎり歯髄保存治療の適用やその後のレジン修復に大きな満足を得ることができた．

コンポジットレジンで歯冠修復を行うことにより可及的に短時間で機能と審美が回復でき，歯質の削除量も最小限で済む．さらにマイクロリーケージを防止する意味でもコンポジットレジン修復に利点があるといえる．仮に，このケースのように感染根管治療という不幸な展開に至ったとしても，歯冠修復されていることでラバーダムの装着が容易になること，次回来院時までの仮封をより確実にできること，さらに根管充填後にはアクセスキャビティーを充填すれば歯冠修復が完了することなど，さまざまな利点がある．月星も8歳の少女で，歯髄炎の同様なケースを例示している．

[症例1-5]　深部う蝕除去後シールドレストレーションしコンポジットレジン修復

患者：25歳，女性
主訴：|6咬合面う蝕の咬合痛
診査：中学生の頃インレー修復を受け，女子大生時代に脱離したため仮封治療のみを受けていた（1-5a）．エックス線診断から，遠心髄角部に極めて近接する透過像が生じていた（1-5b）．
処置：仮封セメントを除去すると，遠心隣接面および髄角近傍に着色の著しい軟化象牙質が認められた（1-5c）．患者にシールドレストレーション，直接覆

第5章　歯髄保存はどこまで可能か

[症例1-5]　深部う蝕除去後にシールドレストレーションし，コンポジットレジン修復

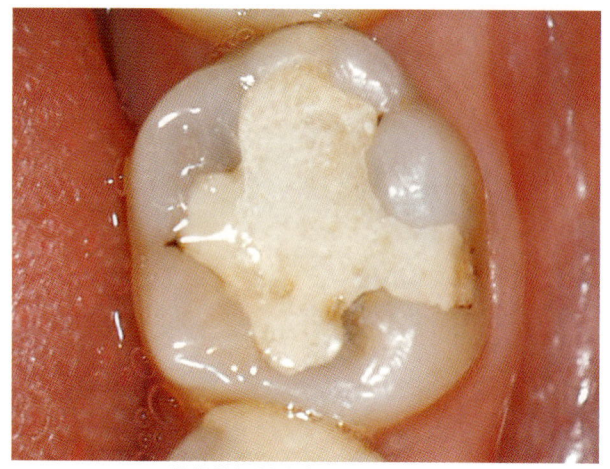

1-5a　インレー脱離後仮封治療のみの初診時6｜．

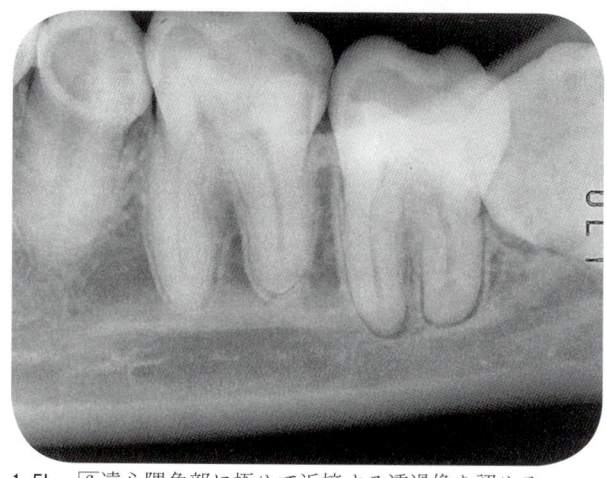

1-5b　｜6遠心隅角部に極めて近接する透過像を認める．

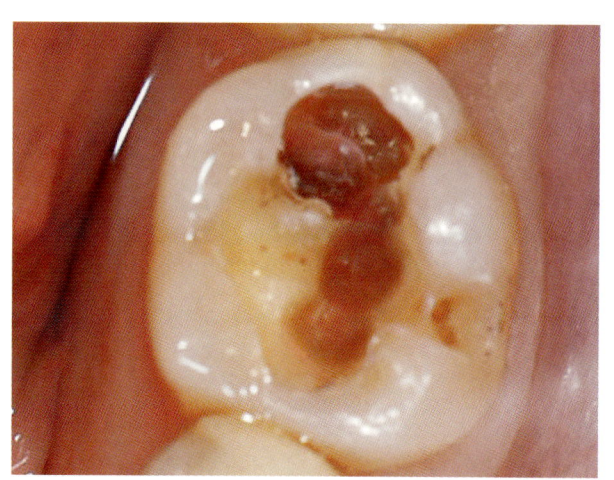

1-5c　仮封セメントを除去すると，遠心隣接面および髄角近傍に着色の著しい軟化象牙質が認められた．

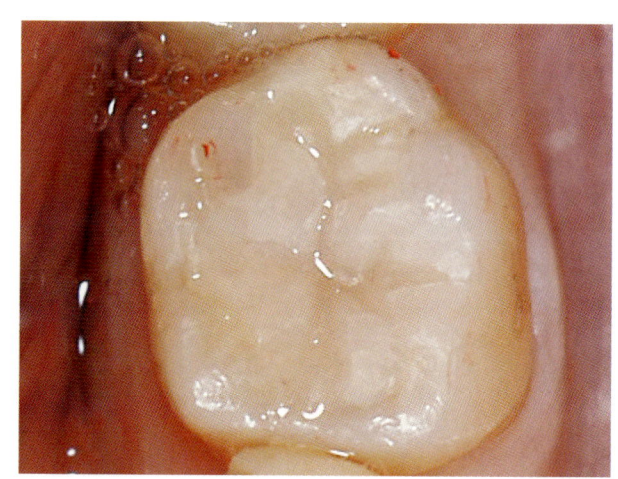

1-5d　軟化象牙質を一層残した状態でフジフィルLCローフロー（ジーシー）を用いてライニングを行い，Gボンドおよびソラーレ（ジーシー）を用いてコンポジットレジンⅠ級レジン充填を行った．

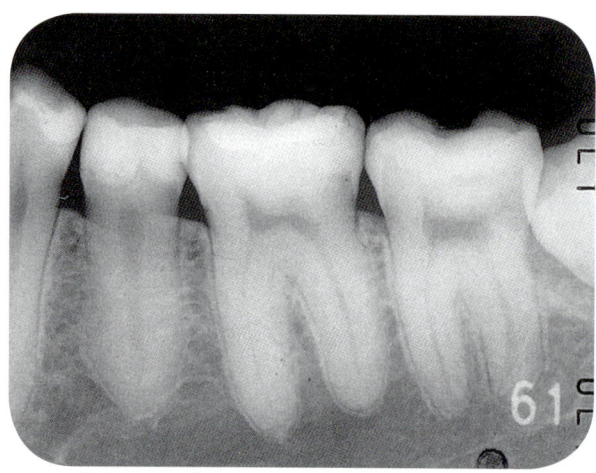

1-5e　修復6か月後，モディファイド・シールドレストレーションが成功したように判断される．

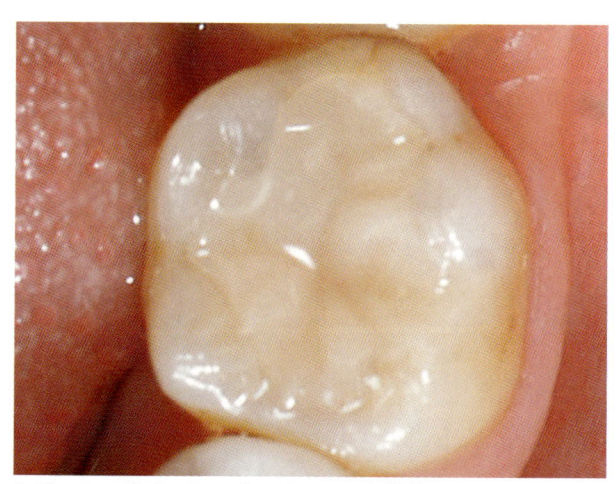

1-5f　コンポジットレジンインレーを装着．

124

1｜深在性象牙質う蝕，象牙質知覚過敏症

[症例1-6] 深部う蝕除去後にグラスアイオノマーセメントで暫間充填しコンポジットレジン修復

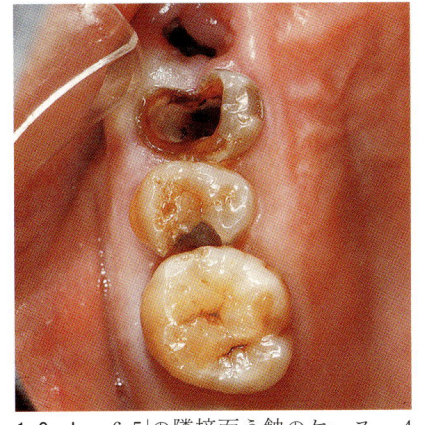

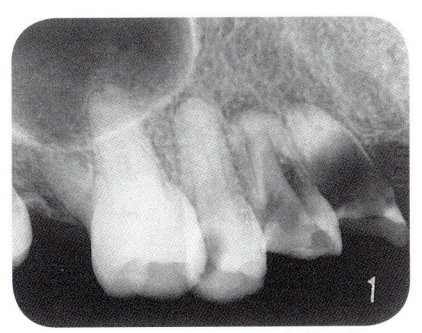

1-6a, b ６５｜の隣接面う蝕のケース．｜４３は歯冠崩壊状態であるが，歯科恐怖から放置していた．

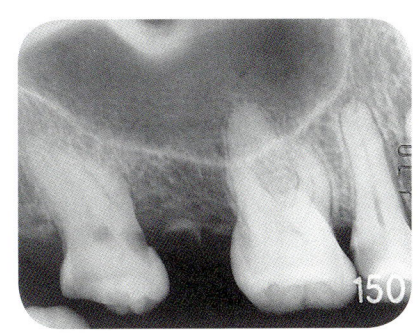

1-6c ５｜遠心隅角部の歯髄に達する深いう蝕が認められた．

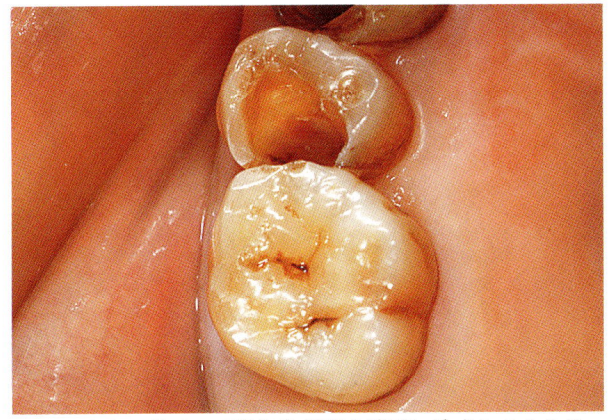

1-6d ラウンドバーで軟化象牙質を慎重に除去したところ，ピンクスポットが生じてきた．

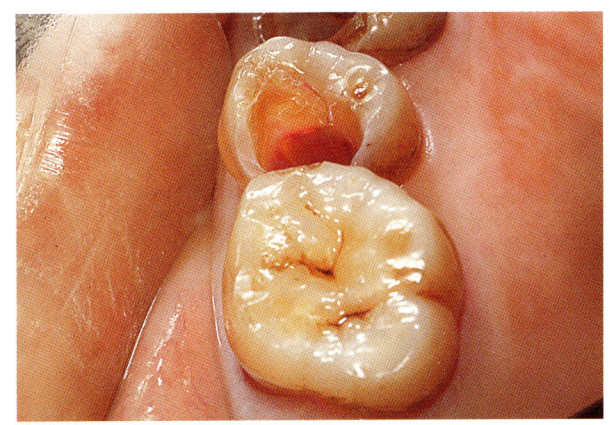

1-6e う蝕検知液で染色してみるとピンクスポット周辺に赤染されるう蝕感染象牙質が残っているのが認められた．

髄，抜髄という3つの選択肢があることを説明し，現時点では可逆性の歯髄炎であるが，不可逆化する可能性もあることを説明したところ，まず可及的にう蝕を除去してシールドレストレーションすることを望んだ．

う蝕軟化象牙質を一層残した状態でグラスアイオノマー系フジフィルLC ローフロー（ジーシー）を用いてライニングを行い，Gボンド（ジーシー）およびソラーレ（ジーシー）を用いてコンポジットレジンⅠ級レジン充填を行った．遠心壁には遊離エナメルが残っていたがあえて保存した（1-5d）．審美的な臼歯部直接コンポジットレジン充填ができ，エックス線からもフジフィルLCによるモディファイド・シールドレストレーションが成功したように判断された．現在，修復6か月後の経過を確かめている（1-5e）．｜５も審美修復を希望しているためコンポジットレジンインレーを装着した（1-5f）．

[症例1-6] 深部う蝕除去後にグラスアイオノマーセメントで暫間充填しコンポジットレジン修復

患者：48歳，女性
主訴：５｜の冷水痛
診査：６５｜隣接面う蝕のケースである．｜４３は歯冠崩壊状態であり，歯科恐怖から放置していた（1-6a, b）．エックス線診断からは遠心髄角部に歯髄に到達する極めて深いう蝕が認められた（1-6c）．DIAG-NOdent™の測定値も88であり，カリエスメーターL®でも露髄を示していた．しかし，スリーウェイシリンジのエアーによる刺激で10秒間程度の冷水痛しか示さず，不可逆性歯髄炎の状態でなかったことから，可及的にう蝕象牙質を除去しグラスアイオノマーセメントによる暫間修復を行うことにした．
処置：ラウンドバーで軟化象牙質を慎重に除去したところ，遠心髄角部にピンクスポットが生じてきた（1-6d）．そこでう蝕検知液で染色したところピン

第5章　歯髄保存はどこまで可能か

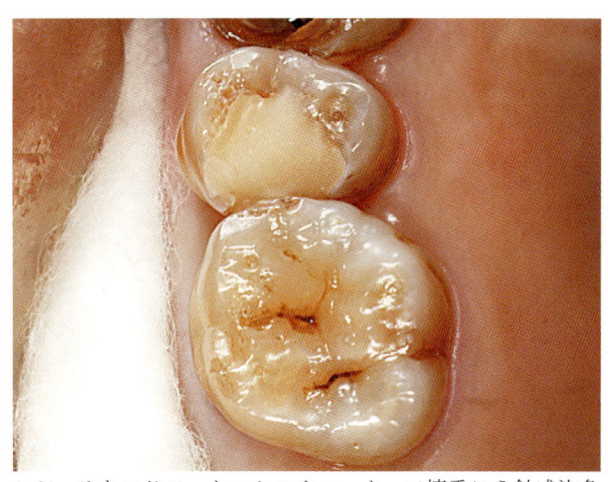

1-6f　ラウンドバーとエキスカベーターで慎重にう蝕感染象牙質を除去し，フジフィルLCローフローで暫間修復を行った．

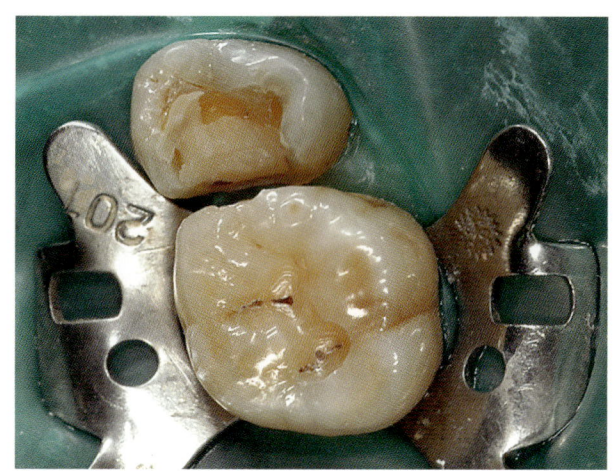

1-6g　修復3か月後，再び軽い冷水痛が生じてきたため，グラスアイオノマーセメントをライニングとして残し，5|OD窩洞を形成した．6|の近心隣接面と咬合面にう蝕が生じているのがわかり，MI分離窩洞を形成した．

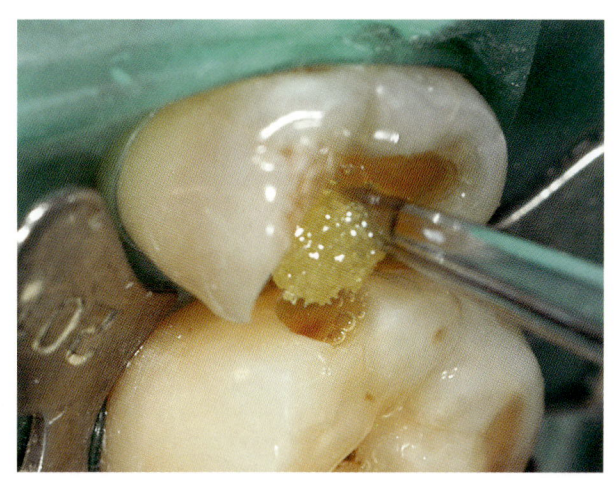

1-6h　クリアフルトライSボンド（クラレメディカル）を塗布し，20秒間放置後に強圧エアーブローを行い，光照射を10行間行った．

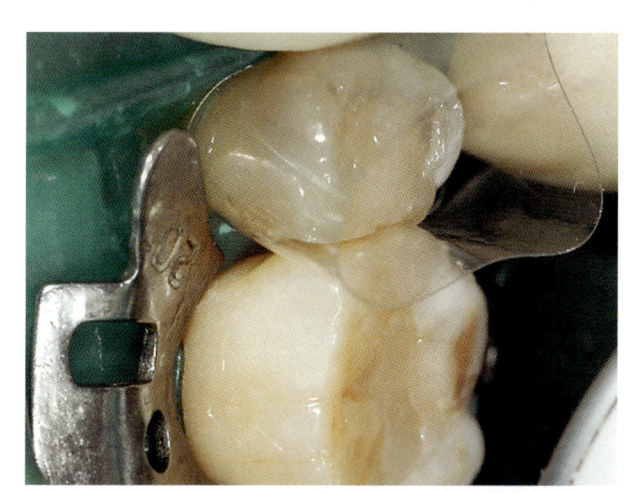

1-6i　6 5|にクリアフィルマジェスティーを充填した．

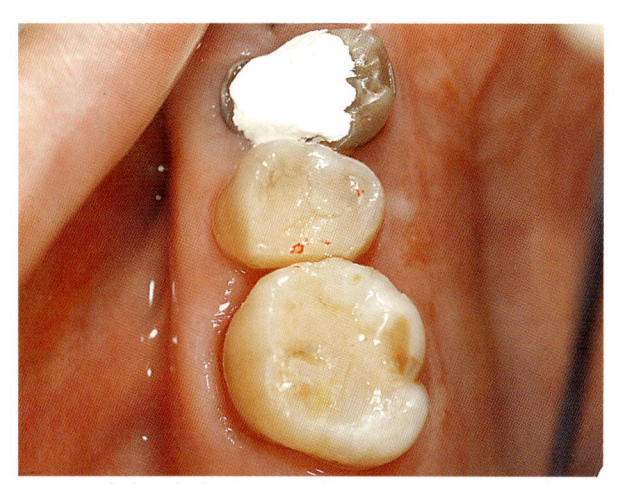

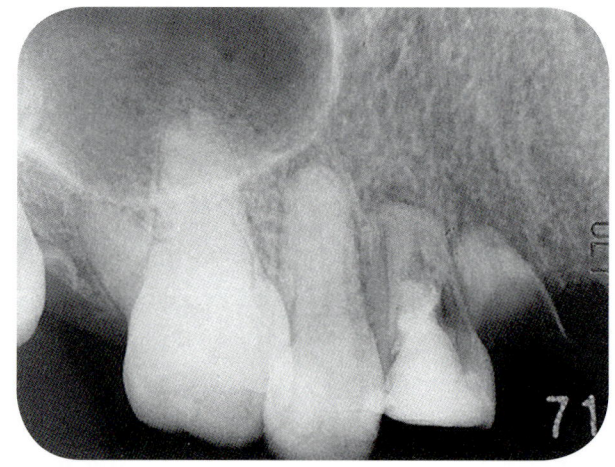

1-6j, k　窩底は歯髄に極めて近接しているものの，修復3か月では冷水痛が生じていない．

126

1 | 深在性象牙質う蝕，象牙質知覚過敏症

[レジンコーティング法の術式]

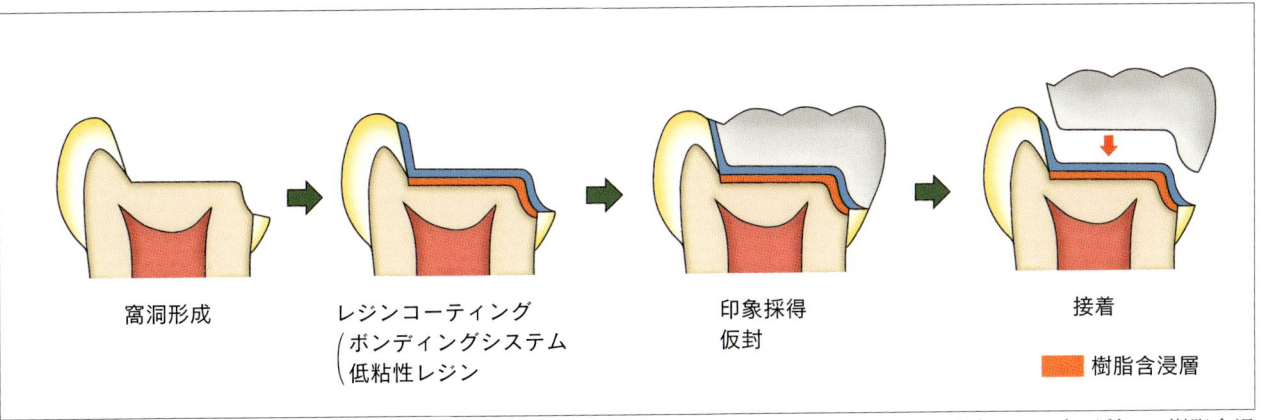

図9 レジンコーティング法は窩洞内面にボンディングシステムを応用した後，低粘性レジンを塗布する．象牙質には樹脂含浸層とレジンによるコーティング層ができる．

表3 レジンコーティング法の利点．

①レジンセメントの象牙質に対する接着性の向上
②辺縁封鎖性，窩壁適合性の向上
③象牙質 - 歯髄の保護(有髄歯)
④コロナルリーケージの抑制(無髄歯)

クスポット周辺に赤染されるう蝕感染象牙質が残っていた(1-6e)．慎重にラウンドバーおよびエキスカベーターでう蝕を除去し，フジフィル LC ローフローで暫間修復を行った(1-6f)．

術後2か月間は冷水痛もなく患者も満足しており，4|の歯内療法(本来であれば4 3|抜歯であるが極めて保存希望が強いため抜歯はあきらめた)を行っていた．しかし術後3か月後から再び軽い冷水痛が生じてきたため，グラスアイオノマーセメントをライニングとして残して窩洞形成し，コンポジットレジンで修復することにした．

無麻酔下でラバーダムを装着し5|OD 窩洞を形成した．その結果，6|の近心隣接面および咬合面にもう蝕が発生しており MI 分離窩洞を形成し(1-6g)，クリアフィルトライ S ボンド(クラレメディカル)を塗布し，20秒間放置後に強圧エアーブローを行い10秒間光照射の後(1-6h)，まず6|にクリアフィルマジェスティー(A3)を充填後，5|の充填を行った(1-6i, j)．充填後のエックス線写真(1-6k)からみて歯髄に極めて近接しているものの，術後3か月冷水痛は生じていない．

このように歯髄に1mm以内と極めて近接し可逆性の歯髄炎の状態にある症例ケースでは，酸化亜鉛ユージノールセメントやフェノール類製剤の貼薬による歯髄鎮静療法の選択が一般的であるが，筆者は極めて歯髄為害性の低い，そして接着性のあるグラスアイオノマーセメントによる暫間修復を行い，歯髄鎮静と咬合機能の回復を行ったのち，接着封鎖による歯髄の回復を行ってからコンポジットレジン修復への移行を選択している．

深部う蝕症例の
レジンコーティング法による処置

レジンコーティング法のコンセプト

象牙質に対して最も高い接着性を発揮するのが，直接コンポジットレジン修復に用いられる2ステップセルフエッチングボンディングシステムである．この接着システムを間接法に応用したのがレジンコーティング法であり，図9にその臨床術式を示す．利点を表3に列挙する．とくに最近では，2ステップの接着性に匹敵する1ステップ接着システムが各社より市販されているので，1ステップシステム(ト

第5章　歯髄保存はどこまで可能か

[症例1-7] レジンコーティング後にメタルインレー修復

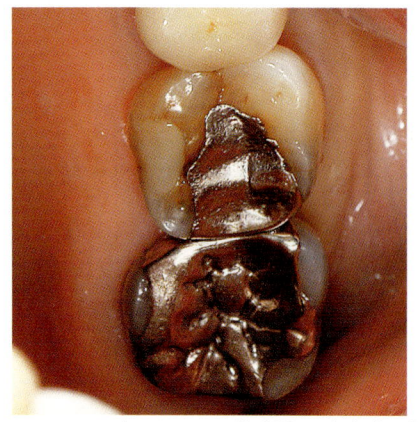

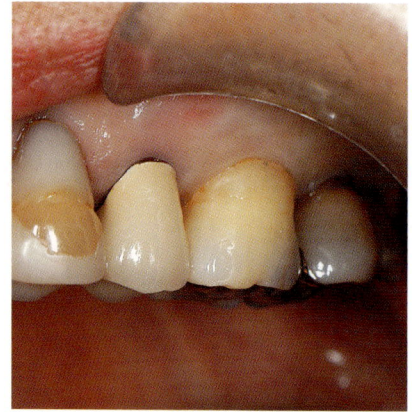

1-7a, b　6⏌のインレー修復歯の冷水痛．初診時口腔内写真．

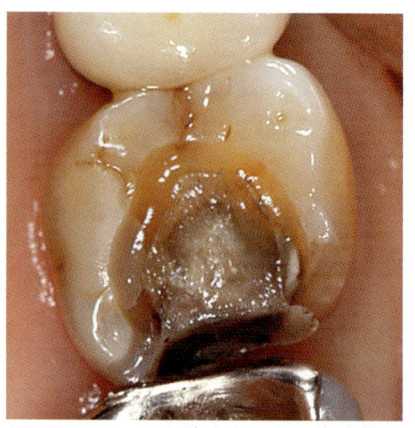

1-7c　インレーを除去すると，窩底部が一部黒変していた．

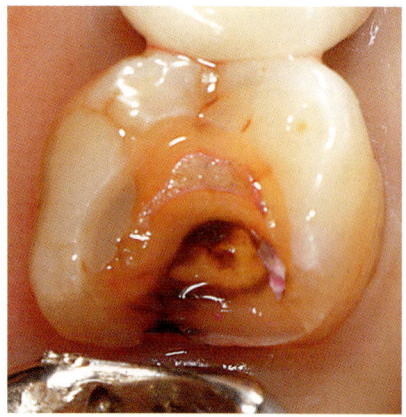

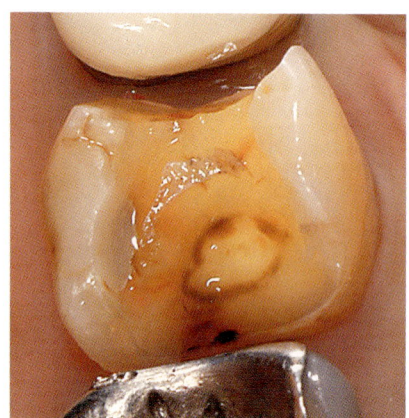

1-7d, e　浸潤麻酔下で黒変部をダイヤモンドポイントで除去すると髄角部に近接しう蝕象牙質が残っていたため，う蝕象牙質を慎重に除去した．

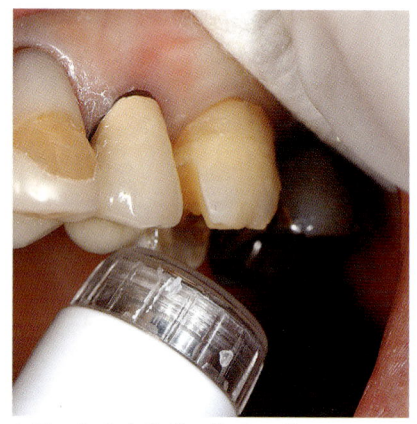

1-7f　トライSボンドでレジンコーティング法を行い光照射することで，約1μmの厚さの樹脂含浸層および数μmのボンディング層を形成した．

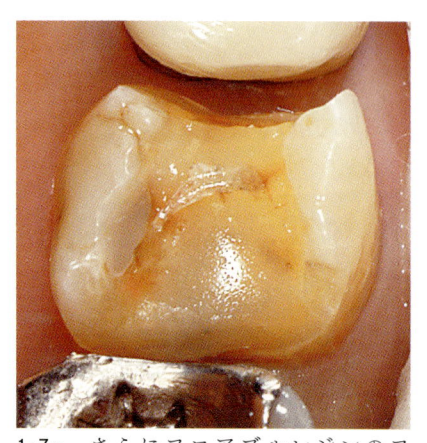

1-7g　さらにフロアブルレジンのフローFXでレジンコート層を形成し，歯髄保護を優先した．

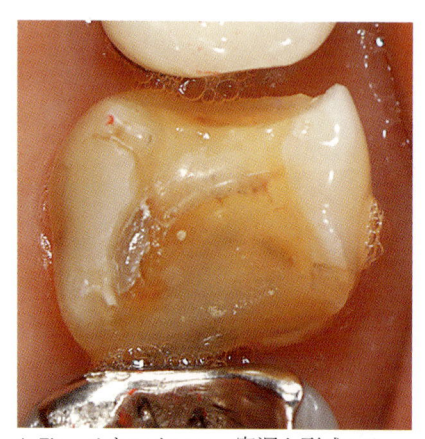

1-7h　メタルインレー窩洞を形成した．

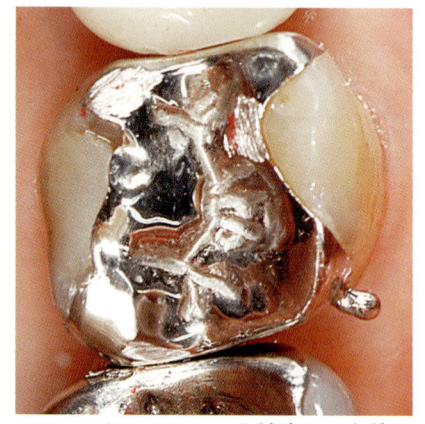

1-7i　メタルインレーを試適し，合着した．

ライSボンド，Gボンド，ワンアップボンドFプラスなど）を用いて比較的簡単にレジンコーティング法の応用ができる．いうなれば，窩洞内面に1ステップシステムを用いてフロアブルレジンを薄く充填するのと同じである．

[症例1-7] レジンコーティング後にメタルインレー修復

患者：58歳，女性
主訴：6⏌のインレー修復歯の冷水痛（1-7a, b）
診査：エックス線写真からは⏌6遠心隣接面髄角部に

1 | 深在性象牙質う蝕，象牙質知覚過敏症

[歯頸部知覚過敏症における露出象牙質の拡大像]

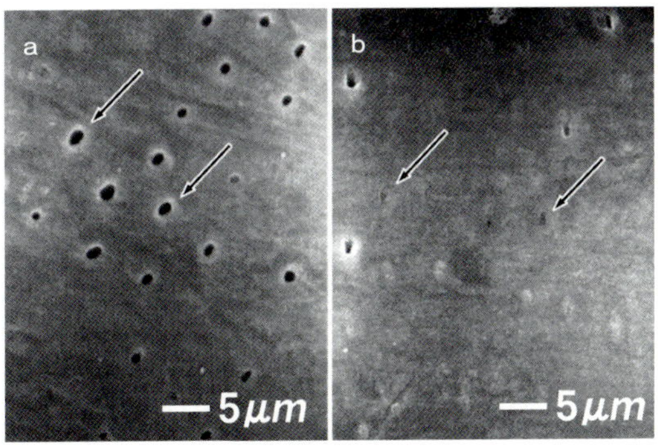

図10a　知覚過敏部(矢印：開口象牙細管).
図10b　非知覚過敏部(矢印：閉口象牙細管).

表4　知覚過敏のオフィストリートメント.

```
象牙細管封鎖法
    ①5％フッ化ナトリウムバーニッシュ(溶液)
    ②1％フッ化ナトリウム溶液
    ③3％シュウ酸カリウム                    ｝重合しない製剤
    ④MSコート
    ⑤HEMA含有プライマー(グルマ・ディセンシタイザー)
    ⑥従来型グラスアイオノマーセメント
    ⑦レジン強化型グラスアイオノマーセメント   ｝重合する製剤
    ⑧接着性レジンプライマー
    ⑨接着性レジンボンディングシステム
イオン導入法
ソフトレーザー照射法
抜髄(最終的)
```

近接する二次う蝕の存在が認められた．ただ冷水痛は一過性であった．

処置：ODインレーを除去(一部マージン部を切削することで容易に除去)すると，窩底部は黒変が生じていた(1-7c)．浸潤麻酔下で黒変部(一部合着用セメント残留)をダイヤモンドポイントで除去すると，髄角部に近接したう蝕象牙質が残っていた．う蝕検知液でピンク染状態であり，カリエスメーターL®で1.0mm以内と判定された．

さらに可及的にう蝕象牙質を除去(1-7d, e)した後，トライSボンドでレジンコーティング法を行い光照射(1-7f)することで，約1μmの厚さの樹脂含浸層および数μmのボンディング層を形成した．さらにフロアブルレジンのフローFX(1-7g)でレジンコート層を形成し，歯髄保護を最優先した．その後メタルインレー修復を行うことにした．技工操作の上で(1-7h)，メタルインレーを試適(1-7i)し合着した．

重度の知覚過敏症の処置

重度の知覚過敏症の治療ポイント

知覚過敏の発症メカニズムは，①象牙質の露出と象牙細管の開口，②歯髄過敏化である．

知覚過敏を発症している露出面の知覚過敏ゾーンでは75％以上の細管が開口していることが確かめられている(図10)[5]．

したがって知覚過敏の処置としては，①象牙細管の封鎖，②歯髄神経鎮静ということが基本となり，極力抜髄を回避することが重要である(表4)．

軽度から中等度の歯頸部あるいは歯根面の知覚過敏にはMSコート(サンメディカル)が第一選択として推奨できる．

市販の知覚過敏専用材の使い方としては，軽度か

第5章　歯髄保存はどこまで可能か

[症例1-8]　重度知覚過敏

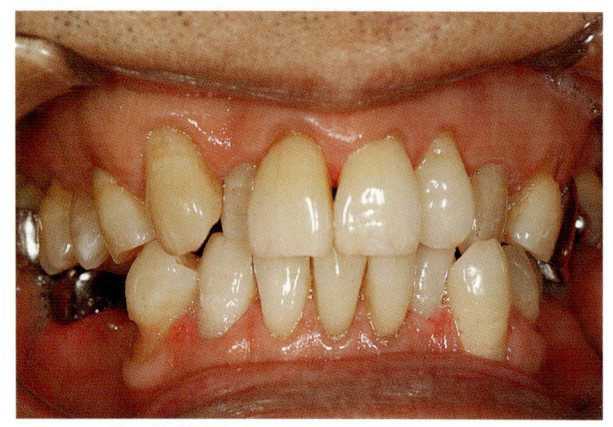

1-8a, b　4|の楔状欠損部に知覚過敏を訴えて来院した.

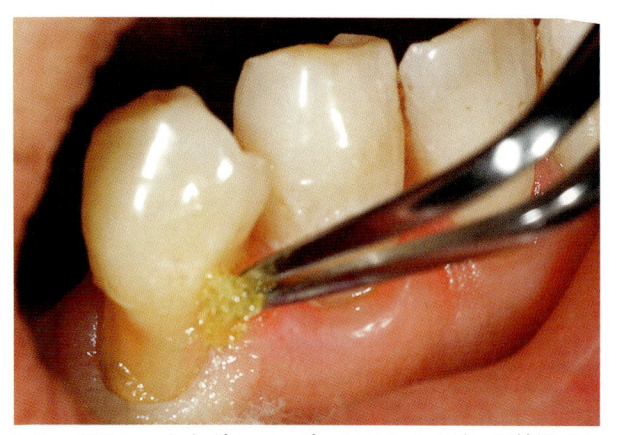

1-8c　MSコートもグルマ・ディセンシタイザーも効果がなかった. 患者の歯髄保存への強い希望があったため, |6 5|欠損による咬合性アブフラクションの可能性も強いことから, トライSボンドを塗布し光重合した.

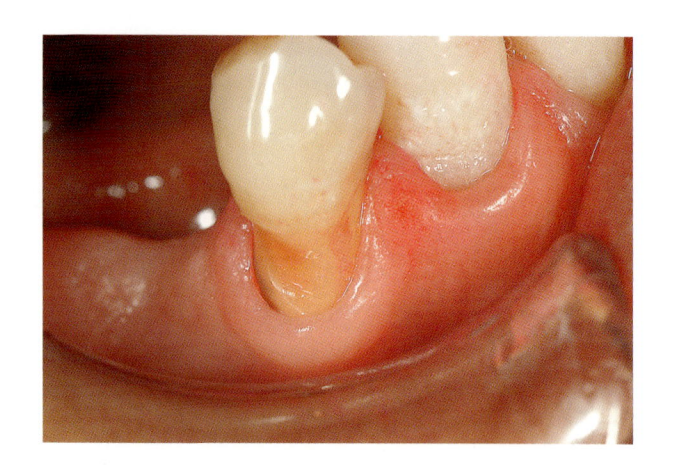

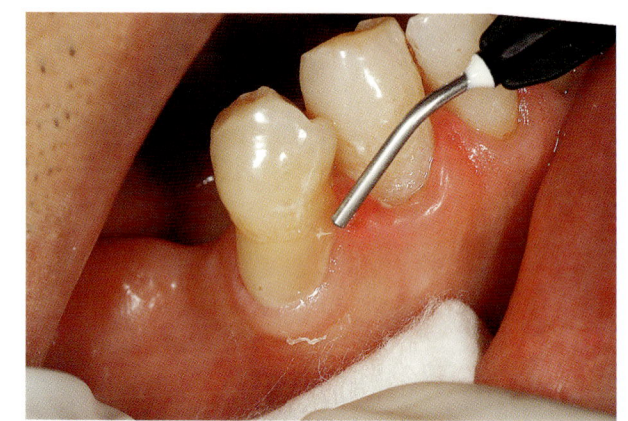

1-8d　クリアフィルフローFX(クラレメディカル)を充填した.

ら中等度の歯頸部あるいは歯根部の知覚過敏には, MSコートが第一選択として推奨できる. その理由は, 単に塗布するだけできわめて簡便かつ安全であるからである. また根面や歯周ポケット付近にも塗布しやすいアプリケーターも付属している.

しかしながら, 象牙質への浸透性はさほどでもないことから, 中等度から重度の知覚過敏にはグルマ・ディセンシタイザーが適用できる. ただし, グルタールアルデヒドやHEMA過敏症の患者には適用できないので注意が必要である. サービカルセメントやフジフィルLCローフローは, フッ素徐放性があることから象牙細管の再石灰化封鎖が期待でき, またペーストタイプのセメントであることから, 筆積み法で知覚過敏部を容易にシールできる.

接着性レジンボンディングシステムの知覚過敏部への応用も有効であり, とくにセルフエッチングタイプの2ステップの市販品(メガボンド, フルオロメガボンド, ユニフィルボンドなど)が使いやすい. ただし, ボンド層をあまり厚くしたり, ポケット内へ流れ込んでしまうと, プラークコントロールが困難となるので注意が必要である.

その意味では, 近年急速に発展してきた1ステップタイプ(トライSボンド, Gボンド)はボンド層も薄く使いやすいといえる.

イオン導入法やソフトレーザーもそれなりの効果が期待できるが, 十分なインフォームドコンセントが必要となる. Er:YAGレーザーなどのハードレーザーの使用には, 出力調整など十分な注意が必要である.

これらのオフィストリートメントをささえる上でも, 患者に徹底したプラークコントロール指導を行った上で, K^+の知覚過敏抑制効果が確かめられ

1 | 深在性象牙質う蝕，象牙質知覚過敏症

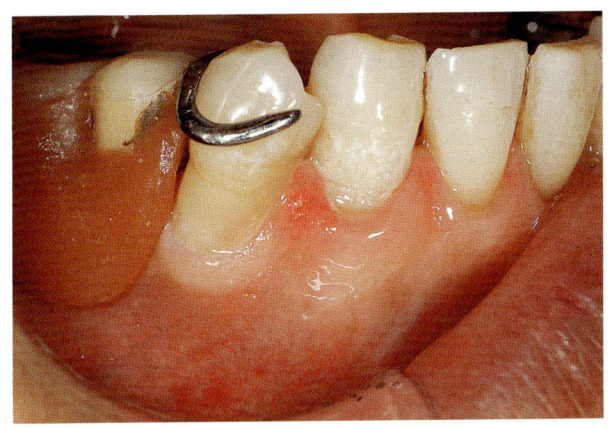

1-8e 旧義歯を装着した．

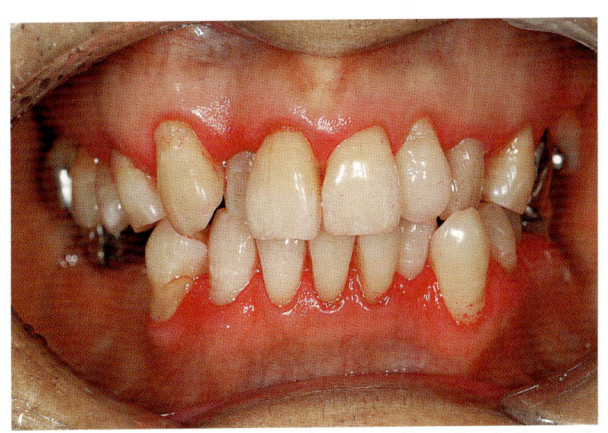

1-8f 1年後のリコール時．プラークの染めだしを行ってみると，レジン充填のマージンが明瞭となっており，レジン表面にはわずかに染めだされたプラークが付着していた．知覚過敏は消失したままという．

ている．硝酸カリウム配合歯磨剤シュミテクト（グラクソ・スミス・クライン）を患者のホームケア用として利用してもらうことも大変効果である．

[症例1-8] 重度知覚過敏

患者：55歳，男性
主訴：$\overline{4|}$の楔状欠損部がブラッシング時に重度の知覚過敏（1-8a, b）
診査：強圧エアーブローに対して10～20秒間続く一過性の冷気痛を訴えた．
処置：まずMSコート（サンメディカル）を60秒間程度塗布した．1週間後に来院したときに再度診査したが冷気痛や冷水痛は消失しておらず，グルマ・ディセンシタイザー（ヘラウス）を塗布したが明確な効果は認められなかった．この段階で抜髄も視野に入れたものの患者の歯髄保存に対する強い希望があり，また$\overline{6\,5|}$欠損による咬合性外傷によるアブフラクションの可能性も強いことから，トライSボンド（クラレメディカル）を塗布し（1-8c），光照射後クリアフィルフローFX（クラレメディカル）を充填した（1-8d）．

1-8eは旧義歯を装着した写真である．1-8fは1年後にリコールしたときにプラーク染めだしを行った口腔写真である．少しレジン充填のマージンが明確となってきており，レジン表面にわずかに染めだされたプラークが付着していた．しかしながら患者はオーレリーのプラークスコア値が10％程度まで熱心にブラッシングを続けており，知覚過敏は消失したままであった．

参考文献

1. Pashley D. Pulpodentin Complex. In : Hargreaves KM, Geedis HE. Seltzer and Bender's DENTAL PULP Chicago : Quintessence, 2002 ; 63-93.
2. Brannstrom M, Garberoglio R. The dentinal tubules and the odontoblast process. Acta Odontol Scand. 1972 ; 30 : 291-311.
3. 戸田忠夫．歯単位編．In: 現代の治療指針．全治療分野とカリオロジー．永久歯の歯髄処置①．歯髄診断はどのようにしているか．別冊 the Quntessence．東京：クインテッセンス出版，2003 ; 176-177.
4. 月星光博：ミニマルインターベンション．②エンド・う蝕による歯髄炎．The Quntessence. 2005 ; 25(2) : 111-124.
5. 吉山昌宏．歯単位編．In : 現代の治療方針．全治療分野とカリオロジー．知覚過敏．診断基準と治療法．別冊 the Quintessence．東京：クインテッセンス出版，2003 ; 128-129.

第5章 歯髄保存はどこまで可能か?

2 レジンによる直接覆髄
その判断基準と診断・施術のポイント

●冨士谷　盛興

広島大学大学院医歯薬学総合研究科顎口腔頸部医科学講座(保存修復学研究室)

接着性レジンによる直接覆髄

Minimal Intervention (MI) Dentistry[1]のコンセプトが実践されるMI臨床において，歯質のみならず歯髄も極力保存すべきであるという考えに異論を唱える人はいないであろう．したがって，窩洞形成中の偶発的露髄に際しては，歯髄の病態診断を行ったうえで直接覆髄を行い，歯髄を可能なかぎり保存する．

ここでは，MIコンセプトに基づいた歯髄保護処置の適応を拡大したといわれる接着性レジンによる直接覆髄[2-4]において，その判断基準と診断・施術ポイントについて述べる．

インフォームドチョイス

レジンは修復材として開発され許認可を受けたものであり，その適応に直接覆髄はないことに注意を要する．また，不幸にして発現した術後の不快症状を含め，歯科医院の評判や信用問題にも十分対応できる患者を選択することも重要である．したがって，インフォームドコンセント(患者の同意)を十分行った上で，一歩進んだインフォームドチョイス(患者による選択)により，レジンによる直接覆髄は選択されなければならない．

レジンによる直接覆髄で歯髄は壊死するのか?

本邦において，レジンによる直接覆髄の可能性が本格的に議論されるようになって以来[2-4]，歯髄刺激を含めその是非に関する報告が数多くなされてきた．動物実験や臨床における研究によると，レジンにより直接覆髄された歯髄が壊死に陥ること[5]もデンティンブリッジを形成して治癒すること[6,7]もいずれも事実である(図1，2)．

また，細胞毒性に関しても憂慮される[8]一方で，溶出成分が混合されると毒性が軽減するという報告[9]もある．詳細は省くがこれらを統括すると，レジンにより直接覆髄された歯髄は，条件が整えば(これについては後述する)初期に一過性の刺激があるものの良好な治癒機転が起きるようである．

レジンによる直接覆髄の適応症と禁忌症

レジンによる直接覆髄は，MIコンセプトが活かされる究極の処置のひとつといっても過言ではない．したがって，その症例選択には慎重を要する．とくに，確実とはいい切れないまでもフェイルセーフの求められる臨床では，従来法による直接覆髄処置が適応可能な症例までわざわざレジンで処置する必要性はない[10,11]．

しかし覆髄処置は可能でも，最終的に患歯の歯冠修復が施せなければ臨床的に意味がない．したがってレジンによる直接覆髄の適応症は，従来の覆髄材に歯質接着性がなかったため，覆髄処置ならびに

2 | レジンによる直接覆髄

[クリアフィルメガボンドによる直接覆髄成功例（病理組織像：HE 染色）]

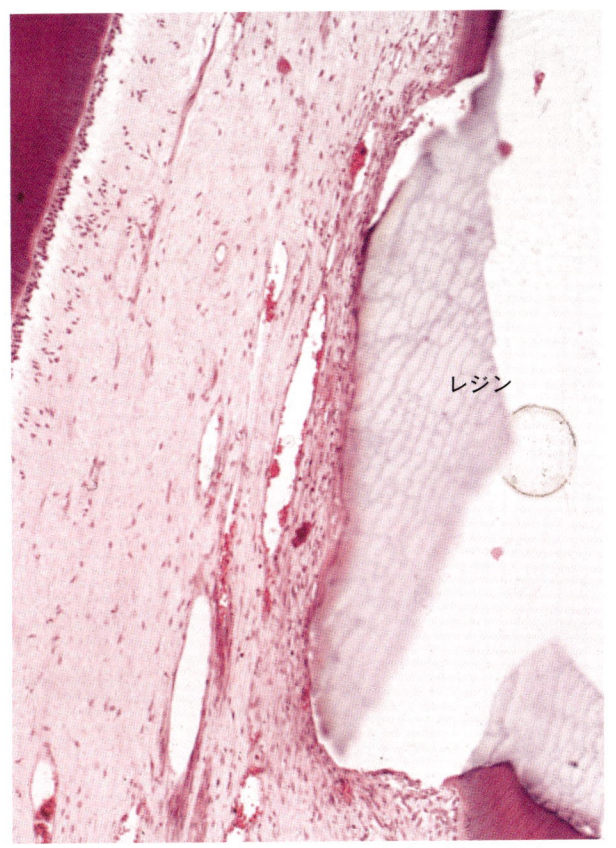

図1a　3日後．レジン直下の歯髄は炎症が認められない．

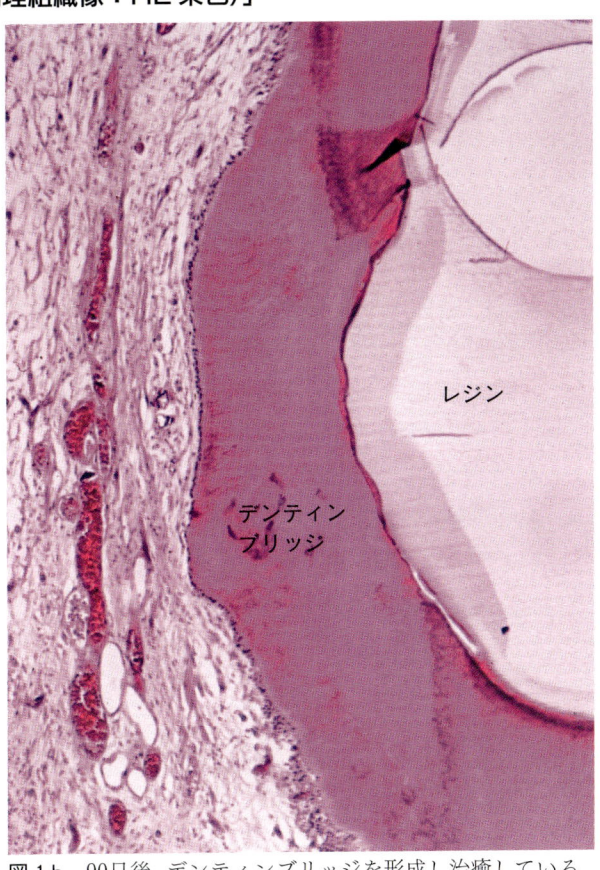

図1b　90日後．デンティンブリッジを形成し治癒している．

[クリアフィルメガボンドによる直接覆髄失敗例]

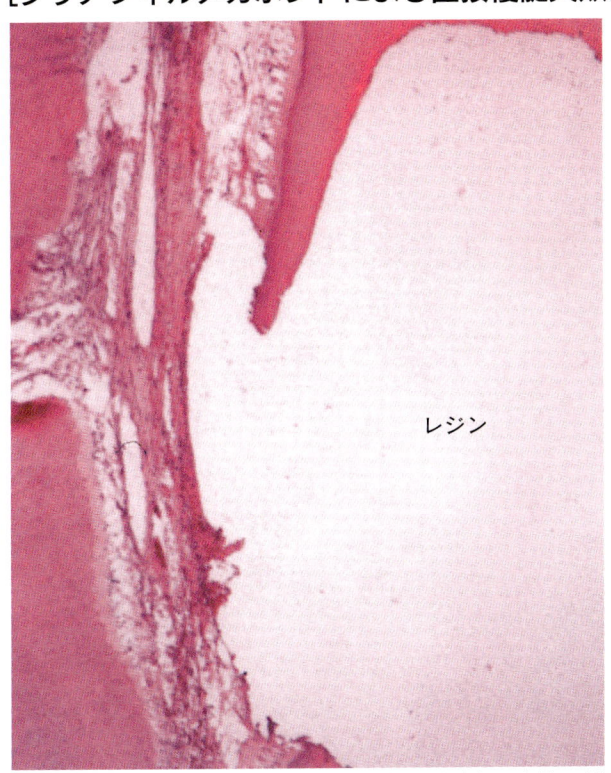

図2a　直接覆髄90日後の病理組織像（HE 染色）．歯髄は壊死している．

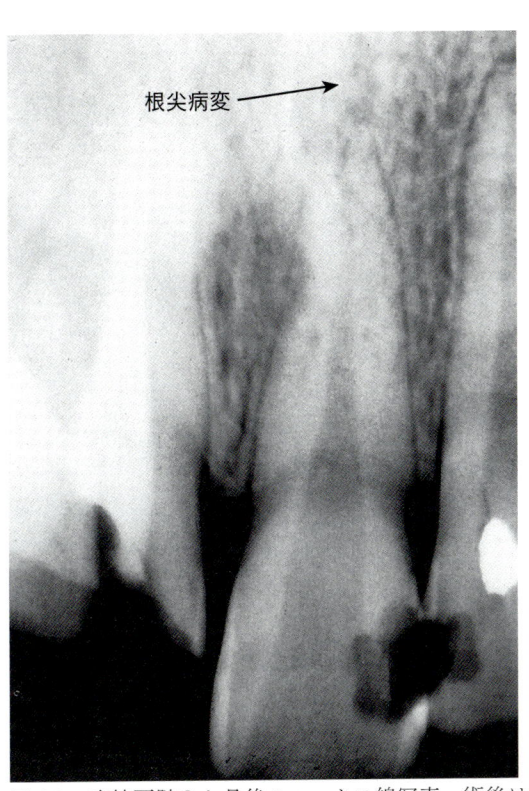

図2b　直接覆髄3か月後のエックス線写真．術後は無症状に経過していたが，突然急性根尖性歯周炎を発症した．痛みと病理組織像は必ずしも一致しないので注意する．

第5章　歯髄保存はどこまで可能か？

[生活歯歯冠形成時の偶発的露髄]

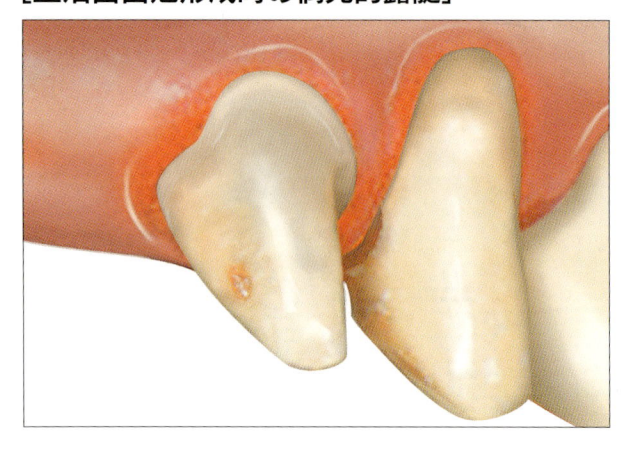

図3　生活歯歯冠形成時の臨床的正常歯髄の露髄はレジンによる直接覆髄の最適な症例である．歯髄の保存と術後不快症状の回避を目的として，レジンによる直接覆髄＋象牙質コーティングが推奨される．

[歯冠破折歯における偶発的露髄]
歯冠破折時における臨床的正常歯髄の露髄もレジンによる直接覆髄の最適な症例である．

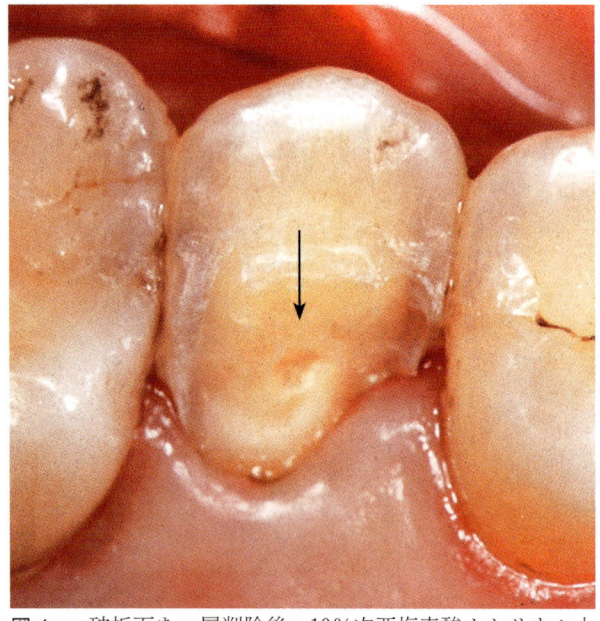

図4a　破折面を一層削除後，10％次亜塩素酸ナトリウム水溶液と3％過酸化水素水による交互洗浄後，滅菌生理食塩水で完全止血を施したところ（矢印）．

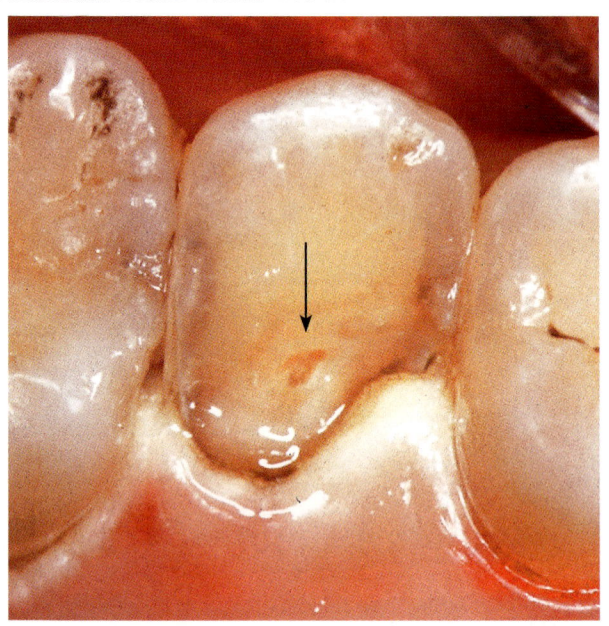

図4b　レジン（クリアフィルメガボンド：クラレメディカル）による直接覆髄後．露髄部が硬化したボンディングレジンを通して観察されなければならない（矢印）．

　その後の修復処置が困難で，今まで抜髄に止むなく至っていたケースである．すなわち，スライスカットや歯冠形成（生ＰＺ）など外側性の窩洞形成時の偶発的露髄（図3），あるいは歯冠破折などによる臨床的正常歯髄の偶発的露髄（図4）に限局されるべきである．さらに，いずれも露髄面が小さく（2mm程度までとされているが，明確なエビデンスはない），かつ，歯髄に感染のないことが条件である．とくに露髄部の大きさの限界は，筆者の経験から1mm程度と考

えている．
　レジンには，水酸化カルシウム製剤が有するような薬理効果（抗菌作用や硬組織誘導能など）は期待できない．したがって，レジンによる覆髄処置は，臨床的正常歯髄が偶発的に露髄した直後で，歯髄に感染のないときに行われなければならない．しかし，歯冠破折時の露髄は，破折直後の処置が困難な場合も多い．
　ところが根未完成の幼若永久歯などは，露髄後数

2｜レジンによる直接覆髄

[う蝕除去時に露髄を起こした深い窩洞]

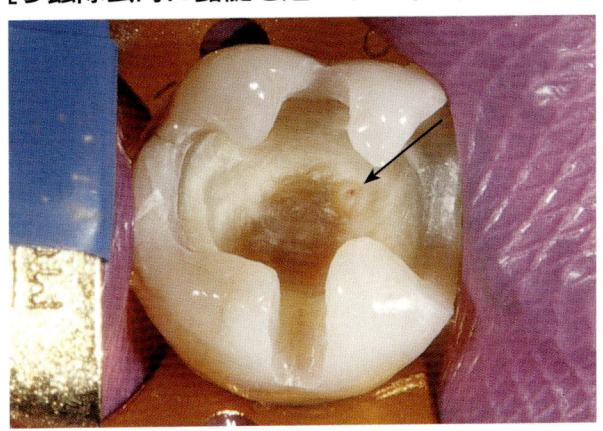

図5 う蝕は除去できているが，これだけ深い窩洞になると歯冠歯髄は一部感染している可能性がある．レジンによる直接覆髄は，フェイルセーフを考慮すると避けた方がよい．

[う蝕検知液の染色程度]

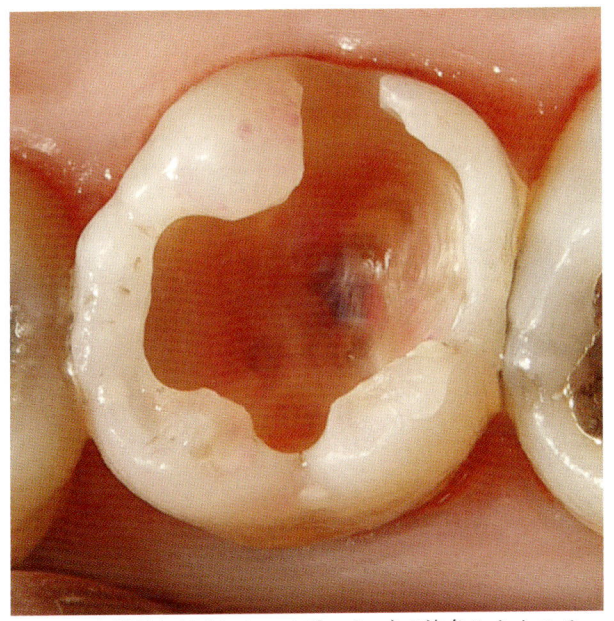

図6a う蝕検知液（クラレメディカル）で染色したところ．窩底が全体的にピンクに染まっている．

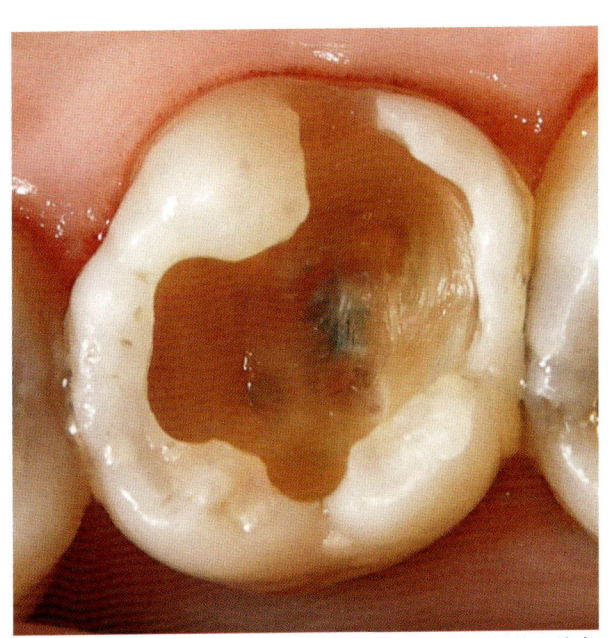

図6b カリエスチェック（日本歯科薬品）で同一部位を染色したところ．中央が一部青染したのみで他所は染色されていない．深い窩洞の場合は，カリエスチェックを用いた方が露髄の危険性が少ない．なお，本症例もレジンによる直接覆髄は避けた方がよい．

日経過していても適切な感染制御処置を施せば，レジンによる覆髄が可能な場合もあり，直後の処置が必要といえども年齢や露髄の大きさによりその時間は一定ではない（明確なエビデンスは残念ながらない）．なお，歯髄に近接する深い窩洞におけるう蝕除去中の露髄は，フェイルセーフを考えると避けた方が無難である（図5，6）．

レジンによる直接覆髄を成功に導く要件

前述の適応症においてレジンによる直接覆髄を成功させるには，術式上クリアすべき関門，条件がある．その判断基準とKey factorを，デシジョンツリーとして図7に示す．いずれの要件が欠けてもレジンの直接覆髄は成功しない．

第5章　歯髄保存はどこまで可能か？

[レジンによる直接覆髄を成功させるデシジョンツリー]

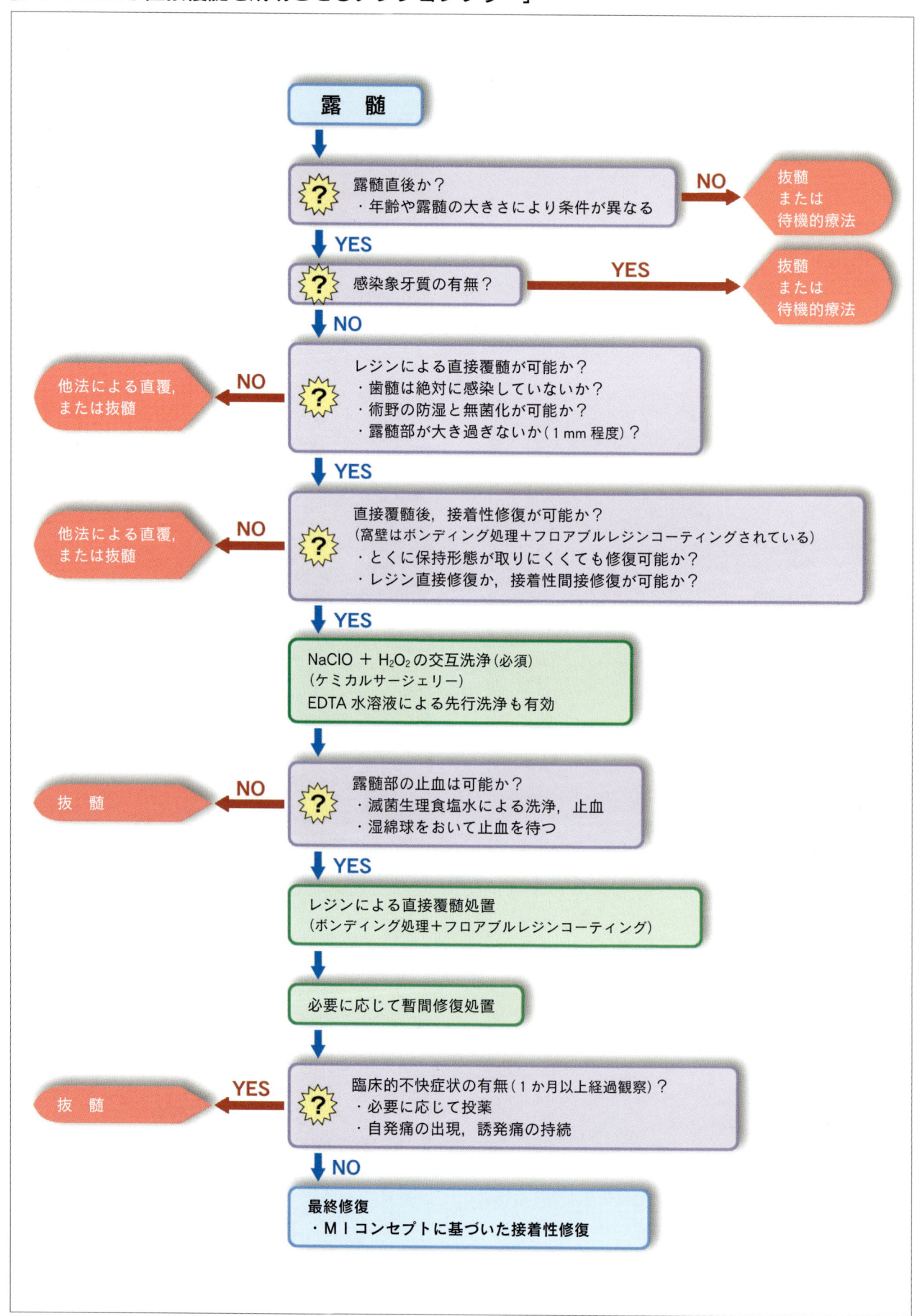

図7　レジンによる直接覆髄を成功に導く判断基準と Key factor.

2｜レジンによる直接覆髄

[露髄部のケミカルサージェリーは必須]

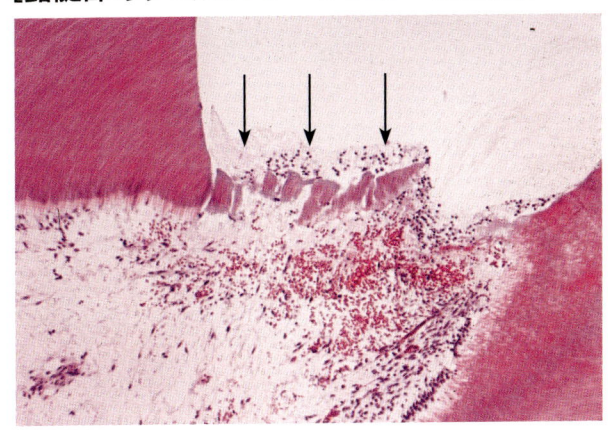

図8　露髄部に迷入した切削片（矢印）により炎症が惹起されている．直接覆髄処置に先立ち，次亜塩素酸ナトリウム水溶液と過酸化水素水による清浄化は必須である．

[ケミカルサージェリー施術例]

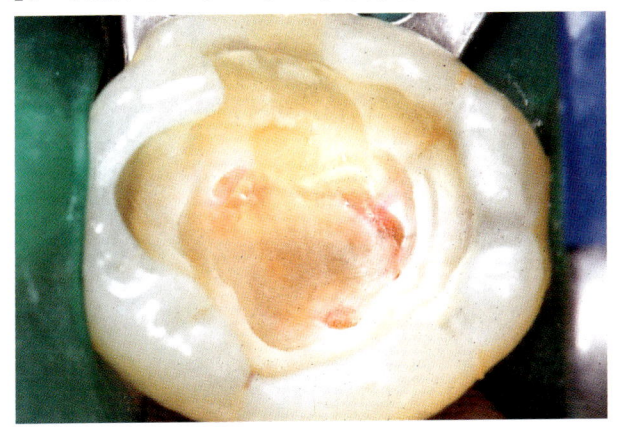

図9a｜図9b
　　　｜図9c

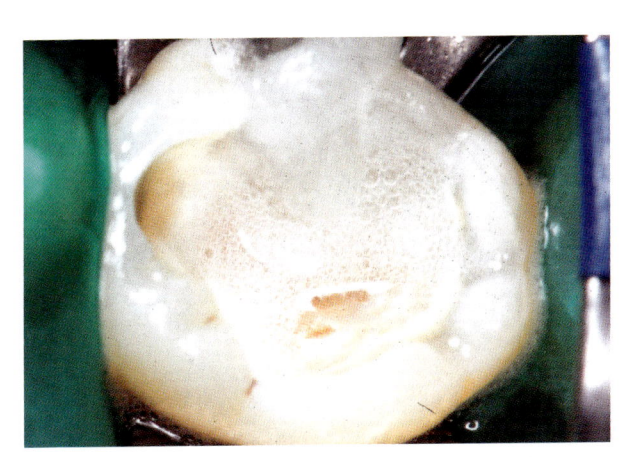

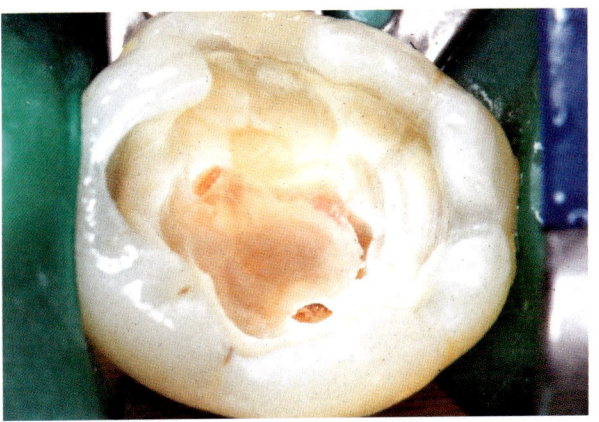

図9a　交互洗浄前．局所麻酔の影響で出血はほとんど認められない．
図9b　交互洗浄中．発泡により機械的洗浄効果も期待できる．
図9c　滅菌生理食塩水による洗浄，止血後．窩壁は清浄化され，歯髄組織が一部溶解し凹んでいることに注意．

[覆髄時の止血に失敗し，歯髄炎を惹起した症例]

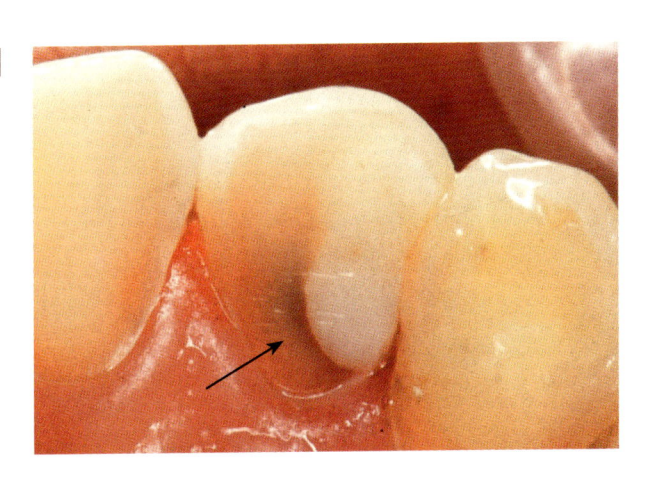

図10　出血によりレジン修復物の良好な辺縁封鎖性も獲得できず，歯髄炎が惹起された．

137

第5章　歯髄保存はどこまで可能か？

[スーパーボンドDライナーデュアルによる直接覆髄：光重合と化学重合の違い(病理組織像, トルイジンブルー染)]

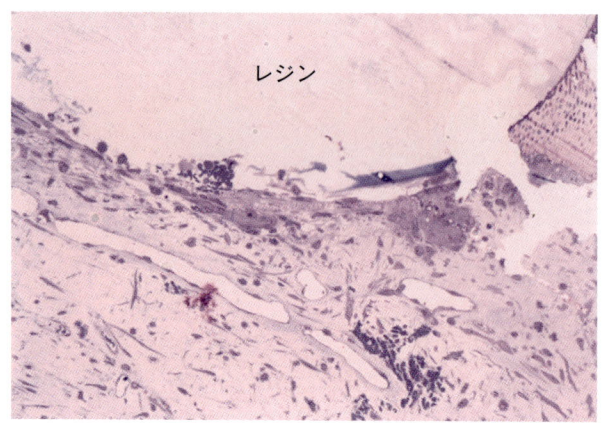

図11a　光重合3日後.
レジンと歯髄組織の界面は明瞭であり，炎症はほとんど認められない.

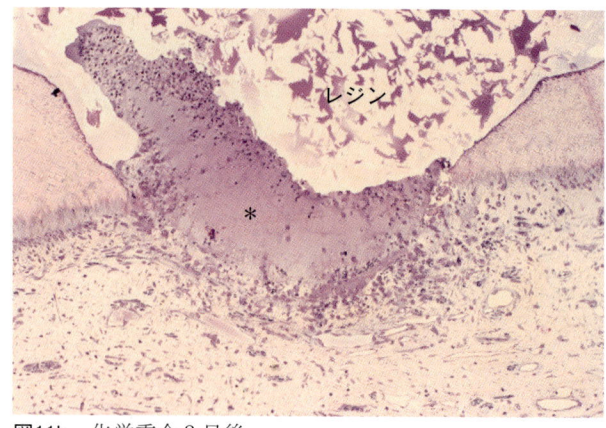

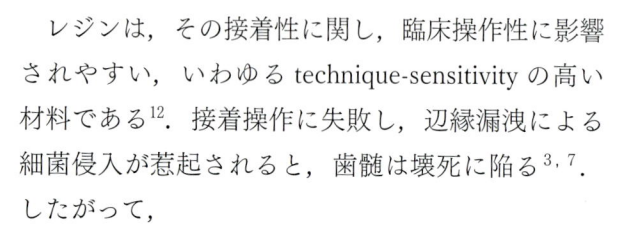

図11b　化学重合3日後.
レジンと歯髄組織の界面に，レジンが歯髄に一部含浸して硬化した層(ソフトティッシュハイブリッド：＊)が形成され，急性炎症が惹起されている.

レジンは，その接着性に関し，臨床操作性に影響されやすい，いわゆるtechnique-sensitivityの高い材料である[12]．接着操作に失敗し，辺縁漏洩による細菌侵入が惹起されると，歯髄は壊死に陥る[3,7]．
したがって，
①術野の防湿と無菌化がコントロールできる
②次亜塩素酸ナトリウム水溶液と過酸化水素水の交互洗浄(ケミカルサージェリー)による汚染物質の除去と露髄部の消毒(図8, 9)を必ず行う
③止血が完全である(図10)
などにはとくに注意を払わなければならない．それらが完全にできない症例は禁忌である．

また，レジンにより直接覆髄されたMI窩洞は，とくに保持形態がとりにくくても修復可能でなければならない．すなわち，窩壁はボンディング処理されているため，その後の修復処置は，レジンによる直接修復か接着性間接修復でなければ無意味なことに注意を要する．

直接覆髄に推奨されるレジン

レジンの種類によっては細菌感染がなくても治癒が遅延し，予後に大きく影響する場合もあるので，レジンの選択には注意を要する．すなわち，使用したボンディングレジンの種類(Bis-GMA系，MMA系)，あるいはその重合様式(光重合，化学重合)により，直接覆髄された歯髄の治癒の様相が大きく異なることが判明している[7,14]．

直接覆髄に用いられるレジンは，
①露出した歯髄組織にすばやく気泡なくぬれて密着
②迅速に硬化する
ことが要件である．硬化後は，
③溶解することなく安定
④露髄部周囲の象牙質をはじめ窩壁に良好に接着し，辺縁微小漏洩による細菌感染がない
ことが肝要である．

したがって，このような条件を満たすボンディングレジンは，硬化特性に優れた光重合タイプのものとなる(図1, 11)．

またボンディング処理後は，フロアブルレジンを用いて窩壁を一層コーティングすると，後の修復操作が容易である．

偶発的露髄＝抜髄ではない

レジンによる直接覆髄は，technique-sensitivityの高いレジンの取り扱いの問題や術後疼痛の問題など，注意を払わなければならない点がいまだに多い．したがって，フェイルセーフ，あるいは処置後の痛みの回避という観点から抜髄法を選択することは理

解できる.

患者の意向が最優先であることは当然であるが，MI臨床を実践すべき現在，レジンによる直接覆髄を効果的に活かすことも念頭におき，偶発的露髄がおきたときに，"抜髄"という短絡的思考は戒めるべきであろう.

参考文献

1. Tyas MJ, Anusavice KJ, Frencken JE, Mount GJ. Minimal intervention dentistry - a review. Int Dent J. 2000；50：1-12.
2. 鈴木司郎. 露髄症例のレジンによる直接覆髄の是非について(これからの可能性を願う推進派として). 接着歯学. 1995；13：183-189.
3. 冨士谷盛興. 露髄症例のレジンによる直接覆髄の是非について(中間派の立場から). 接着歯学. 1995；13：190-197.
4. 猪越重久. 露髄症例のレジンによる直接覆髄法の問題点. 接着歯学. 1995；13：198-204, 1995.
5. Pameijer CH, Stanley HR. The disastrous effects of the "Total Etch" technique in vital pulp capping in primates. Am J Dent. 1998；11：S45-S54.
6. 加藤喜郎, 木村 暢, 稲葉友良. 接着性レジン系材料の歯髄刺激性に関する臨床病理学的研究(第2報)レジン直接覆罩例の臨床経過. 日歯保存誌. 1997；40：153-162.
7. Fujitani M, Shibata S, Van Meerbeek B, Yoshida Y, Shintani H. Direct adhesive pulp capping: Pulpal healing and ultra-morphology of the resin-pulp interface, Am J Dent. 2002；15：395-402.
8. Huang FM, Chang YC. Cytotoxicity of resin-based restorative materials on human pulp cell culture. Oral Surg Oral Med Oral Pathol Oral Radiol Endod. 2002；94：361-365.
9. 新谷英章, 冨士谷盛興, 三島幸司. 接着性レジンによる直接覆髄. 広大歯誌. 2004；36：3-10.
10. 冨士谷盛興. ＭＩコンセプトに立脚した覆髄処置とは？ the Quintessence. 2004；23(7)：41-48.
11. 冨士谷盛興, 新谷英章. 接着性レジンによる直接覆髄. どのように捉え, いかに活かすか. 歯界展望. 2003；102(5)：939-944.
12. 冨士谷盛興, 新谷英章. 被着面からみた効果があがる接着の利用法 2 歯質への接着. 刺激の出ない確実な接着のための一手. デンタルダイヤモンド. 2001；26(10)：68-71.
13. 冨士谷盛興. ＭＩコンセプトを活かすレジンによる直接覆髄. In：吉山昌宏, 桃井保子(監修). う蝕治療のミニマルインターベンション. 象牙質-歯髄を守るために. 東京：クインテッセンス出版, 2004；120-132.
14. Fujitani M, Mishima K, Shintani H. Effects of curing mode on healing of adhesively capped pulps. J Dent Res. 2004；83(Special issue A)：379.

第5章 歯髄保存はどこまで可能か

3 歯根未完成歯の移植から考察される歯髄治癒

● 福西一浩

大阪府開業

歯根未完成歯の自家歯牙移植

　自家歯牙移植が，歯科分野の一学問として本格的に研究され，臨床応用が始まったのは，1950年代になってからである[1-3]．当時の移植は，保存不可能なまでにう蝕が進行した第一大臼歯を抜歯し，萌出前の幼若な智歯を移植することが主であった[4,5]．そのため，自家歯牙移植の研究は，歯根未完成歯を中心としたものであったが，移植後の歯根発育が不十分であったり，歯根吸収などの問題が生じ，必ずしも予知性の高い治療法としての評価がなされなかった．その理由は，これらの失敗がどのような原因で起こるのかについての病理学的（科学的）な研究が進んでいなかったからである．

　ところが，1970年代以降のスカンジナビアを中心とした移植と再植に関する多くの研究[6-8]により，創傷治癒のメカニズムが解明されてきた結果，移植の成功率が飛躍的に高まった．現在では，移植歯として歯根未完成歯に限らず，歯根完成歯を欠損歯列における機能回復を図る一手段として積極的に応用し，長期にわたり良好に経過している症例が数多く報告[9]されており，歯根の完成度は自家歯牙移植の予後を左右しないことが実証されている．

　しかし歯根未完成歯の治癒には，完成歯とは異なったいくつかの特徴があり，歯周組織のみならず，歯髄の治癒や歯根の成長の可能性を考慮しながら経過を追っていくことが要求される．

　今回，歯根未完成歯の自家歯牙移植を行った**症例3-1**を通じて，とくに歯髄の治癒に焦点を絞り，考察したいと思う．

症例の概要と経過

[症例3-1]　12歳，男児
初診：2001年8月5日
主訴：矯正医から移植の依頼を受けた．3|3の低位唇側転位を改善するため，4|4の抜歯が必要との診断であった．そのため，もともと 5 4|4 5 が先天的欠如であるため，現在残存している E|E を抜歯して，その部位に移植が可能かどうかの相談であった（図1）．
現症：移植予定歯の根尖部完成度合いを考慮して，最初に 4| を E| の抜歯後に即時移植する計画を立てた（図2）．エックス線写真より，E| が晩期残存しており，後続永久歯が欠損していることと，4| は歯根未完成歯であり，根尖孔が，若干開いている状態が観察された（図3）．
治療経過：歯のサイズは，E| の近遠心径が 4| の頬舌径と近似していたため，4| を90°回転させて移植することにした．抜歯鉗子を用いて慎重に抜歯を行い，歯根表面を観察したところ，歯根膜の量と付着状況には問題はなく，根尖部には，ヘルトヴィッヒの上皮鞘が認められた（図4）．そのため，根尖孔の幅がどれくらい開いているかは確認できなかった．

　通法にしたがって移植を行い，前後の歯牙と弾性のあるワイヤーにて固定した（図5）．エックス線写真で確認したところ，上下的埋入位置もほぼ満足のいく結果であり，歯髄が治癒することを期待しながら経過観察を行うことにした（図6）．

　移植した歯根未完成歯の歯髄が治癒したかどうかの確認のひとつとして，歯髄腔の閉塞[7]（pulp canal

3 | 歯根未完成歯の移植から考察される歯髄治癒

[症例3-1] 12歳，男児

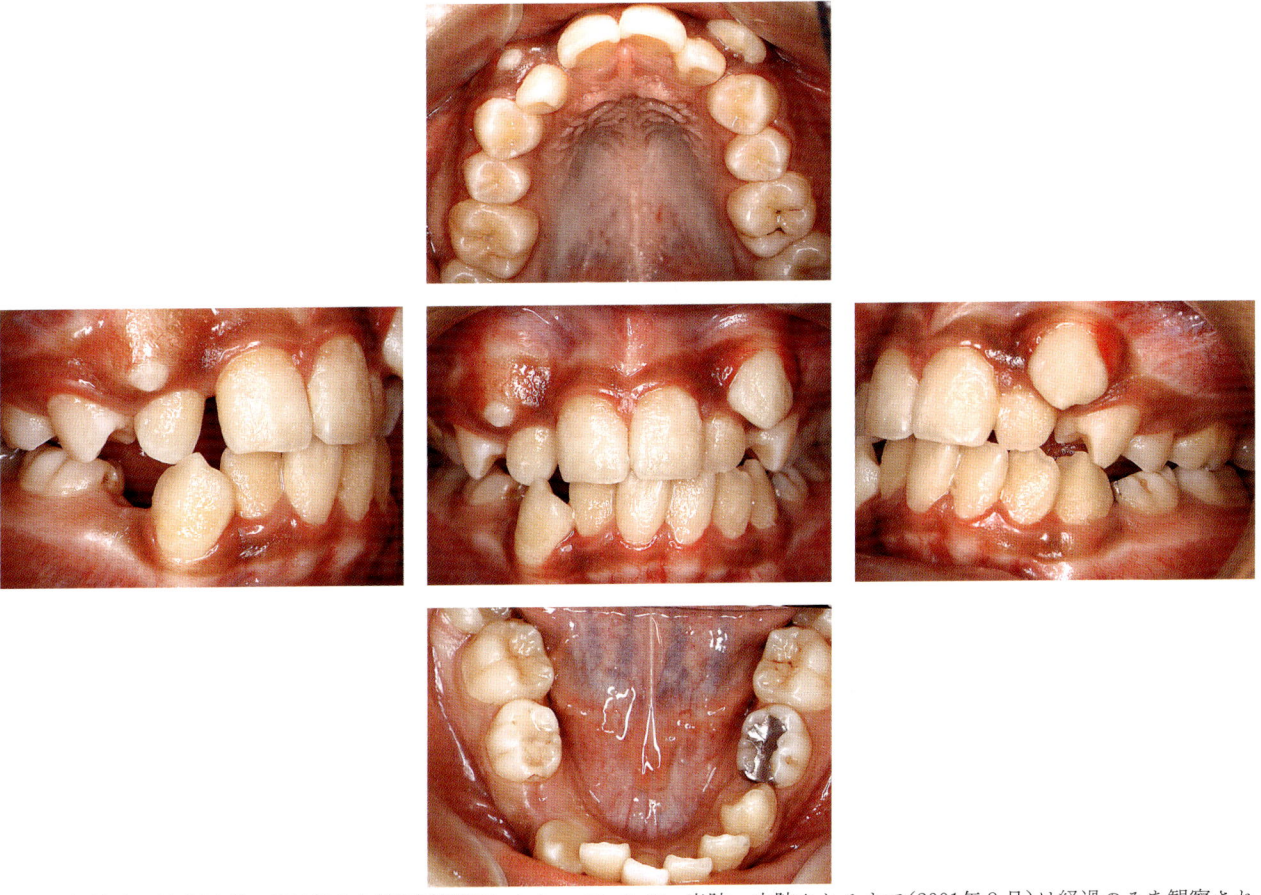

図1 初診時口腔内写真．1999年より矯正専門医にかかっていたが，当院へ来院されるまで（2001年8月）は経過のみを観察されており，3|3 が萌出してきたことを機会に自家歯牙移植の相談があった．

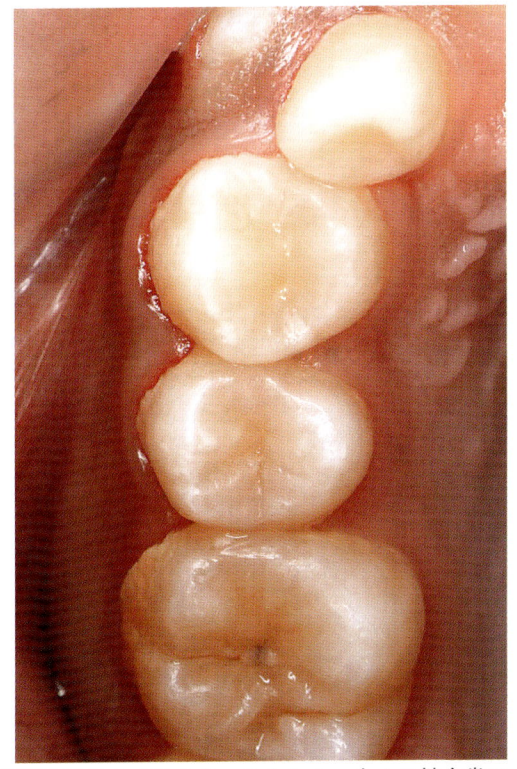

図2a 移植予定歯の 4| はカリエスもなく，全くの健全歯である．

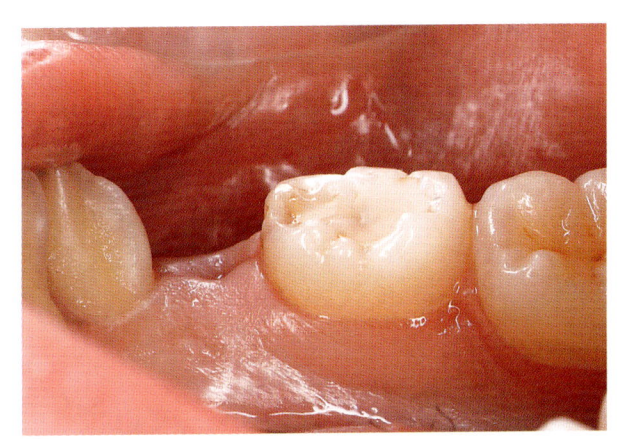

図2b 受容側の E|．|D は欠損している．

141

第5章　歯髄保存はどこまで可能か

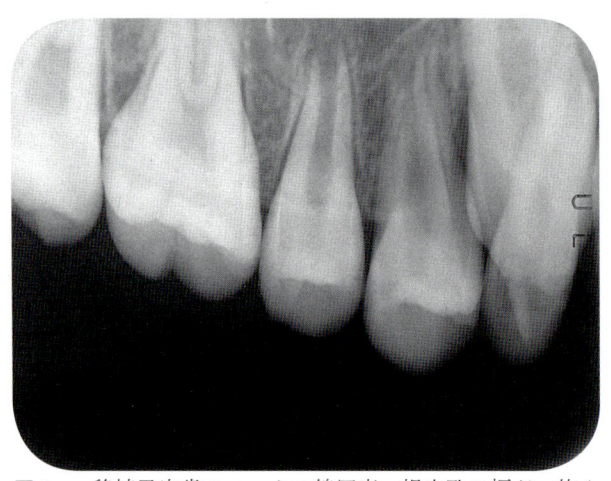

図3a　移植予定歯のエックス線写真．根尖孔の幅が，約1mm前後開いていることが観察された．

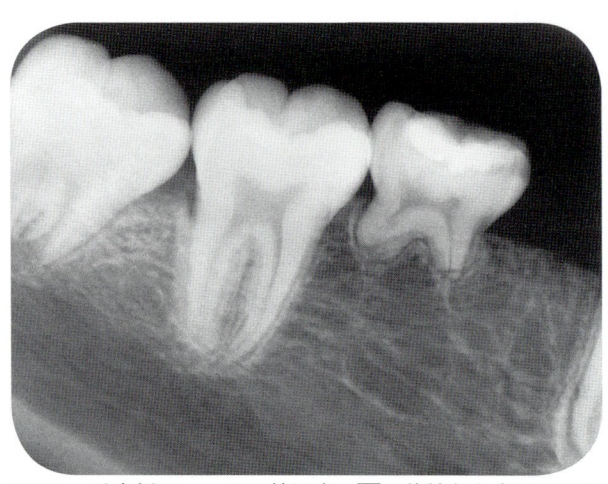

図3b　受容側のエックス線写真．E|の後続永久歯胚は認められず，4|も先天的欠如であることが確認された．

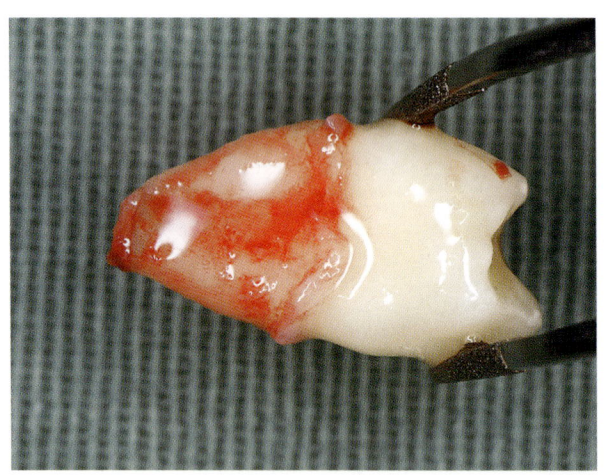

図4　抜去された移植予定歯．歯根膜の付着状況に問題はなく，根尖部には，ヘルトヴィッヒの上皮鞘が確認された．

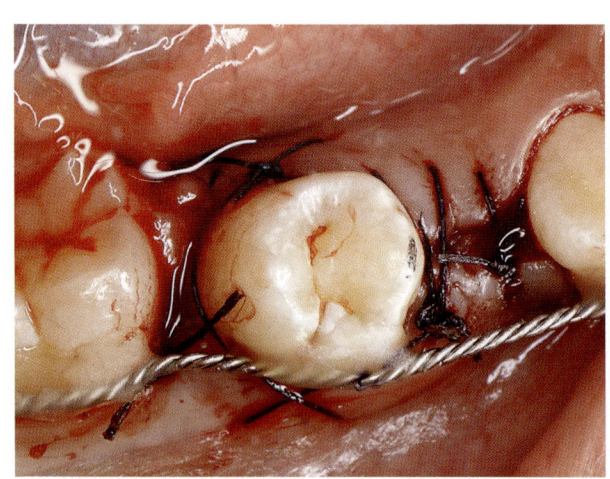

図5　移植直後．移植窩とのサイズの関係で，約90°回転させて埋入を行った．

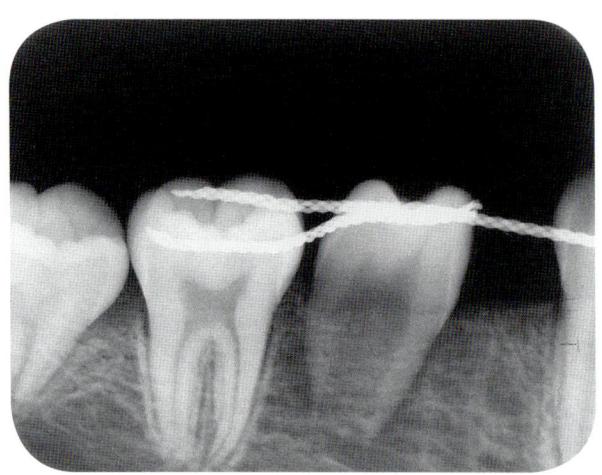

図6　同エックス線写真．頬舌的に広い歯髄腔が観察される．

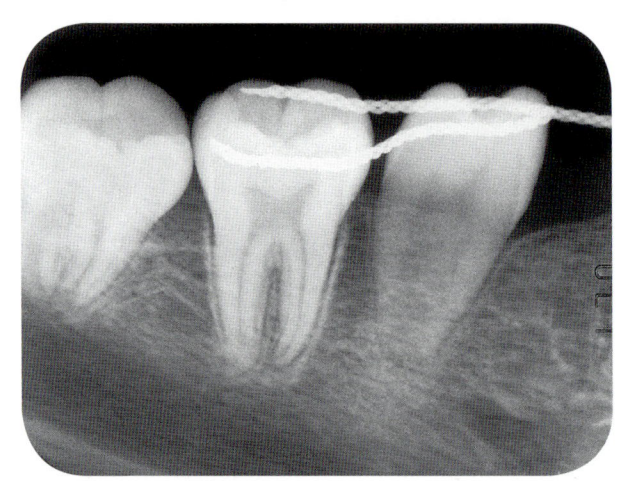

図7　移植して8か月後のエックス線写真．正常な歯根膜腔や歯槽骨の回復は観察されるが，PCOは確認できない．

142

3 | 歯根未完成歯の移植から考察される歯髄治癒

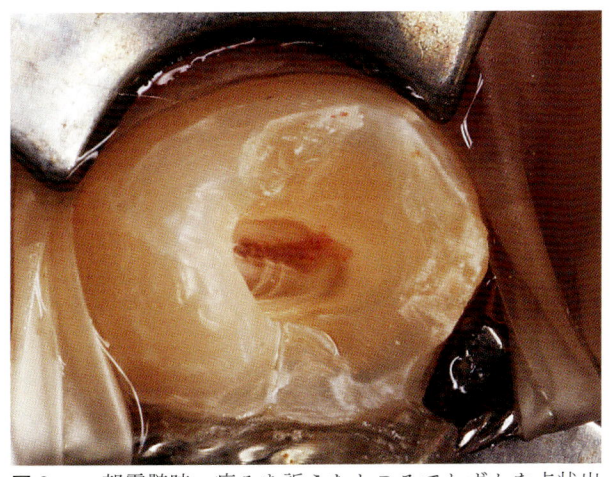

図8 一部露髄時．痛みを訴えたところでわずかな点状出血を認めたため，Dycalにて直接覆髄を行った．

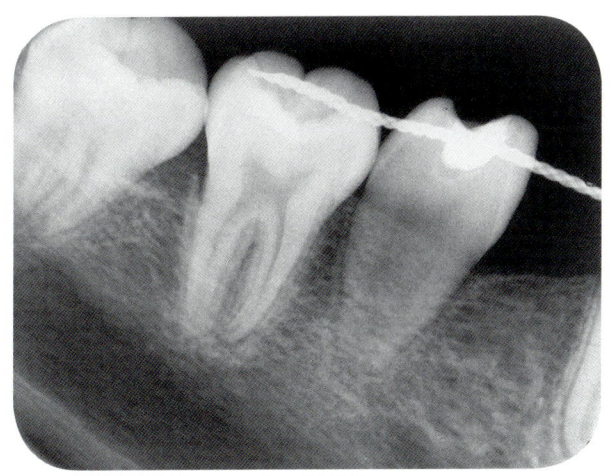

図9 直接覆髄後のエックス線写真．

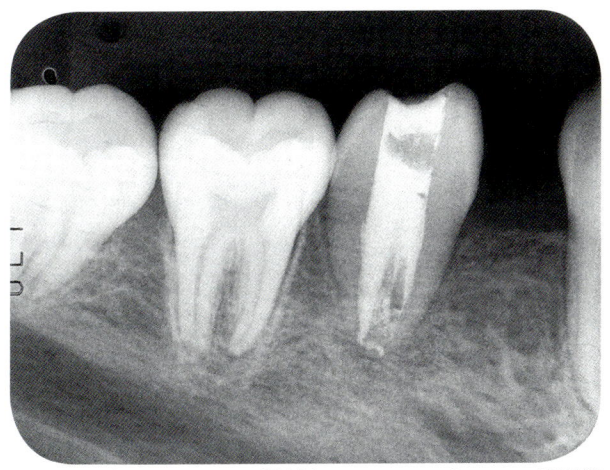

図10 水酸化カルシウム製剤（ビタペックス）による仮根管充填時のエックス線写真．炎症性吸収の防止とアペキシフィケーションを目的として，約3か月間貼薬を行った．

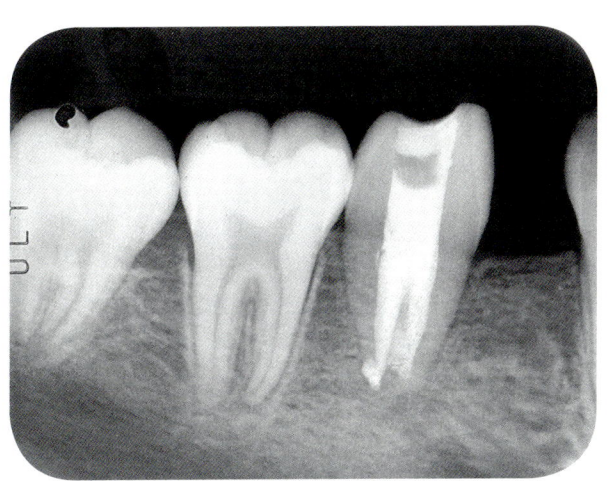

図11 本根管充填時のエックス線写真．ガッタパーチャとシーラーにて最終根管充填を行った．

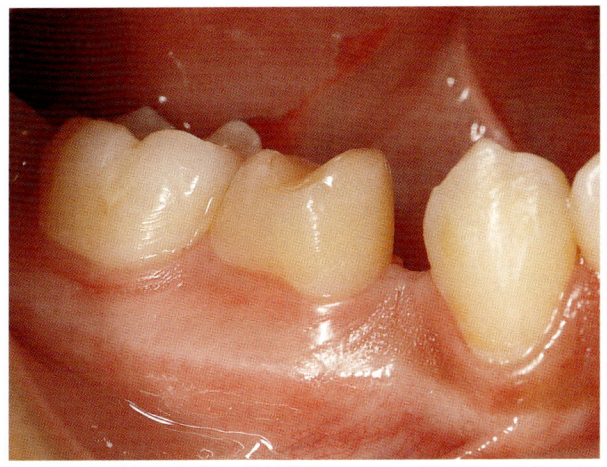

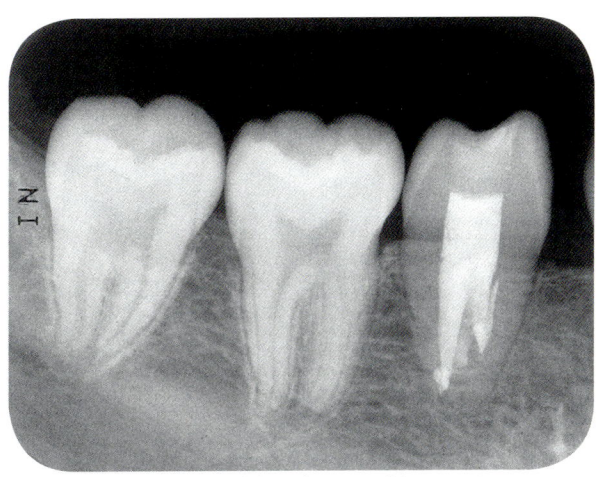

図12a, b 移植3年後の移植歯とエックス線写真．現在のところ，臨床的には問題はなく，歯根吸収なども認められない．これから矯正治療に入る予定である．

143

第5章　歯髄保存はどこまで可能か

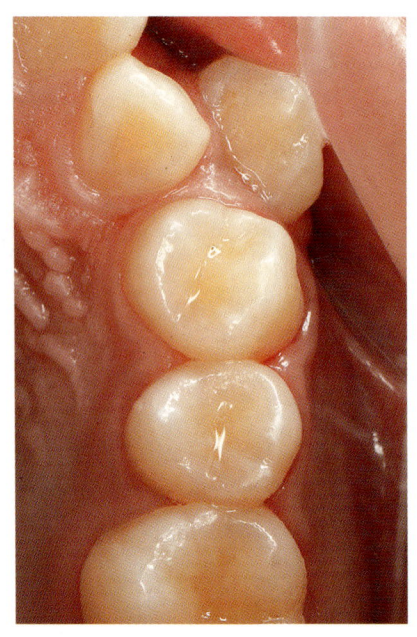

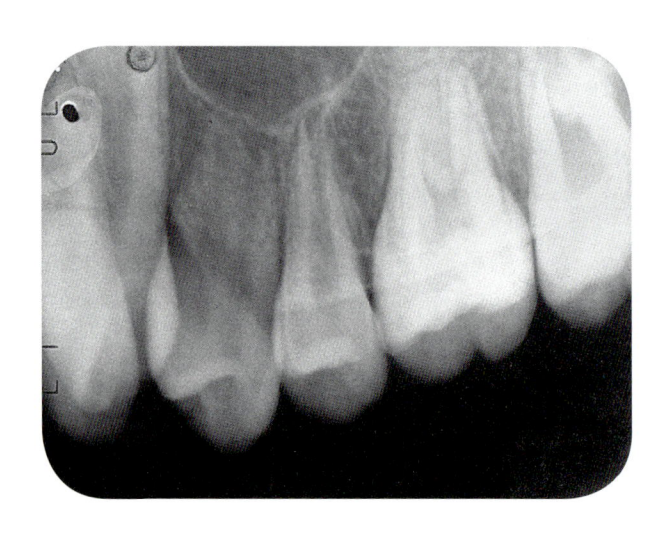

図13a, b　移植予定歯の4⏌とエックス線写真.健全歯であり,根尖孔の幅も約1mm前後開いていることが観察された.

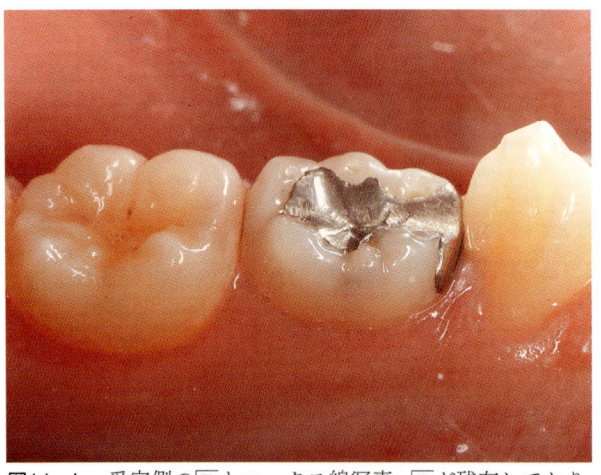

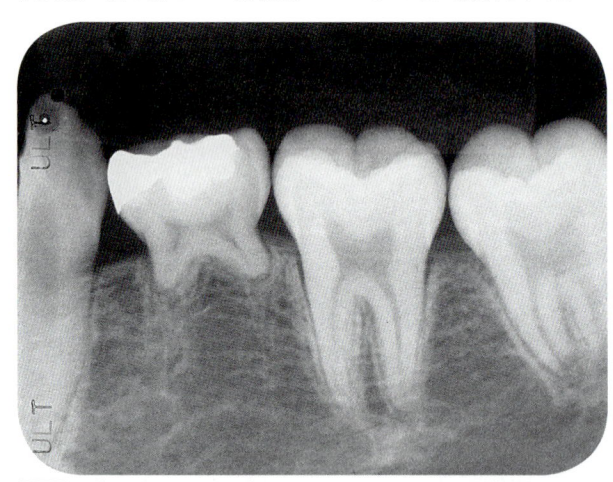

図14a, b　受容側の⌐Eとエックス線写真.⌐Eが残存しており,本来の⌐4 5の萌出スペースが失われている.エックス線所見では,⌐Eの後続永久歯胚は認められず,⌐4も先天的欠如であることが確認された.

obliteration：以下PCOとする)がある.通常,6か月以内に起こることが一般的といわれているが,本ケースの場合は,8か月経過した時点で認められず(図7),若干の臨床症状を訴えたため,歯髄壊死を疑い,無麻酔下にて切削診を行った.髄腔開拡の寸前(一部露髄　図8)で痛みを訴えたため,それ以上の切削を止め,水酸化カルシウム製剤(Dycal／Dentsply-Sankin)にて覆髄後,コンポジットレジンを用いて充填処置を施した(図9).

その後,3か月経過した時点で,打診痛および咬合痛が増してきたため,歯髄壊死と判断した.アペキシフィケーション(apexification)を行うために水酸化カルシウム製剤(ビタペックス)を貼薬し(図10),その3か月後にガッタパーチャとシーラー(キャナルスN)にて最終根管充填を行った(図11).現在,約3年が経過しているが,歯根吸収などの所見もなく,問題は生じていない(図12).

次に,前回の移植から8か月後に反対側も同じ部位,術式で抜歯即時移植を行う計画を立てた(図13,14).4⏌を⌐Eの抜歯後に移植した(図15)が,移植歯の状態も前回とほぼ同様であり,歯髄治癒が期待できるかどうかの診断が非常に困難な時期であると思われた.今回も歯髄治癒に伴うPCOが,エックス線写真上で確認できることを期待して,1か月ごと

3 | 歯根未完成歯の移植から考察される歯髄治癒

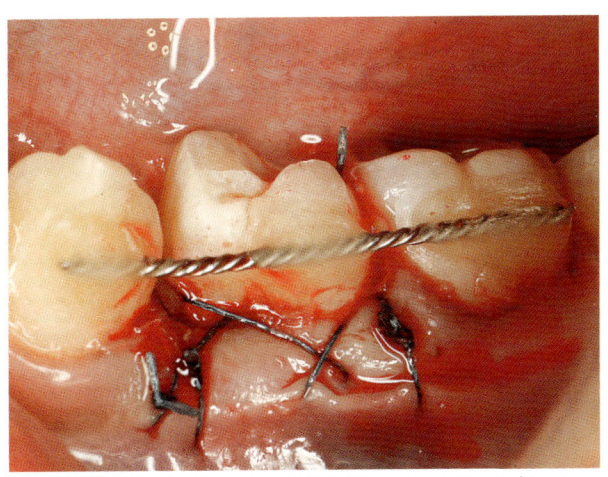

図15a　移植直後．移植歯を約45°捻転させて埋入を行った．

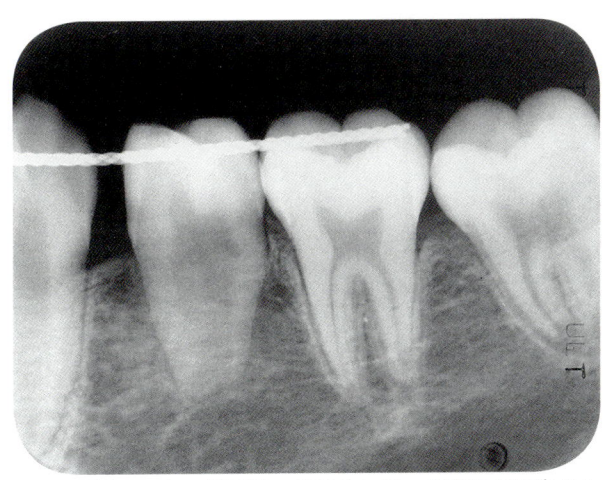

図15b　同エックス線写真．頬舌的に広い歯髄腔が観察される．

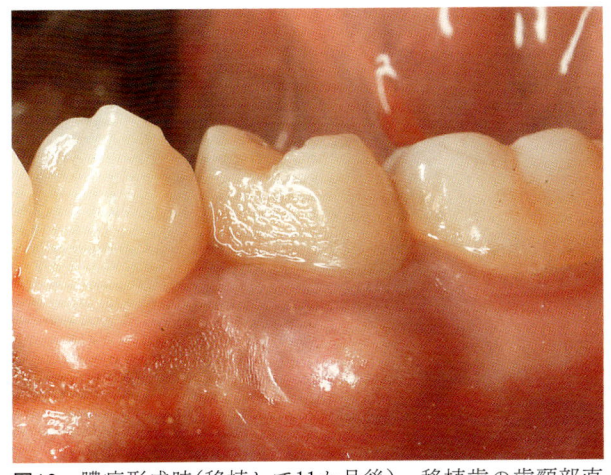

図16　膿瘍形成時（移植して11か月後）．移植歯の歯頸部直下に膿瘍を認める．疼痛などの自覚症状を訴えることはなかった．

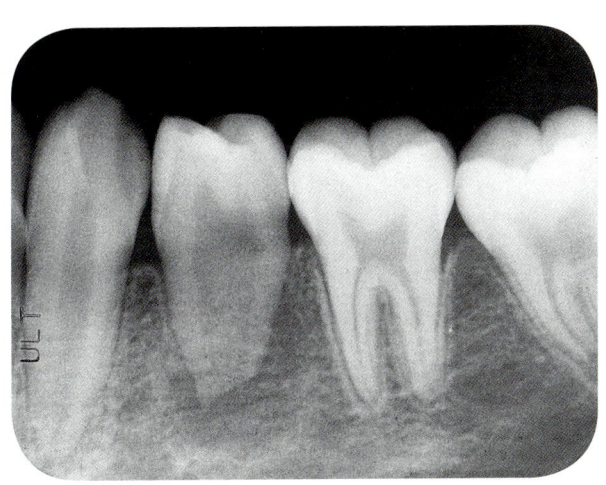

図17　同エックス線写真．根尖部に透過像が認められる．

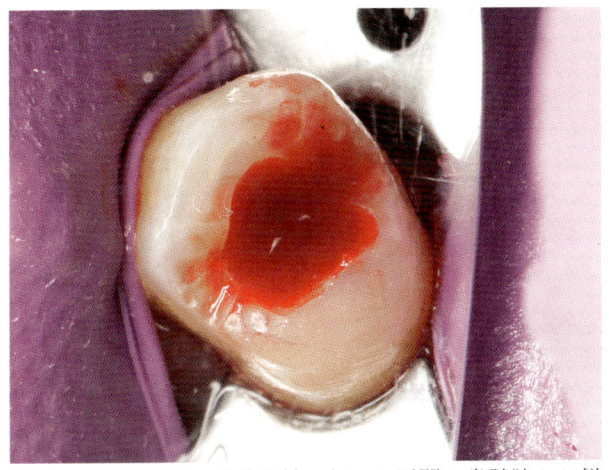

図18　髄腔開拡時．髄腔開拡を行った瞬間に歯髄腔から鮮血が沸きあがり，同時に軽度の疼痛を訴えた．

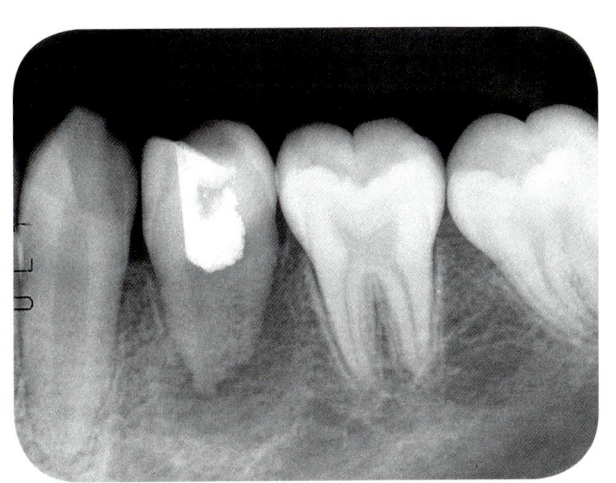

図19　水酸化カルシウム製剤（ビタペックス）充填後のエックス線写真．歯頸部直下あたりまでの歯髄を除去し，ビタペックスを充填した．根尖部に若干の歯根吸収像が観察される．

第5章　歯髄保存はどこまで可能か

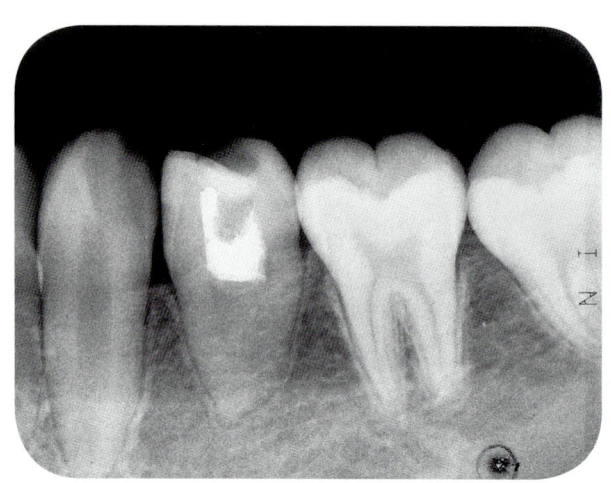

図20　移植して2年6か月後のエックス線写真．根尖部の透過像は消失し、根尖側の歯髄腔にPCOが起こっていることが観察された．歯根吸収部にも歯根膜腔が確認され、新付着によって回復したものと推測される．

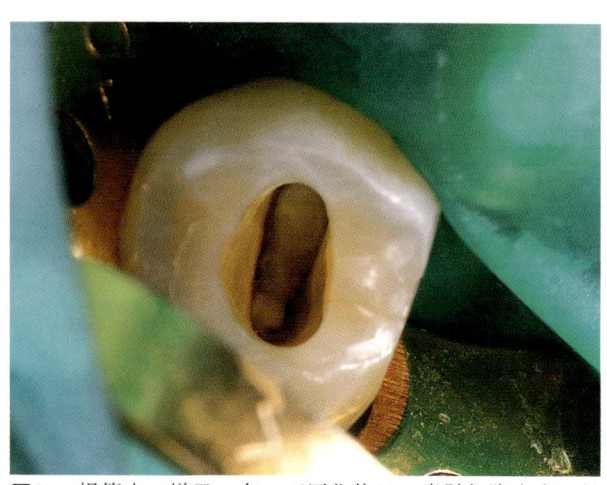

図21　根管内の様子．白い石灰化物は、歯髄細胞由来の骨様象牙質と思われる．

に経過観察を行った．

　移植を行ってから約11か月後、移植歯の歯頸部直下の歯肉に膿瘍が認められ（図16）、エックス線写真においても根尖部に透過像が観察された（図17）．歯髄壊死と診断し、無麻酔下で髄腔開拡を行ったところ、若干の痛みとともに歯髄腔より鮮血を認めた（図18）．♯80のファイルを根管内に少しずつ挿入し、患者が確実に痛みを感じたところで止め、その部より歯頸側の歯髄組織のみを確実に除去した．歯髄を除去したところまで水酸化カルシウム製剤（ビタペックス）を填入し（図19）、グラスアイオノマーセメントで仮封した後、経過観察を行った．

　1週間後には、膿瘍が消失したものの、その後来院が途絶え、2年6か月後に再来院したときのエックス線写真では、根尖部の透過像が消失し、明瞭な歯根膜空隙と根尖部歯髄腔にPCOが観察された（図20）．その時点でグラスアイオノマーセメントを除去し、水酸化カルシウム製剤を慎重に排除した後、根管内を観察すると、白色の石灰化物により根管が閉塞されているのが確認された（図21）．歯髄腔に生理的食塩水を入れてEPTを行ったところ、知覚反応を示した．

考察と結果

　歯根未完成歯の移植の治癒には、歯根完成歯とは違ったふたつの特徴が挙げられる．移植後に歯髄の治癒が起こる可能性があることと、歯根発育の継続が期待できるという2点である．

　歯髄の治癒に関しては、歯根完成歯を移植した場合には期待できない．そのため、歯根完成歯の移植後は、歯髄が壊死に陥るため、炎症性吸収[10]が生じ始めるといわれる4～8週までの間に根管治療を開始することが望ましい．通常は、水酸化カルシウム製剤を貼薬し、歯槽骨の治癒が得られた時点で最終根管充填処置を行う．

　一方、歯根未完成歯では、移植歯の状況により歯髄が治癒する可能性がある．その場合、移植後にエックス線写真上でPCOが起こるかどうかが大きな判断基準となる．

移植歯の歯髄治癒のメカニズム

　移植歯の歯髄治癒のメカニズムは、次のように考えられている．まず、根未完成歯を抜歯すると、根尖部で歯髄が断裂し、根管内の歯髄は、一時的に虚血状態に陥る．その後、根尖孔から毛細血管が根管内に増生すると同時に歯髄細胞も増殖する[11,12]ことで、いったん歯髄腔内は、生きた組織で充たされる．しかし、再生した歯髄組織は根尖部より急激な石灰化を起こすために、脈管が中に取り残され、いわゆる脈管象牙質が形成される．このような歯髄腔の閉塞は、完全であれ、部分的であれ、移植後6か月以

146

3 | 歯根未完成歯の移植から考察される歯髄治癒

内に起こることが多いとされているが，ときに数年かけて起こる場合もある．

いずれにしても，歯髄治癒と歯髄壊死の鑑別において，エックス線写真による評価は非常に有効である．

歯髄治癒に影響を与える因子

移植後の歯髄治癒に影響を与える因子として，3つの項目が挙げられる．歯根の発育段階，根尖孔の幅，そして抜歯前の歯牙の萌出程度であり，それぞれについて検討する．

歯根の発育段階は，Moorreesら[13]によって，Stage 1〜Stage 7に分類されている（図22）．その分類に照らし合わせて，歯髄治癒が起こった割合を研究したAndreasenら[7]の報告によると，Stage 5（歯根形成は終了しているが，根尖孔は広く開口している状態）までは，高い確率で歯髄治癒が期待できるものの，Stage 6（歯根形成は終了しており，根尖孔が半分以上閉鎖している状態）以上では，50％以上の確率で治癒は期待できないことがわかっている（図23）．

では実際にどの程度根尖孔が開いていれば，歯髄は治癒するのであろうか．Andreasenら[7]は，根尖

[歯根の発育分類]

Moorreesらの分類		
	Stage 1	歯根形成開始
	Stage 2	1/4まで歯根形成
	Stage 3	1/2まで歯根形成
	Stage 4	3/4まで歯根形成
	Stage 5	4/4まで歯根形成 根尖孔は広く開口
	Stage 6	4/4まで歯根形成 根尖孔は半分閉鎖
	Stage 7	4/4まで歯根形成 根尖孔は完全に閉鎖

図22 歯根の発育段階（Moorreesら[13]の分類／文献9より引用）．

[歯根の発育と歯髄治癒]

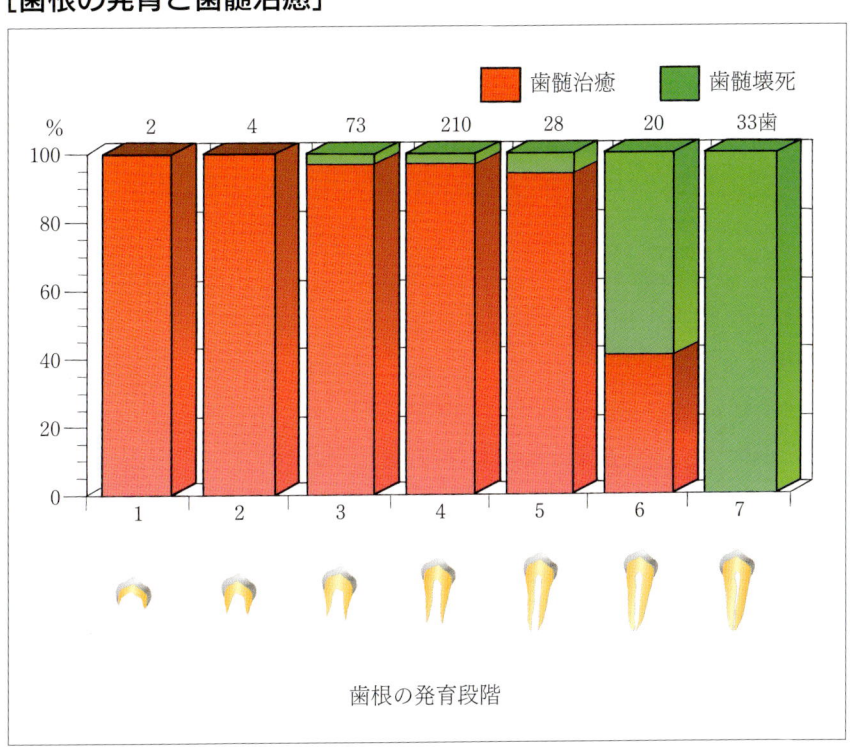

図23 歯根の発育段階と歯髄治癒が起こる割合（Andreasen[7]より／文献9より引用）．

147

第5章　歯髄保存はどこまで可能か

孔幅が1mm存在するかどうかが分かれ目になると報告している．つまり，歯髄治癒は，根尖孔幅が1mm以下では，10％に過ぎないのに対し，1mm以上では，約90％以上の確率で期待できることがわかっている．

しかし，実際に根尖孔は円ではないため，確実な直径を知ることが難しいことに加え，根尖部にヘルトヴィッヒの上皮鞘が付着している場合も多い．その場合は，たとえ小さくてもその後に歯髄治癒が期待できる可能性が極めて高いとされている[9]．萌出程度による歯髄治癒の確率[7]に関しては，移植歯が本来の咬合面まで萌出している場合は，56％と低いのに対して，咬合面に達していない場合は，90％が治癒すると報告されている．以上のことから，移植後に歯髄治癒が期待できる因子を考慮に入れて，移植の時期を選択することが重要である．

移植後の歯根発育の可能性

次に，移植後の歯根発育の可能性についてであるが，継続して起こるかどうかは，根尖のヘルトヴィッヒの上皮鞘の状況に左右されると考えられる．通常，ヘルトヴィッヒの上皮鞘は，移植歯の抜歯時や移植手術時に損傷を受けることが多い．その結果，Andreasenら[7]の研究では，移植後，平均して約21％が完全発育し，約65％が部分発育，そして残りの約14％が完全停止と報告されている．

移植後に歯髄感染が起こった場合であっても，すぐに上皮鞘の細胞がダメージを受けるわけではなく，その程度は，感染の大きさと感染にさらされている時間に依存すると推測される．

このように歯根未完成歯の移植の時期を総合的に判断した場合，もし，その時点で歯根の成長が停止したことを考慮して，Stage 4～Stage 5の間が最も理想的であるといえる．しかし今回の症例の移植歯のようなStage 6の場合では，歯髄治癒の確率が50％を少し下回るため，歯髄治癒と歯髄壊死の鑑別診断が非常に難しくなる．

本症例の検証

以上のことを踏まえて，本症例を検証する．まず，最初に行った右側の移植についてであるが，移植歯は歯根未完成であり，Stage 6である．根尖部に多少なりともヘルトヴィッヒの上皮鞘が認められたため，歯髄治癒を期待した．しかし，移植後8か月の時点でPCOが認められず，軽度の咬合痛，および打診痛を訴えたため，歯髄壊死を疑った．念のために無麻酔下での切削診を行ったところ，露髄した瞬間に痛みを訴えたため，Dycalによる直接覆髄処置を行い，歯髄保存を試みた．しかし，その3か月後にやや咬合痛が増してきたため，結果的に抜髄するに至った．

このケースでは，移植歯にカリエスはなく，またエナメル質の切削，削合を行わずに移植できたため，象牙質の露出もなく，歯髄内に細菌感染を起こす可能性は極めて低いと考えられた．したがって，確実に歯髄診断ができるまでもう少し経過観察の期間をおくべきであったことが大きな反省点である．しかし，その後の露髄に伴う処置時に細菌感染を引き起こした可能性は否定できず，歯根未完成歯では象牙細管が太いため，もし多少なりとも歯根膜の損傷があれば，急激な炎症性吸収を惹起する危険性をはらんでいる．炎症性吸収は，移植自体の失敗につながることにもなるため，最終的な判断としての抜髄処置に関しては，ある意味において正当化されるかもしれない．しかし，上記の経緯から移植歯の歯髄が治癒に向かっていたことが想像され，鑑別診断の甘さと困難さを痛感した．

本症例では，患者が12歳という年齢であることから，臨床症状についての問診の正確性，また他覚症状テストの信憑性について，どこまで的確な情報が得られたかが不明である．つまり，炎症性吸収を恐れるがあまり，十分な待機治療に自信がもてず，根管内アプローチの時期に正当性があったかどうかについては大いに疑問が残った．

そこで次に，このような反省の上に立って反対側(左側)の移植を行った．条件的には，右側とほぼ同じであり，再検証を行うことも目的とした．今回は，少しの臨床症状を訴えても，エックス線写真的に問題がなければ，歯髄の治癒に期待しようと考えた．しかし，移植後11か月，明らかに当該歯に起因していると思われる膿瘍が発生し，エックス線写真においても明瞭な根尖部透過像が認められた．診断は，

根尖病変を伴う根尖性歯周炎であり，細菌感染を伴う歯髄壊死と考えられるので，通常は，すぐに根管治療を行う必要がある．では，この場合の感染経路はどこであろうか．前回同様，移植歯にカリエスはなく，エナメル質の切削を行わずに移植できたため，歯髄内に細菌感染を起こす可能性は低いと思われる．したがって，抜歯や移植時に歯根膜が欠落した部分か，抜歯時に鉗子で把持した際に生じたエナメル質の亀裂部などから細菌が侵入した可能性が高いと推測される．

今回のケースでは，髄腔開拡と同時に出血と痛みを認めたため，痛みのある部位のところで歯髄を切断し，確実に止血がなされていることを確認したうえで，水酸化カルシウム製剤（ビタペックス）を充填した．通常，根未完成歯の移植後に不幸にして歯髄治癒が得られなかった場合は，根尖部まで完全に歯髄壊死が生じていると考えて，アペキシフィケーション[14]が適用される．

術式としては，壊死した歯髄組織を完全に除去し，水酸化カルシウム製剤を根尖からわずかに押しだす．その結果，歯根膜や骨組織が変性・壊死を起こし，歯根膜から分化したと思われるセメント芽細胞から誘導されたセメント質が添加され，根尖部が閉鎖されることを期待する．今回の場合，臨床的にもエックス線写真的にも，根尖部まで歯髄壊死が起こっている可能性が高く，アペキシフィケーションの応用が適当と思われた．しかし，肉眼的所見ではあるが，歯髄より鮮血が認められ，同時に痛覚もあったことから，歯髄は完全に壊死しておらず，根尖病変を伴う歯髄感染であっても必ずしも歯髄全体が壊死しているとは限らないことがわかった．つまり，このことは，壊死を起こしている部分が歯冠側歯髄に限局している場合や歯髄全体の感染であっても初期の場合では，根尖部に透過像が生じることがあり得ることを意味している．

では，このように残存歯髄にまで炎症が波及している可能性が疑われるにもかかわらず，歯髄の治癒が起こったことは，どのようなメカニズムで説明できるのであろうか．まず，歯髄が感染におかされた時間が比較的短いことと，感染自体が軽微であったことが前提にあげられる．そして，そのような歯髄の感染状況で，とくに根尖孔が広い場合は，根尖側からの血流が豊富であるため，生体側からの免疫応答が働く．つまり，歯冠側からの細菌感染による攻撃と根尖側からの生体の防御のせめぎ合いがあり，痛覚のあった部分までの歯髄を除去することで，根尖側の残存歯髄では，比較的短時間で血中のマクロファージが細菌を貪食し，細菌が排除された後，急速に残存歯髄組織に石灰化が引き起こされたものと思われる．

また，その後の歯根発育が完全ではないことから，ヘルトヴィッヒの上皮鞘の一部は，抜歯時や移植時に損傷を受けていたことも想像される．

以上の治癒の過程は，推測の域をでないが，歯根未完成歯に起こり得るいくつかの治癒のメカニズム[15]を理解し，可能性を考慮すれば，大きな論理の飛躍はないように思う．

そして，結果的に根尖部透過像は消失し，残存している歯髄腔には，硬組織が添加され，歯髄治癒が達成された．根管内に認められた白色の石灰化物は，おそらく歯髄細胞由来の骨様象牙質と思われ，移植歯がEPTに正の反応を示すことから，一部脈管系を含んだ組織であると考えられる．

今回の幸運な結果を生みだした背景には，患者側の都合で2年6か月もの間，来院が途絶えたという事実があった．もし，毎月1回，経過観察を行っておれば，前回と同様，どこかで歯髄処置に踏み切ったかもしれない．決して予知性をもって行った治療ではなく，また今回のような治療結果を，いつも求めることはできないかもしれないが，歯根未完成歯の移植における歯髄治癒の可能性に関して大きな示唆を与えてくれた症例であったと考えている．

稿を終えるにあたり

本章のタイトルにある「歯髄保存はどこまで可能か？」という問いに対して，明確な答えがあるわけではない．これは，本来のう蝕治療を行ううえでも，問診，視診，触診，エックス線写真，電気診，温度診，プロービングなどの必要最小限の診査を行ったうえで，多くの知識と経験を結集して決断しなければならない問題である．とくに歯根未完成歯の歯髄保存では，歯髄細胞自体のバイタリティーが高いため，

第5章　歯髄保存はどこまで可能か

歯根完成歯にはない大きな可能性を秘めており，適応症も異なることが多い．

また，根尖部の未完成(根管の太さ)の度合いにより根管内を循環する血流量が違い，そのことは，炎症に対する防御の違いに反映される．そのため，歯根未完成歯では，歯髄に細菌感染があるからといって，すぐに全部性歯髄炎となり，その結果，抜髄というお決まりの処置方針があてはまらないことが多いことは周知の事実である．さらに，根尖部周囲に存在するヘルトヴィッヒの上皮鞘には未知なる可能性があり，まだまだわかっていないことも多い．

今回は，いったん歯髄が断裂をするといった特殊な環境におかれた歯根未完成歯の移植を取り上げることで，その後に歯髄がどのような反応を示すのかを考えることが歯髄の本質に迫ることができるのではないかと考えた．本症例が，歯髄保存のクライテリアに関して示唆を与え，少しでも参考になれば幸いである．

謝辞

本論文に際し，貴重なるご教示ならびにご助言をいただきました月星光博先生に心より感謝申し上げます．

参考文献

1. Apfel H. Preliminary work in transplanting the third molar to the first molar position. J Am Dent Assoc. 1954 ; 48 : 143.
2. Collings GJ : Dual transplantation of third molar tooth. Oral Surg. 1951 ; 4 : 1214.
3. Hale ML : Autogenous transplant. Oral Surg. 1956 ; 9 : 77.
4. Apfel H : Autoplasty of enucleated prefunctional third molars. J Oral Surg. 8 : 289, 1950.
5. Miller HM. Transplantation. J Am Dent Assoc. 1950 ; 40 : 237.
6. Andreasen JO. Atlas of replantation and transplantation of teeth. Philadelphia : W B Saunders, 1992.
7. Andreasen JO, Paulsen HU, Yu Z, Bayer T, Schwartz O. A long-term study of 370 autotransplanted premolars. European J Ortho. 1990 ; 12 : 3-50.
8. Kristerson L. Autotransplantation of human premolars. A clinical and radiographic study of 100 teeth. Int J Oral Surg. 1985 ; 14 : 200-213.
9. 月星光博(編著)．自家歯牙移植．東京：クインテッセンス出版，1999.
10. Andreasen JO. The effect of pulp extirpation or root canal treatment on periodontal healing after replantation of permanent incisors in monkeys. J Endod. 1981 ; 7 : 245-252, 1982 ; 8 : 426-427.
11. Skoglund A, Hasselgren G, Tronstad L. Oxidoreductase activity in the pulp of replanted and autotransplanted teeth in young dogs. Oral Surg. 1981 ; 52 : 205-209.
12. Kvinnsland I, Heyeraas KJ. Cell renewal and ground substance formation in replanted cat teeth. Acta Odontol Scand. 1990 ; 48 : 203-215.
13. Moorrees CFA, Fanning EA, Hunt EE Jr. Age variation of formation stages for permanent teeth. J Dent Res. 1963 ; 42 : 1490-1502.
14. Frank AL. Therapy for the divergent pulpless tooth by continued apical formation. J Am Dent Assoc. 1966 ; 72 : 87-93.
15. 月星光博．ミニマルインターベンション．第1報　エンド：中心結節の破折. the Quintessence. 2006 ; 25(1) : 107-116.

第5章 歯髄保存はどこまで可能か

4 外傷歯，移植歯，根未完成歯と高齢者の歯髄保存療法はどこまで可能か

● 興地隆史

新潟大学大学院医歯学総合研究科口腔健康科学講座う蝕学分野

外傷歯への対応と歯髄保存

外傷歯の処置に際して，受傷直後の的確な診断と，それに応じた初期対応が重要であることは論を待たないが，本書のテーマである歯髄の診断という面では，しばしば長期の経過観察（待機的診断）を要することにも留意すべきである．また近年の接着性修復材料の進歩により，歯髄保存の可能性が拡大しつつある．本稿では図1, 2の分類（WHOの分類，Andreasenの分類[1]を改変）に基づき，歯髄保存の可否を中心としてさまざまな歯の外傷に対する臨床的対応法を概説する．

亀裂

歯冠の亀裂（図1a）は特定の外傷の既往の有無を問わずしばしば認められる．これらの多くは早急な

[歯の破折の分類]

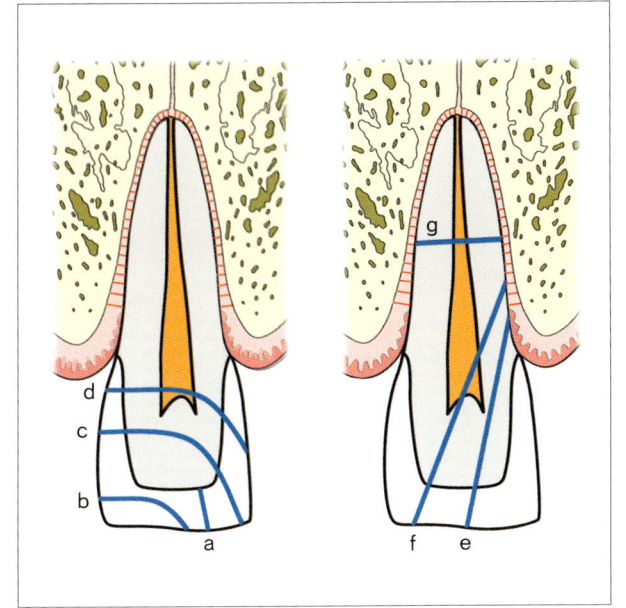

図1　分類名．
a　亀裂
b　歯冠破折（エナメル質のみの破折）
c　歯冠破折（露髄がない）
d　歯冠破折（露髄がある）
e　歯冠歯根破折（露髄がない）
f　歯冠歯根破折（露髄がある）
g　歯根破折

[歯の脱臼の分類]

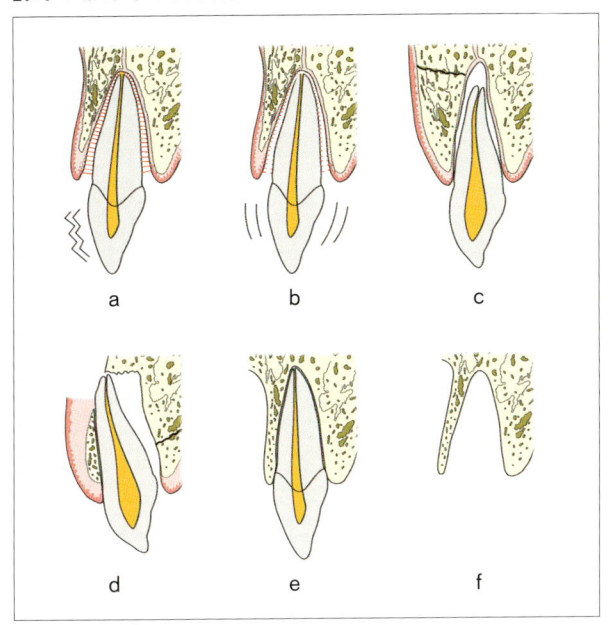

図2　分類名．
a　不完全脱臼（歯根震盪）
b　不完全脱臼（亜脱臼）
c　不完全脱臼（挺出）
d　不完全脱臼（側方脱臼）
e　不完全脱臼（嵌入）
f　完全脱臼

第5章　歯髄保存はどこまで可能か

［実体顕微鏡下での亀裂の診断と追求］

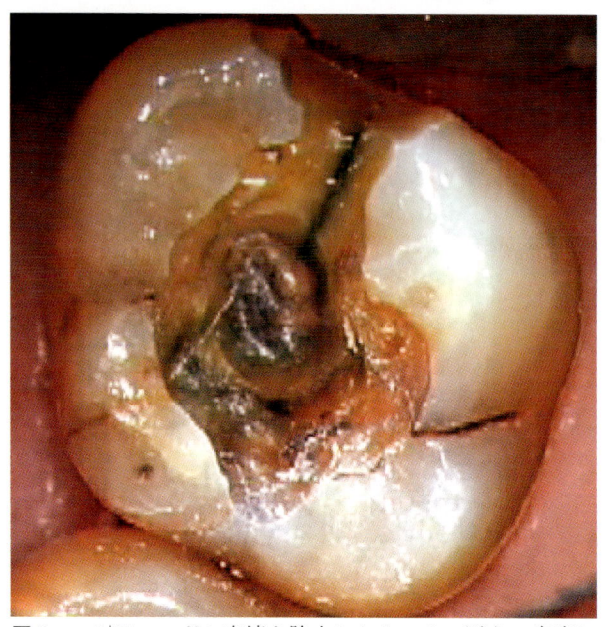

図3a　6̲|アマルガム充填を除去したところ，近心の窩底に亀裂がみられた．

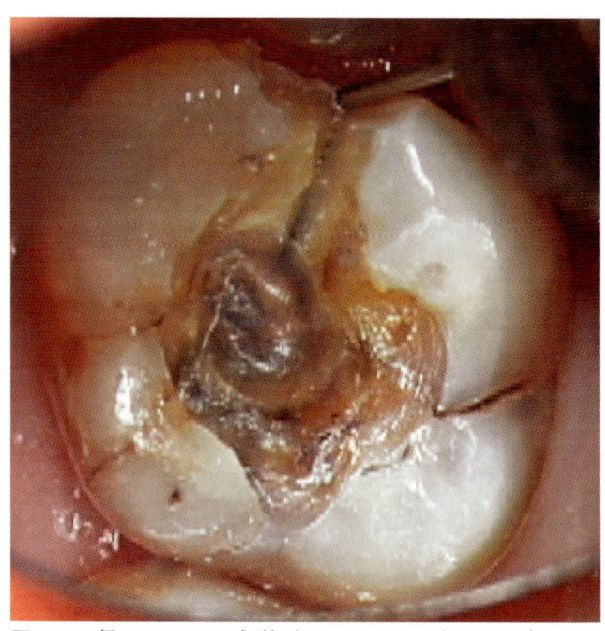

図3b　径0.45mmの球形ダイヤモンドポイント(B's MIバー®／日向和田精密製作所)を用い，顕微鏡下で亀裂を追求．本症例では亀裂部の着色が概ね除去された段階でコンポジットレジン充填を行った．

［亀裂歯症候群(cracked tooth syndrome)の症例］

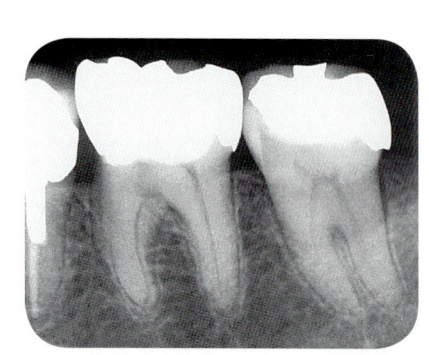

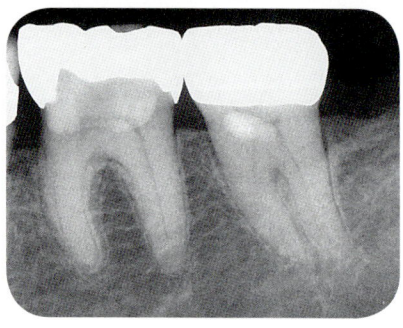

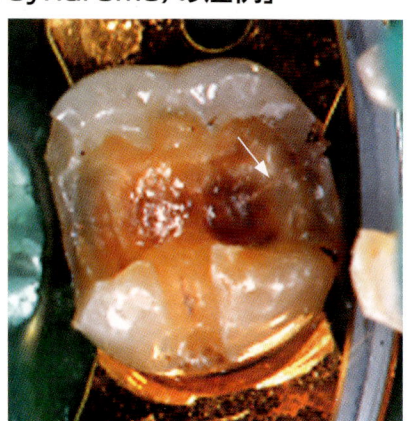

| 図4a | 図4b | 図4c |
| 図4d | | |

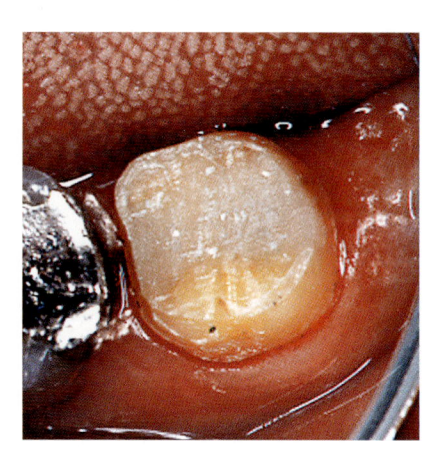

図4a　術前．58歳，女性．咬合痛を訴えるが明瞭な異常所見は認めない．
図4b　|7̲のインレー除去を行ったところ，遠心に亀裂が確認された(→)．着色が概ね除去されるまで亀裂部を切削後コンポジットレジン充填したところ，症状は消失した．
図4c　亀裂の拡大防止のため全部鋳造冠の形成を行った．
図4d　3年後．異常所見はみられない．

処置を要しないが，その反面，広範な修復物(クラウンなど)で歯髄保護と破折への進展防止を講じざるを得ない場合もある．一見軽微な損傷であるにもかかわらず，診断やdecision makingの面で意外に多くの問題を抱える病態といえる．

診断面では亀裂の存在自体の検出がしばしば問題となるが，色素(う蝕検知液など)による染色，透過光検査(透照診)，手術用実体顕微鏡による観察(図3)

4｜外傷歯，移植歯，根未完成歯と高齢者の歯髄保存療法はどこまで可能か

[露髄を伴う歯冠破折に生活断髄を行った症例]　　　提供／富沢美恵子教授（新潟大学）

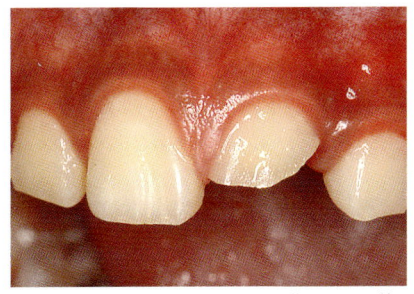

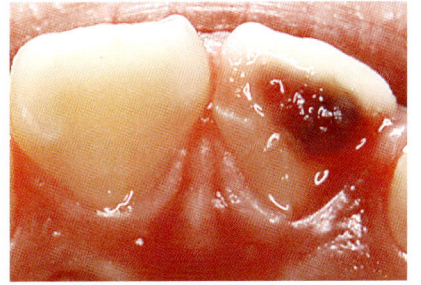

図5a, b　転倒により|1を受傷，2日後に受診（10歳，男児）．

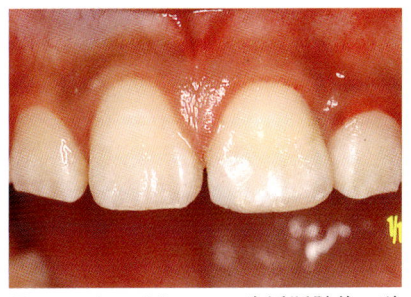

図5c　カルビタールで生活断髄後，破折片を接着性レジンセメントで再接着（一部コンポジットレジン充填）した．

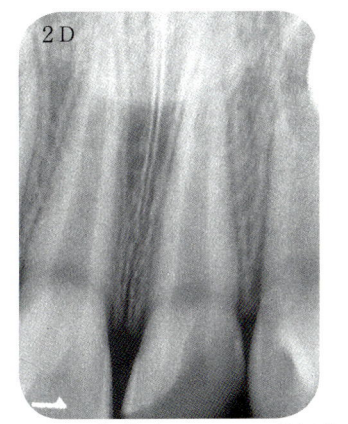

図5d　初診時のエックス線写真．

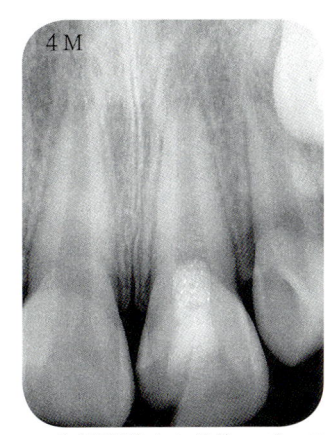

図5e　生活断髄4か月後．デンティンブリッジの形成が開始されている．

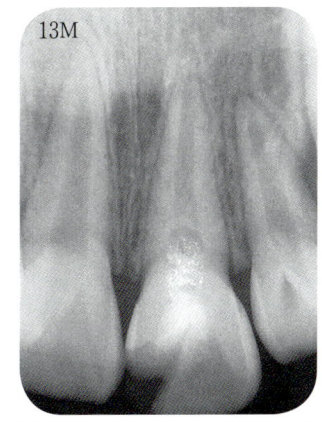

図5f　13か月後．デンティンブリッジの明瞭な形成と歯根の伸長がみられる．

などの診査法が有用である．亀裂の深さの診断も容易でないが，冷水痛や咬合痛が生じている場合は歯髄腔（近傍）までの到達が疑われる．最終的には切削により判断するが，この際は極小径の切削器具をルーペや顕微鏡下で用いることで（図3b），周囲歯質の不要な削除を最小限とすることができる．

いわゆる亀裂歯症候群（cracked tooth syndrome）[2]は，微細な歯の亀裂を原因として咀嚼痛，温熱痛，ときに自発痛などのさまざまな症状が発現する病態を指す（図4）．とりわけ咬合時に鋭く定位の悪い痛みが一過性に生じる場合は，咬合力による亀裂のわずかな離開を原因とする歯髄の痛みが生じている可能性を考慮する必要がある．この種の訴えの一部がいわゆる不定愁訴として取り扱われている可能性が高いが，これも亀裂の存在の診断や症状との関連の明確化が困難であることを大きな理由とする．

亀裂に対する処置は歯髄保護，亀裂の進展阻止の両面を考慮する必要がある．小範囲の亀裂であれば同部を切削，追求後コンポジットレジン充填を施すことで対応可能であるが，この際も経過観察（待機的診断）により歯髄保存の可否を見極める必要がある．

深い亀裂が確認された場合の抜髄施行の決断はしばしば問題となる．亀裂を完全に追求し，露髄した場合は抜髄もやむなしとの考えの一方で，露髄を避ける意味で亀裂の完全追求をあえて行わず歯髄保存を試みる場合もある．この場合は，接着による残存歯質の補強や緊密な封鎖を期待して，亀裂を含む実質欠損部にコンポジットレジンを充填するが，これは亀裂に対してシールドレストレーションを行う発想と解することができよう．経過観察（待機的診断）が重要であることはいうまでもない．最終的には，咬合力による破折の続発を防ぐ意味で，全部鋳造冠などの外側性修復がしばしば施される（図4d）．

歯冠破折

露髄のない歯冠破折（図1b, c）は，多くの場合コンポジットレジン充填の適応となる．破折片が残っ

第5章　歯髄保存はどこまで可能か

[歯根破折（水平破折）]

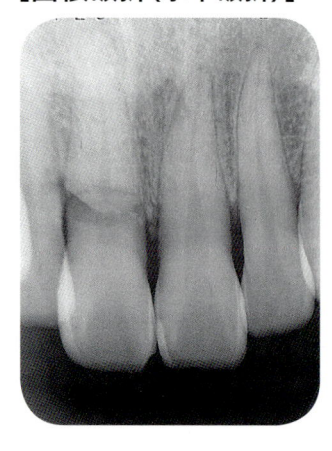

図6　歯根破折（39歳，男性）．受傷直後に 1|を暫間固定されたのみで約20年間無症状に経過．電気診には反応しない．

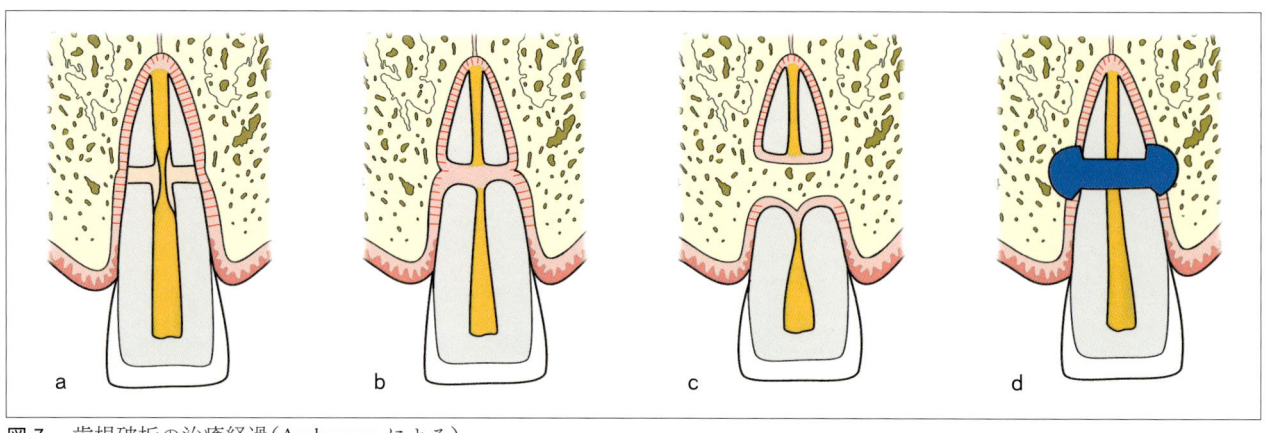

図7　歯根破折の治癒経過（Andreasen による）
a：石灰化組織による再結合　b：結合組織による治癒　c：骨と結合組織による治癒　d：肉芽組織の形成

ている場合は，これを接着性レジンセメントで再接着することも可能である（図5）．また，幼若永久歯が破折した場合は，残存象牙質が薄く，しかも象牙細管が太い（石灰化物による閉塞性変化が少ない）ことから，露出象牙質経由の歯髄への細菌侵襲が生じやすい状態にあると考えられる．したがって，速やかに修復もしくは覆髄を行うことが歯髄保護の面で肝要である．

露髄を伴う歯冠破折では，若年者の健康な歯髄に生じた新鮮な露髄（概ね受傷24時間以内）であることが歯髄保存の最良の条件であり，露髄の大きさや経過時間に応じて直接覆髄あるいは生活断髄（図5）を選択することとなる．根未完成歯の歯髄保存療法には，歯根の成長や根尖孔の完成（apexogenesis）を導くという非常に大きな意義があるが（図5），根尖完成歯では抜髄が高い成功率を示すことから，無理な歯髄保存にこだわる必要性は高くないと考えられる．

水酸化カルシウムは覆髄剤として最も豊富なエビデンスを備えているが，これを用いた直接覆髄の成功率は80％台とされる[3]．また，生活断髄（歯頸部歯髄切断）の成功率は75％程度とされるが[4]，いわゆる部分的歯髄切断（露髄部近傍の歯髄を深さ 2 mm 程度のみ除去）を若年者の歯冠破折歯に行った場合は90％以上の高い数値が報告されている[3,5]．

歯冠・歯根破折

歯髄保存の可否を診断するための原則は，上述の歯冠破折と大きく異なるところはない．ところが，破折が根尖側に位置すればするほど修復処置が複雑化し，とくに骨縁下付近にまで達する場合はしばしば困難となる（図1e, f）．したがって，修復・補綴処置上の要求から無理な歯髄保存を避ける症例の割合が増加すると思われる．

この型の破折では，破折片除去直後に歯肉から著しい出血が生じるため，生活断髄などの歯髄保存処

表1 歯根破折(水平破折)における歯髄の治癒に影響を及ぼす因子[6,7].

治癒にプラスの影響を及ぼす術前因子
　　若年者
　　根未完成歯(破折部の根管径が大きい)
　　受傷直後から電気診に反応
　　歯冠の変位がない
　　動揺がない
　　破折片同士の離開が少ない
処置に関連した因子(治癒にプラスの影響)
　　適切な整復
　　可動性のある固定
処置に関連した因子(治癒に影響が少ない)
　　整復固定の遅延(1～数日間)
　　長期間(4週以上)の固定
　　抗菌剤の投与

表2 外傷歯の歯髄の生死の診断法(診査項目).

電気診
温度診(冷刺激)
エックス線診査
　　根尖部透過像，根側の透過像，歯根吸収像
　　歯髄腔・根管の狭窄や石灰化(pulp canal obliteration)
　　dentin bridge の形成
　　歯根の成長，根尖孔の閉鎖
硬組織の視診(歯冠の変色)
軟組織の視診(腫脹，瘻孔)
透照診(歯冠の変色)
打診(打診痛の持続)
その他(動揺度検査，歯周ポケット検査など)

[長期間経過後に歯髄壊死に陥った歯根(水平)破折の症例] 29歳, 女性 │2

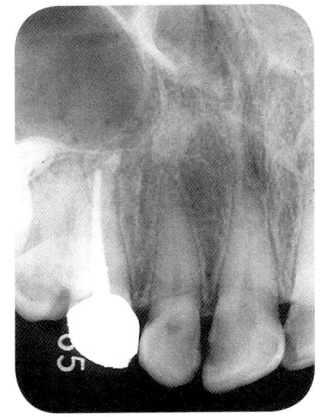

図8a 受傷約7年後．象牙質知覚過敏症様の症状が出現(電気診は陽性)．知覚過敏処置を行い経過観察とした．

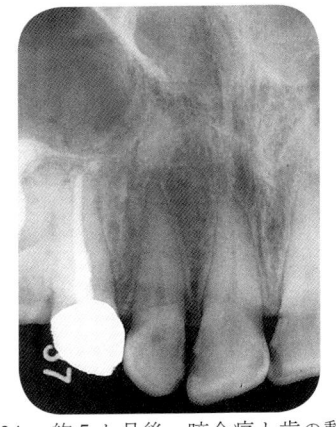

図8b 約5か月後．咬合痛と歯の動揺を訴える．電気診は陰性となった．歯冠部破折片のみ根管治療(水酸化カルシウム貼薬)を開始した．

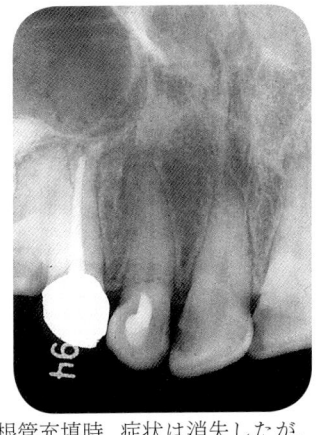

図8c 根管充填時．症状は消失したが，歯冠部破折片は骨の支持が少なく予後不良と思われる．歯周ポケットからの感染により上行性歯髄炎様の病態を経て歯髄壊死が生じたと思われる．

置を講じる際に緊密な封鎖を得にくいことも問題となる．破折片の再接着を行う場合は，これを歯肉に付着させたままで処置を進めると出血が少なく容易であることも経験している．

歯根破折(水平破折)

歯根破折は損傷が歯根歯質に限局するタイプの破折(図1g)であり，前歯部に好発する(図6)．頻度は比較的少ないが，それゆえ対応に困難を覚える向きも多いかと思われる．

この型の破折への対応の原則は適切な整復・暫間固定と経過観察であり，早急な抜髄は行わず歯髄の生活反応について経過観察し，歯髄壊死が確認された時点で始めて歯内療法を行うことが肝要である．Andreasenら[6,7]はこの種の破折の経過を図7の4型に分類しており，400歯に及ぶリコール調査から，歯髄壊死に陥り破折部に肉芽組織が形成された経過不良例(図7d)は22%であったと報告している．同じ研究では予後に影響を及ぼす因子として表1のようなものが挙げられており，診断，処置および予後

第5章　歯髄保存はどこまで可能か

表3　不完全脱臼（歯根完成歯）における継発症の出現頻度(文献11を改変).

	歯根震盪	亜脱臼	挺出	側方脱臼	嵌入
歯髄壊死	3%	6%	26%	58%	85%
外部吸収					
炎症性	0	0.5	6	3	38
置換性	0	0	0	1	24

の予測の面で参考になる.

一方，この型の破折歯に限らず，いわゆる急性外傷を受けた歯では歯髄の生死の診断がしばしば困難であることに留意する必要がある．電気診は受傷直後にしばしば偽陰性を示し，決定的な診断基準とならない場合が多い．自覚症状のないまま歯髄壊死に陥る場合も比較的多いため，表2の診査項目より得られる他覚的所見を総合的に勘案して歯髄の生死を判断する必要がある．治癒の診断には最短でも6週を要したとの記載もみられる[8]．年単位の期間を経て電気診が陽性に転化したり，逆に歯髄壊死の徴候が生じる場合も経験する(図8).

この型の破折歯に歯内療法を行う際は，通常は歯冠側破折片のみを対象とし，根尖側には手を加えない(図8)．これは，根尖側破折片の歯髄が高率に生活性を維持するという組織学的観察[9]を根拠とする．根尖側破折片での根管の狭窄として生活歯髄の存在が臨床的に診断可能な場合もある．Cvekら[10]は127歯の予後調査研究から，歯冠側破折片の根管内に水酸化カルシウムを適用して破折部での新生硬組織形成を促した後に根管充填を施すことを推奨している.

不完全脱臼

この型の外傷の診断や処置に困難を覚える理由の一つとして，傷害の程度にバリエーションが大きく画一的な対応を行いにくいことが挙げられる．Andreasenはこれらを図2の5型(歯根震盪，亜脱臼，挺出，側方脱臼，嵌入)に分類しており[1]，概ねこの順序で歯髄や歯周組織の傷害が重篤になると考えることができる．歯髄壊死や歯根外部吸収の発現頻度もほぼ上記の順に高率となるが，嵌入が生じた場合に発症が著しく高率となる(表3)[11].

不完全脱臼歯への初期対応の原則は，上述の歯根破折(水平破折)の場合と同じく整復，暫間固定と経過観察である(歯根破折を歯冠側破折片に生じた不完全脱臼の一型ととらえることも可能である)．歯根震盪や亜脱臼の症例では咬合調整のみ行い経過観察することもある．一方，側方脱臼など歯槽骨骨折を伴う症例では，その整復を含めた処置が要求される.

歯髄壊死が確認された時点で歯内療法を行うことも歯根破折(水平破折)と同様である(図9-13)．表2の診査項目から総合的に歯髄の生死を判断することが肝要である．外傷歯ではエックス線写真上で歯髄腔の石灰化(pulp canal obliteration)の進行がしばしば観察されるが(図9-10)，これは生活組織の存在を示すことに他ならない.

一方，炎症性歯根外部吸収は，歯根表面の象牙質露出部に，根管内より象牙細管を経由して細菌性侵襲が及んだ結果，同部に炎症性肉芽組織が形成され

4｜外傷歯，移植歯，根未完成歯と高齢者の歯髄保存療法はどこまで可能か

[多数歯に外傷が生じた症例]
（＋，－は電気診の反応の有無を示す）

提供／新潟大学医歯学総合病院口腔再建外科診療室

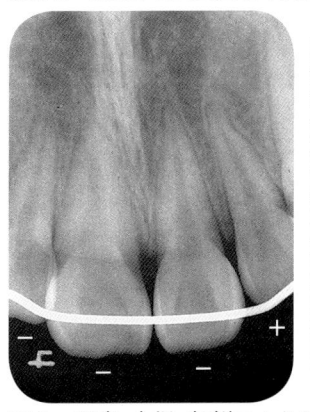

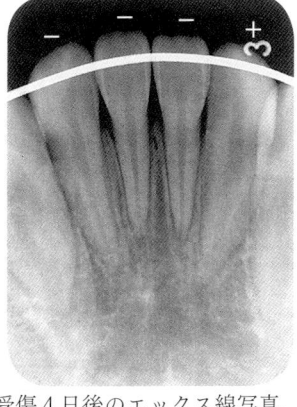

図9　13歳, 女児. 転倒により受傷4日後のエックス線写真. 1|完全脱臼, 1|1 不完全脱臼, 2＋2 部歯槽骨骨折の診断にて, 受傷当日に 1|の再植および上下顎前歯部の整復, 暫間固定が施された.

[図9の症例の下顎前歯部の経過]
（＋，－は電気診の反応の有無を示す）

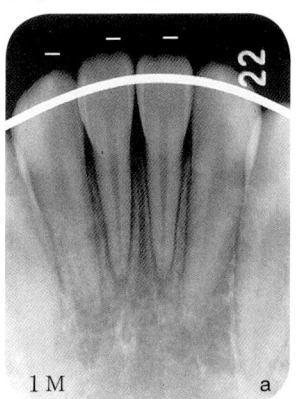

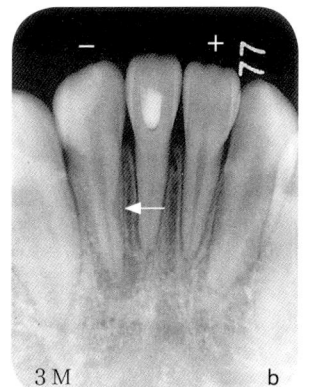

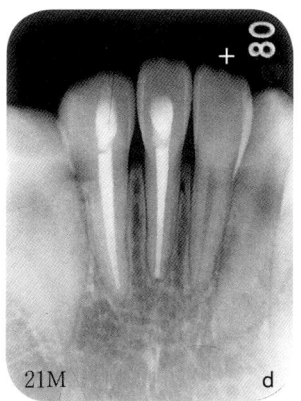

図10a　受傷1か月後. 1|（再植歯）のみ根管治療（水酸化カルシウム暫間根管充填）開始. 2|1 は経過観察とした.
図10b　受傷3か月後. 2|根尖部透過像が出現したため根管治療開始. 歯根外部吸収（←）も疑われる. 1|は電気診に陽性で歯冠歯髄腔の狭窄が開始しており, 歯髄保存可能と診断した.
図10c　受傷6.5か月後. 2|の根尖部透過像は消失. 1|も歯根吸収などの異常所見は観察されない. 2|1 とも根管充填. 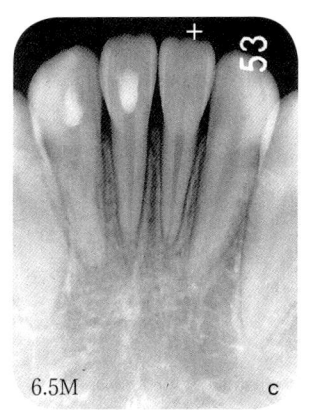
図10d　受傷21か月後. 2|1 とも異常所見は観察されない. 1|は歯冠歯髄腔の石灰化が進行している.

ることで発症すると考えられている[12]. 炎症性歯根外部吸収の兆候（歯根吸収窩周囲でのエックス線透過像の存在, ほとんどの場合歯髄は壊死している）が確認された場合は, その進行を停止させる唯一の処置として躊躇なく歯内療法を行うべきであろう.

なお稀ではあるが, 脱臼歯に内部吸収が出現することがある. この場合は歯髄保存にはこだわらず, その進行を停止させる唯一の手段として抜髄を行うべきである（図12, 13）.

一方, 脱臼歯の歯髄に治癒が生じる過程で, 根尖孔付近に一過性のエックス線透過像が出現すること

[図9の症例の上顎前歯部の経過]
（＋，－は電気診の反応の有無を示す）

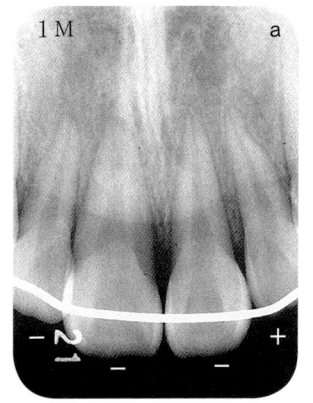

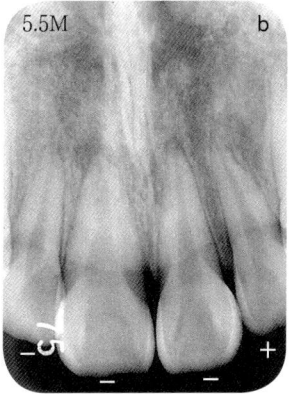

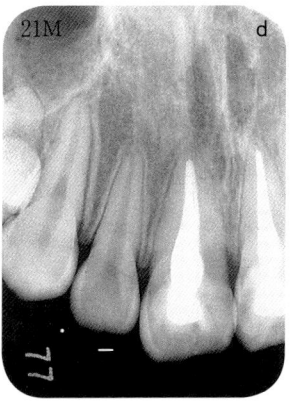

図11a　受傷1か月後. 2|1|1 電気診陰性であるが経過観察とした.
図11b　受傷5.5か月後. 1|1 に根尖部透過像が出現. 歯髄壊死と診断し根管治療（水酸化カルシウム暫間根管充填）を開始. 約2か月後に根管充填した.
図11c　受傷12か月後. 1|1 の根尖部透過像は消失. 2|は電気診陰性であるが, その他の異常所見がみられないため経過観察とした. 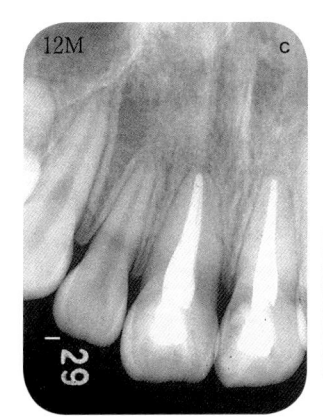
図11d　受傷21か月後. 2|は依然電気診陰性であるが, その他の異常所見がみられないため引き続き経過観察とした.

157

第5章　歯髄保存はどこまで可能か

[多数歯に外傷が生じた症例]
（＋，－は電気診の反応の有無を示す）
提供／新潟大学医歯学総合病院口腔再建外科診療室

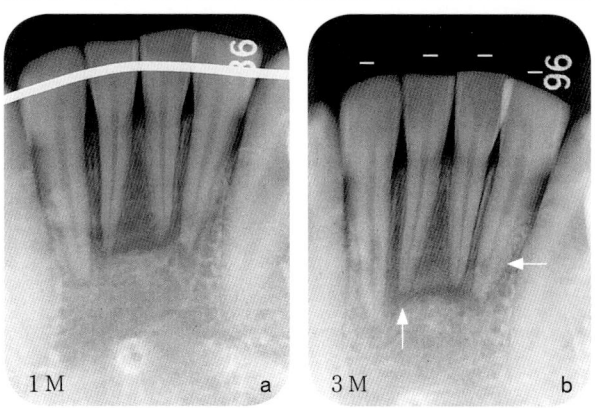

図12a　19歳，男性．スポーツ中の事故で受傷1か月後（固定除去当日）．$\overline{2+2}$不完全脱臼（$\overline{2}$は動揺度3，他は動揺度1），$\overline{2+2}$部歯槽骨骨折の診断にて受傷当日に整復，暫間固定および咬合調整が行われた．

図12b　受傷3か月後．$\overline{2|2}$とも電気診陰性．$\overline{2+1}$打診痛（＋）．$\overline{2}$のみ根管治療（水酸化カルシウム暫間根管充填）を行った．$\overline{1}$根尖には transient apical breakdown 様の変化（↑）がみられるが，骨折線と重なり明瞭でない．$\overline{2}$は内部吸収が疑われる（←）．$\overline{1+2}$は経過観察とした．

[図12の症例の経過]
（＋，－は電気診の反応の有無を示す）

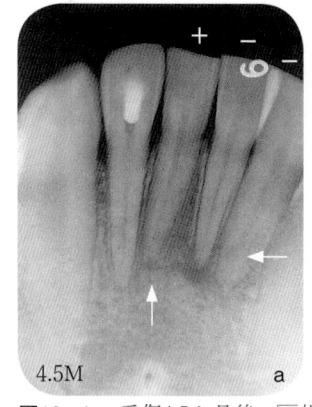

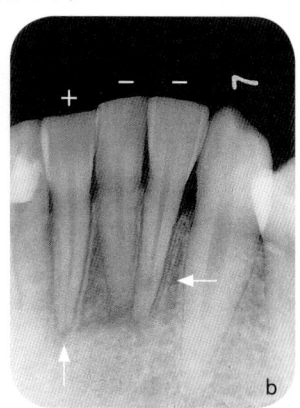

図13a, b　受傷4.5か月後．$\overline{1}$根尖部透過像（＋），打診痛（＋）にて歯髄壊死と診断し，根管治療（水酸化カルシウム暫間根管充填）を開始した．$\overline{2}$は内部吸収（←）と診断し，抜髄を行った（電気診陰性であったが根尖部で知覚があった）．$\overline{1}$は電気診陽性となったが根尖部に transient apical breakdown 様の透過像が残存しており（↑）打診痛もあるため経過観察とした．

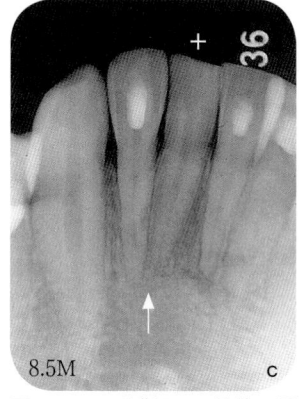

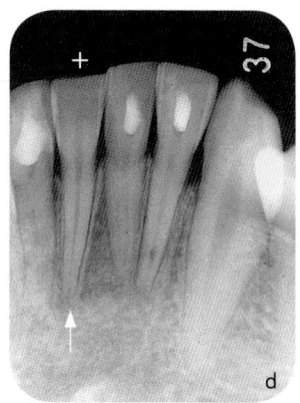

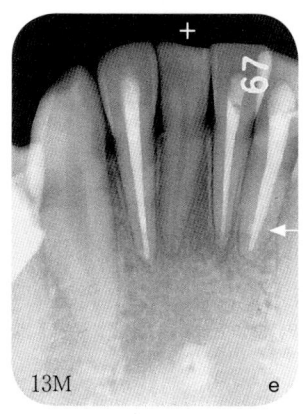

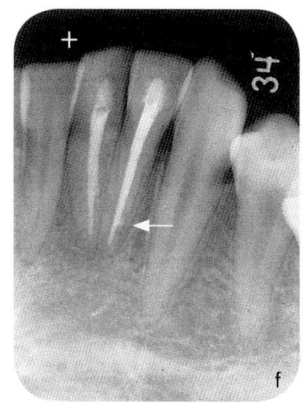

図13c, d　受傷8.5か月後．$\overline{1}$根尖部のエックス線透過像は消失しており（↑），歯髄保存可能と診断した．$\overline{2|1\,2}$は根管充填可能と判断した．

図13e, f　受傷13か月後．←：内部吸収部．

も知られている．この現象は transient apical breakdown と称されており[13,14]，若年者の挺出や側方脱臼の症例を中心に，脱臼歯の約5％に出現するという[13]．エックス線写真上では根尖がわずかに吸収されているようにみえることが多く，可逆性の歯冠の変色を伴う場合もある．吸収により開大した根尖孔から歯髄腔への血管の侵入（revascularization）が生じることが生活性回復につながると推定されている．この病態に対する決定的な診断基準の提示は困難であるが，上述の特徴からこの状態にあると判断される場合は，歯内療法を行わず経過観察を続けるべきである（図12, 13）．

他方，根未完成歯では根尖完成歯と比較して歯髄壊死の頻度は低い．したがって，根尖孔の完成を期待する意味でも，明瞭な歯髄壊死の徴候が存在しない限り歯内療法を見合わせるべきである（図14）．

上述のように，不完全脱臼歯への歯内療法は原則として歯髄壊死が確認された時点より開始する（図9〜13）．この場合，貼薬剤として水酸化カルシウムの使用が推奨されるが，これは本剤が炎症性歯根外部吸収の発症予防，継続阻止効果を示すとの多くのエビデンスに基づく部分が大きい[12]．貼薬（暫間根

158

4｜外傷歯，移植歯，根未完成歯と高齢者の歯髄保存療法はどこまで可能か

[根未完成外傷歯の歯髄保存による根尖孔の完成]

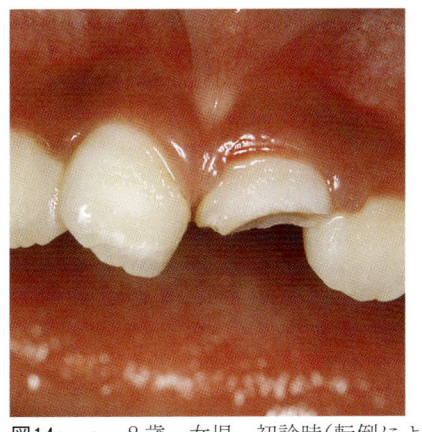

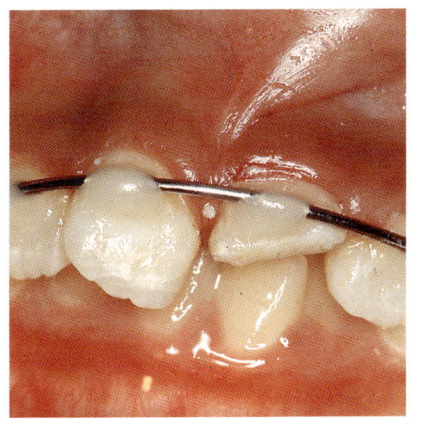

提供／富沢美惠子教授（新潟大学）

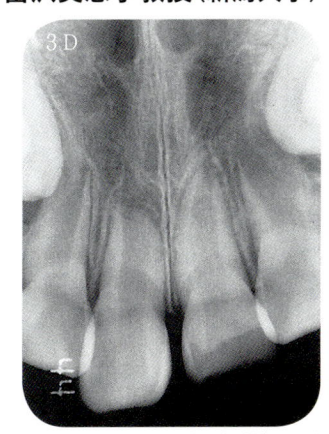

図14a〜c　8歳，女児．初診時（転倒により1|1受傷3日後）．|1露髄を伴う歯冠破折，1|不完全脱臼により，|1生活断髄，1|整復固定が行われた．

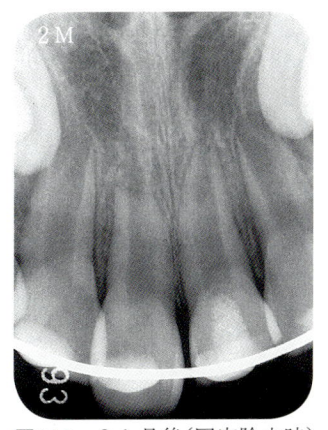

図14d　2か月後（固定除去時）．|1にデンティンブリッジの形成が開始されている．

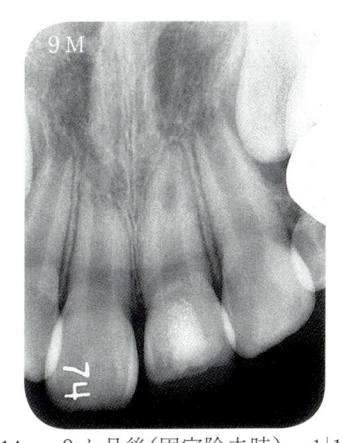

図14e　9か月後（固定除去時）．1|1とも歯根の伸長がみられる．|1にはデンティンブリッジが明瞭に形成されており，根尖もおおむね完成している．

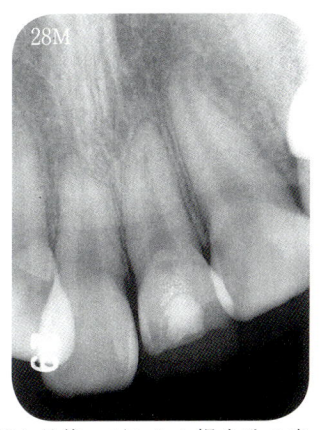

図14f　28か月後．1|1とも根尖孔の完成が確認される．

管充填）期間については諸説があるが[12,15-17]，歯根膜の損傷が軽微な症例では1〜2週程度でも十分と思われる一方で，歯槽骨骨折があり重度の歯根膜損傷が疑われる症例（図12,13），炎症性歯根外部吸収がすでに発症している症例，根未完成歯などでは数か月の貼薬（暫間根管充填）が望ましいと考えられる．

完全脱臼（再植歯）

脱落した歯根完成歯を再植した場合，術後の歯髄壊死がほぼ全例に生じることは，組織学的研究や臨床例の予後調査から確認されている[18]．したがって，炎症性歯根外部吸収の発症予防の観点から，原則として全症例で水酸化カルシウムを用いた歯内療法の施行が推奨される[12]．すなわち，歯根膜の創傷治癒がある程度進行した時点（再植約2週後）で口腔内で歯内療法を開始する[17]（図9〜11）．貼薬（暫間根管充填）期間については，ソケット外で乾燥した時間（1時間以内が望ましい），保存条件（保存液への浸漬が望ましい），歯内療法開始までの期間などの要素を鑑み条件の良好な場合は1〜2週程度，不良な場合は数か月の期間が推奨されている[17,19]．

なお口腔外での歯内療法は，ソケット外時間の延長による歯根膜のさらなる損傷から歯根外部吸収（置換性）を招きかねない[20]．したがって，脱落後長時間経過して歯根膜細胞の生存が期待できない（置換性吸収の発症が不可避の）場合のみ実施する[19]．

根未完成歯では，完全脱臼歯であっても20〜30％程度の症例では歯髄の治癒が生じる．とくに歯根完成度の低い症例で高率に治癒が生じるという[21]．この種の症例の歯髄診断は困難を伴うが，原則は不完全脱臼の場合（表2）と同様である．

第5章　歯髄保存はどこまで可能か

[根未完成移植歯の歯髄腔の経時的石灰化]　8 を 7 部に移植　　　　提供／芳澤享子博士（新潟大学）

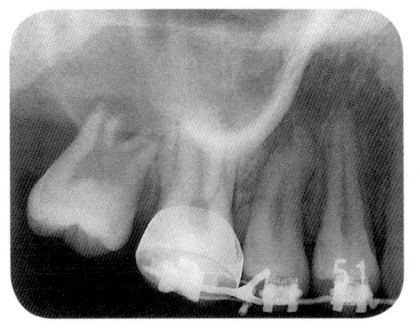

図15a　19歳，女性．移植1か月後．

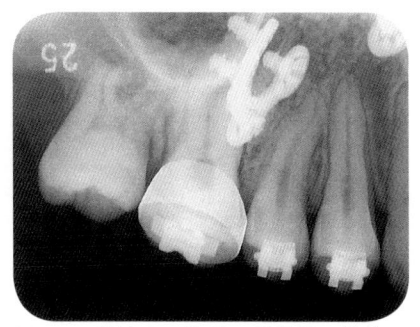

図15b　移植9か月後．歯髄腔の狭窄が観察される．

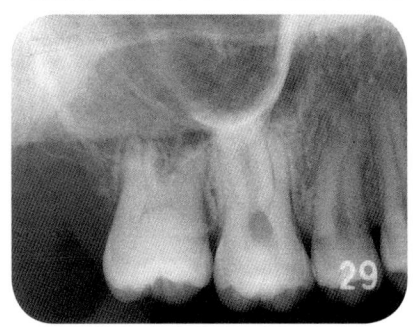

図15c　移植21か月後．歯髄腔の石灰化が進行している．

　根未完成歯は一般に電気診への反応性が低いことから，冷エアロゾールスプレー（パルパー®／ジーシー）などによる冷刺激の併用が有効であろう．エックス線診査では，歯根の成長の有無が重要な診査項目となる．電気診や温度診への反応の回復や歯髄腔の閉塞性変化の出現により歯髄の治癒と判定可能となるまで，通常6か月程度の時間が必要とされる[21]．

　一方，根未完成歯では炎症性歯根外部吸収がしばしば速やかに進行することから，頻回（概ね1か月ごと）のリコール診査を実施するとともに，ひとたび歯髄壊死と診断された場合は，速やかに歯内療法（apexification）を開始することが望ましい．

移植歯と歯髄保存療法

　近年欠損部に対する処置の一つとして歯の自家移植が一定の地位を確立している．従来より根未完成歯は自家移植の良好な適応症とされていたが，近年では歯根の完成した第三大臼歯などもしばしばドナーとして利用されるようになった．これは適応症や術式のみならず，移植後に生じる歯根吸収の機序や，これに対する臨床的対処法についてのさまざまな知見の蓄積を大きな理由としている[12,22,23]．

　移植歯の歯髄保存の原則も，上述の再植歯に対する基準を概ねあてはめて考えることができる．すなわち，歯根完成歯が移植された場合は術後の歯髄壊死が不可避であることから，歯髄保存の適応とはならない．したがって，これらの歯に対しては歯周組織の治癒が進行した術後3〜4週より根管治療（水酸化カルシウム暫間根管充填）が施行される[12,22,23]．

　これに対して，根未完成歯を自家移植した場合は，しばしば歯髄腔の石灰化（pulp canal obliteration）を伴う歯髄の治癒が生じるとともに，歯根の成長や根尖孔の閉鎖も営まれる場合がある．すなわち歯内療法を施すことなく，良好な予後が通常期待できる（図15）．ところが，これらが根尖完成に先立ち歯髄壊死に陥った場合は，アペキシフィケーション（apexification）に準じた複雑な処置が要求される[24]．

　自家移植された根未完成歯における歯髄診断の基準は，上述の再植歯（根未完成歯）と同様と考えることができる．すなわち電気診や温度診の移植直後での信頼性は不十分であり，他の診査法との併用が必須となる．実際，移植された根未完成歯は，術後6〜9か月を経てようやく90％が電気歯髄診に陽性反応を示すという[25]．エックス線検査では，歯髄腔の狭窄性変化（図15）や歯根の伸長が生活歯髄の存在を直接示唆する所見となる．歯髄壊死は歯根形成の最終段階で移植された歯に高頻度に生じる[25]ことから，この段階の歯を移植する場合はとくに注意深い経過観察が望まれる．

　上述のように，自家移植された根未完成歯が歯髄壊死に陥った場合は，水酸化カルシウム暫間根管充填によりアペキシフィケーションを行うこととなる[24]．根尖部の歯根歯髄に生活性が残存している場合は（残髄の診断と同様，根管処置中の痛みや出血で診断せざるを得ない），いわゆる根管内歯髄切断を行って根尖部の歯髄のみ保存することにより歯根の成長が導かれる場合がある（図16）．

4│外傷歯，移植歯，根未完成歯と高齢者の歯髄保存療法はどこまで可能か

[根未完成移植歯に生活断髄（根管内歯髄切断）を行った症例]　5 を 5 部に移植

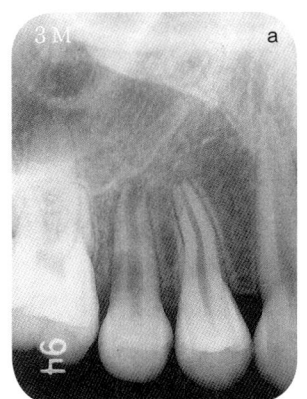

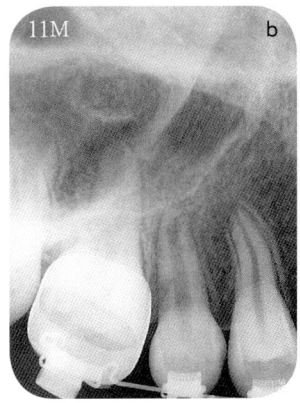

図16a　13歳，女子．移植3か月後．電気診に反応しないが経過観察とした．

図16b　移植11か月後．頬側歯肉に瘻孔が出現．歯髄壊死と診断し歯内療法を開始した．根尖部より数ミリ手前で痛みと出血がみられたため，同部で生活断髄を行った．

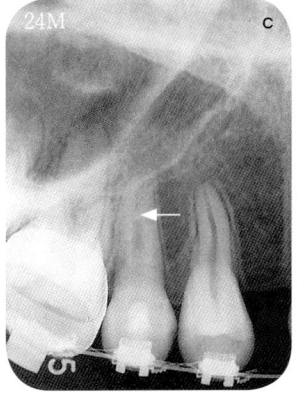

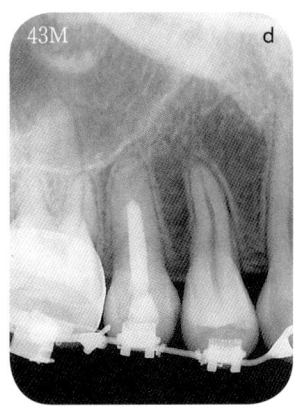

図16c　移植24か月後．歯根の伸長（根尖の閉鎖）と根管内におけるデンティンブリッジの形成（←）がみられる．

図16d　移植43か月後（根管充填16か月後）．根管の石灰化が進行している．

根未完成歯の歯髄保存療法

　根未完成歯の歯髄保存療法には，歯根の伸長や根尖孔の完成（apexogenesis）を導くという意義がある（図14〜16）．さらに，菲薄な歯根歯質を理由とする歯根破折の回避という意味でも，患歯の長期的保存に大きく貢献することが期待される．根尖完成歯よりも積極的に歯髄保存療法（直接覆髄法，生活断髄法）の適用をはかるべきであることは，外傷歯の項で繰り返し述べたとおりである．

　外傷歯，移植歯の歯髄保存の基準はすでに記載したが，深在性う蝕の症例では若干異なる部分がある．すなわち，直接覆髄法，生活断髄法に加えて暫間的間接覆髄法（indirect pulp capping, IPC法）というオプションが追加される．本法は，軟化象牙質を一層残存させたまま水酸化カルシウムをう窩に作用させて軟化象牙質の再石灰化を促そうとするものであり，う蝕の完全追求にこだわるあまりの医原性露髄というリスクの軽減につながる賢明な方法といえる[26]．通常2か月から数か月程度の期間を経てリエントリーし，残存させた軟化象牙質の硬化が十分であれば，わずかに残存する未硬化部を削除した後に修復処置に移る．

　直接覆髄法や生活断髄法を深在性う蝕歯に適用する場合は，新鮮な外傷性露髄の症例と比較して，歯髄の深部まで炎症が波及している可能性があることに留意すべきである．したがって，直接覆髄法はいわゆる急性症状（自発痛，持続時間の長い誘発痛など）のない歯に生じた偶発露髄（健全象牙質中の点状露髄）が最も良好な適応となる．また，深在性う蝕歯にはいわゆる高位断髄よりも歯頸部断髄（歯冠歯髄の完全除去）が推奨されよう．

　なお，根未完成歯を中心に，中心結節破折により露髄が生じる場合がある．これは，外傷性の点状露髄が相当期間放置された状態に相当すると解することができる．不可逆性歯髄炎や歯髄壊死（根尖性歯周炎）を発症した段階で始めて判明することが多いが，歯髄症状の軽度な（破折後の経過時間が短い）例では，生活断髄によりアペクソジェネシス（apexogenesis）がはかられる場合もある[27]．

高齢者の歯髄保存はどこまで可能か

　高齢者の歯髄保存の基本的原則は，一般成人の場合と異なるわけではない．ところが，高齢者の歯には長期間口腔内で機能を営む間にさまざまな変化が累積して生じている．とくに，う蝕などの硬組織疾患の既往のある歯では，生物学的な加齢変化に「病理学的」あるいは「医原性」変化が加えられており，歯髄の状態にもバリエーションが大きい．画一的処

第5章　歯髄保存はどこまで可能か

[高齢者の歯髄保存]　84歳, 男性　7⏌

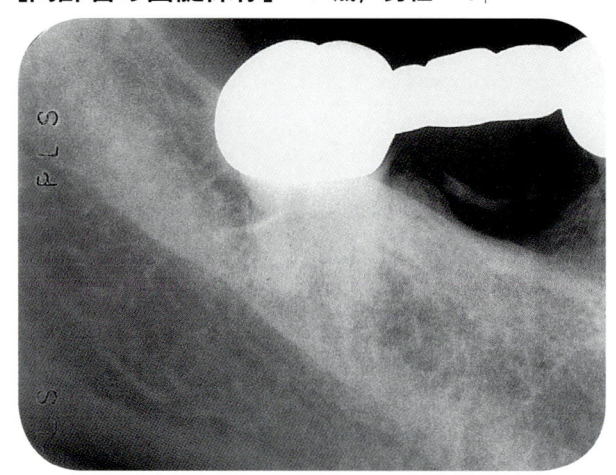

図17a　術前. 近心のマージン部にう蝕が触知されたためブリッジを除去することとした.

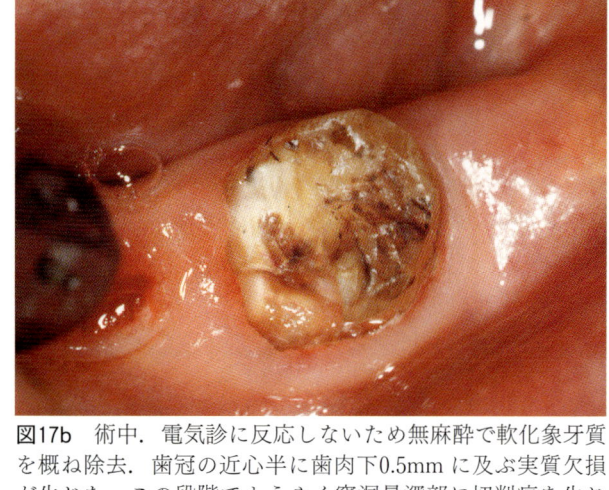

図17b　術中. 電気診に反応しないため無麻酔で軟化象牙質を概ね除去. 歯冠の近心半に歯肉下0.5mmに及ぶ実質欠損が生じた. この段階でようやく窩洞最深部に切削痛を生じたため生活歯と判断された.

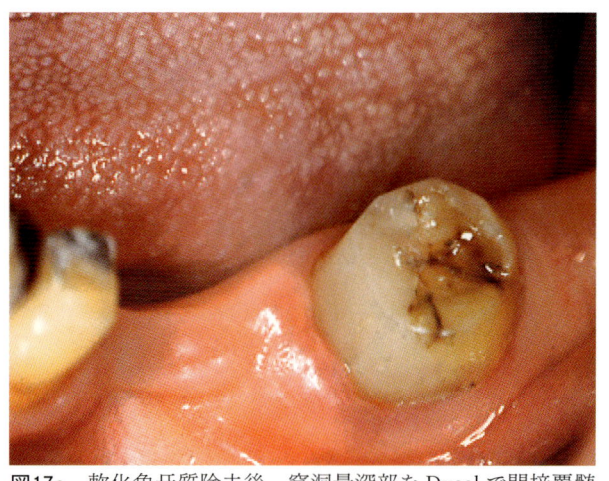

図17c　軟化象牙質除去後, 窩洞最深部をDycalで間接覆髄し, さらにコンポジットレジンを築成した.

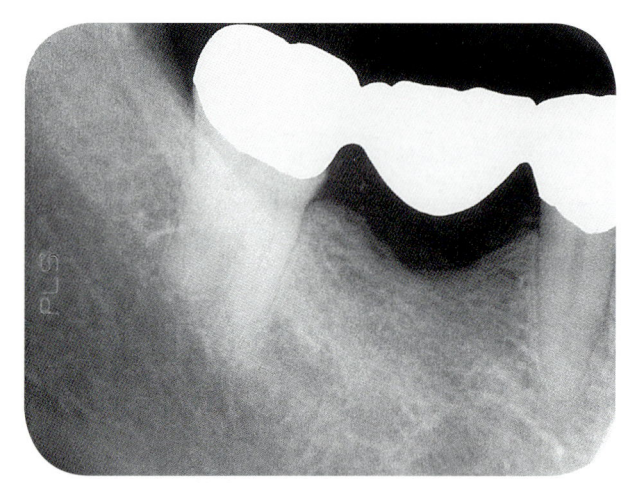

図17d　ブリッジ装着22か月後. 特記すべき症状はみられない.

置に終始することなく, 患者・患歯の状態に応じて柔軟に対応することが必須である.

　高齢者の歯では, 歯髄の生死の診断がしばしば問題となる. すなわち, 象牙質を介した刺激が歯髄まで到達しにくい状態にあること(象牙質の厚みの増大, 象牙細管の閉塞性変化など)に加えて, 歯髄神経の分布密度自体も減少することから, 電気診・温度診のみならず切削による検査を行った場合でさえも偽陰性の反応しか得られない場合がある(図17). 臨床症状やエックス線写真所見を十分吟味した上で, 慎重に判断することが望まれる.

　生活歯髄の存在が確認できたとしても, これが健康なものか否かの診断はさらに困難である. 炎症の

程度の客観的診断が困難であることは一般成人と同様であるが, 加えて, 高齢者に特有の(純粋な意味での加齢による)退行性変化の程度を臨床的に判断することも不可能といわざるを得ない. 萎縮・変性した歯髄の保存にこだわる理由は乏しいものの, 診断の手だてがないため, 歯髄保存の可否に迷う症例がしばしば存在する.

　高齢者では全身状態が安定している間に積極的に抜髄を行うべきとの考え方がある. これは, 保存された歯髄が経過不良となった時点の患者の全身状態によっては, 抜髄が困難になりかねないことを理由とする. 広範な切削(クラウンの形成など)や直接覆髄など, 歯髄への侵襲が大きい処置の実施にはとく

162

に慎重を要するであろう．

　その一方で，高齢者の歯髄の保存が一般成人より困難であるとのエビデンスは意外に少ない．たとえば直接覆髄法の予後調査研究では，年齢による成功率の低下を示唆する報告[28]と，関連がないとする報告[29]があり，コンセンサスは得られていない．高齢者に生じる象牙質の厚みの増加や象牙細管の閉塞性変化は，歯髄保存には有利な変化と解することができる．さらに，歯髄保存療法の生体への侵襲は抜髄より軽度である．したがって，一般論として，高齢者への歯髄保存療法は相応の意義を有すると捉えるべきであろう．

参考文献

1. Andreasen JO, Andreasen FM. Classification, etiology and epidemiology. In : Andreasen JO, Andreasen FM. Textbook and color atlas of traumatic injuries to the teeth. Copenhagen : Munksgaard, 1994 : 151-180.
2. Zuckerman GR. The cracked tooth. NY State Dent J. 1998；64(6)：30-35.
3. Fuks AB, Cosack A, Klein H, Eidelman E. Partial pulpotomy as a treatment alternative for exposed pulps in crown-fractured permanent incisors. Endod Dent Traumatol. 1987；3(3)：100-102.
4. Gelbier MJ, Winter GB. Traumatised incisors treated by vital pulpotomy : a retrospective study. Br Dent J. 1988；164(10)：319-323.
5. Cvek M. A clinical report on partial pulpotomy and capping with calcium hydroxide in permanent incisors with complicated crown fracture. J Endod. 1978；4(8)：232-237.
6. Andreasen JO, Andreasen FM, Mejare I, Cvek M. Healing of 400 intra-alveolar root fractures. 2. Effect of treatment factors such as treatment delay, repositioning, splinting type and period and antibiotics. Dent Traumatol. 2004；20(4)：203-211.
7. Andreasen JO, Andreasen FM, Mejare I, Cvek M. Healing of 400 intra-alveolar root fractures. 1. Effect of pre-injury and injury factors such as sex, age, stage of root development, fracture type, location of fracture and severity of dislocation. Dent Traumatol. 2004；20(4)：192-212.
8. Andreasen FM, Andreasen JO, Bayer T. Prognosis of root-fractured permanent incisors, prediction of healing modalities. Endod Dent Traumatol. 1989；5(1)：11-22.
9. Cvek M. Treatment of non-vital permanent incisors with calcium hydroxide. IV. Periodontal healing and closure of the root canal in the coronal fragment of teeth with intra-alveolar fracture and vital apical fragment. A follow-up. Odontol Revy. 1974；25(3)：239-246.
10. Cvek M, Mejare I, Andreasen JO. Conservative endodontic treatment of teeth fractured in the middle or apical part of the root. Dent Traumatol. 2004；20(5)：261-269.
11. Andreasen FM, Pedersen BV. Prognosis of luxated permanent teeth, the development of pulp necrosis. Endod Dent Traumatol. 1985；1(6)：207-220.
12. 興地隆史，芳澤享子．自家移植歯の歯内療法．日歯内療誌．2005；26(3)：175-183.
13. Andreasen FM. Transient apical breakdown and its relation to color and sensibility changes after luxation injuries to teeth. Endod Dent Traumatol. 1986；2(1)：9-19.
14. 月星光博．トランジエント・アピカル・ブレイクダウン．the Quintessence. 2005；24(9)：35-49.
15. Trope M, Moshonov J, Nissan R, Buxt P, Yesilsoy C. Short vs. long-term calcium hydroxide treatment of established inflammatory root resorption in replanted dog teeth. Endod Dent Traumatol. 1995；11(3)：124-128.
16. Dumsha T, Hovland EJ. Evaluation of long-term calcium hydroxide treatment in avulsed teeth — an in vivo study. Int Endod J. 1995；28(1)：7-11.
17. Barrett EJ, Kenny DJ. Avulsed permanent teeth: a review of the literature and treatment guidelines. Endod Dent Traumatol. 1997；13(4)：153-163.
18. Hasselgren G, Larsson Å, Rundquist L. Pulpal status after autogenous transplantation of fully developed maxillary canines. Oral Surg Oral Mede Oral Pathol. 1977；44(1)：106-112.
19. Trope M. Clinical management of the avulsed tooth: present strategies and future directions. Dent Traumatol. 2002；18(1)：1-11.
20. Andreasen JO. The effect of extra-alveoler root filling with calcium hydroxyde on periodontal healing after replantation of permanent incisors in monkeys. J Endod. 1981；7 349-359.
21. Andreasen JO, Borum MK, Jacobsen HL, Andreasen FM. Replantation of 400 avulsed permanent incisors. 2. Factors related to pulpal healing. Endod Dent Traumatol. 1995；11(2)：59-68.
22. Tsukiboshi M. Autotransplantation of teeth: requirements for predictable success. Dent Traumatol. 2002；18(4)：157-180.
23. 河野正司，花田晃治，前田健康，吉江弘正，高木律男，斎藤力，興地隆史，小野和宏，小林正治，八巻正樹，芳澤享子，村田雅史，澤田宏二，布川寧子．歯の移植の科学．the Quintessence 2003；22(1)：9-20
24. 興地隆史，芳澤享子．自家歯牙移植後の異常経過例への歯内療法学的対応．歯髄壊死に陥った根未完成移植歯について．日歯内療誌．2005；26(3)：204-211.
25. Andreasen JO, Paulsen HU, Yu Z, Bayer T, Schwartz O. A long-term study of 370 autotransplanted premolars. Part II. Tooth survival and pulp healing subsequent to transplantation. Eur J Orthod. 1990；12(1)：14-24.
26. Leksell E, Ridell K, Cvek M, Mejare I. Pulp exposure after stepwise versus direct complete excavation of deep carious lesions in young posterior permanent teeth. Endod Dent Traumatol. 1996；12(4)：192-196.
27. 八重澤貴子，蒔島桂子，富沢美恵子，野田忠．中心結節の破折により歯内療法を施した小臼歯7例の臨床的観察．小児歯誌．1995；33(4)：833-841.
28. Hørsted P, Søndergaard B, Thylstrup A, El Attar K, Fejerskov O. A retrospective study of direct pulp capping with calcium hydroxide compounds. Endod Dent Traumatol. 1985；1(1)：29-34.
29. Baume LJ, Holz J. Long term clinical assessment of direct pulp capping. Int Dent J. 1981；31(4)：251-260.

第6章
ここまで進んだ歯髄の研究

歯髄保存療法の基礎 | 興地隆史
歯髄の病態
歯髄再生 | 吉山昌宏

第6章 ここまで進んだ歯髄の研究

1 歯髄保存療法の基礎
歯髄の病態

● 興地隆史

新潟大学大学院医歯学総合研究科口腔健康科学講座う蝕学分野

歯髄の病態

歯髄は硬組織で囲まれた特殊な環境に位置する結合組織であり，通常は口腔内細菌などの傷害性因子から保護された状態にある．ところが，う蝕，外傷などを原因として硬組織に欠損が生じると，傷害性因子の影響が直接，もしくは象牙細管を経由して間接的に歯髄に及ぼされる．その結果，炎症や免疫応答をはじめとする一連の防御・修復反応が歯髄で営まれるとともに，しばしば象牙質の側でも修復象牙質の形成などの変化が起きる．歯髄の診断の多くの部分は，これらの反応が可逆性の変化であるか(処置に応じて治癒に赴くか)を知ろうとすることにほかならない．

本稿では以下，歯髄の診断や歯髄保存療法の基礎となる知見として，歯髄の病態についての話題を紹介する．

[象牙芽細胞の修復・再生]

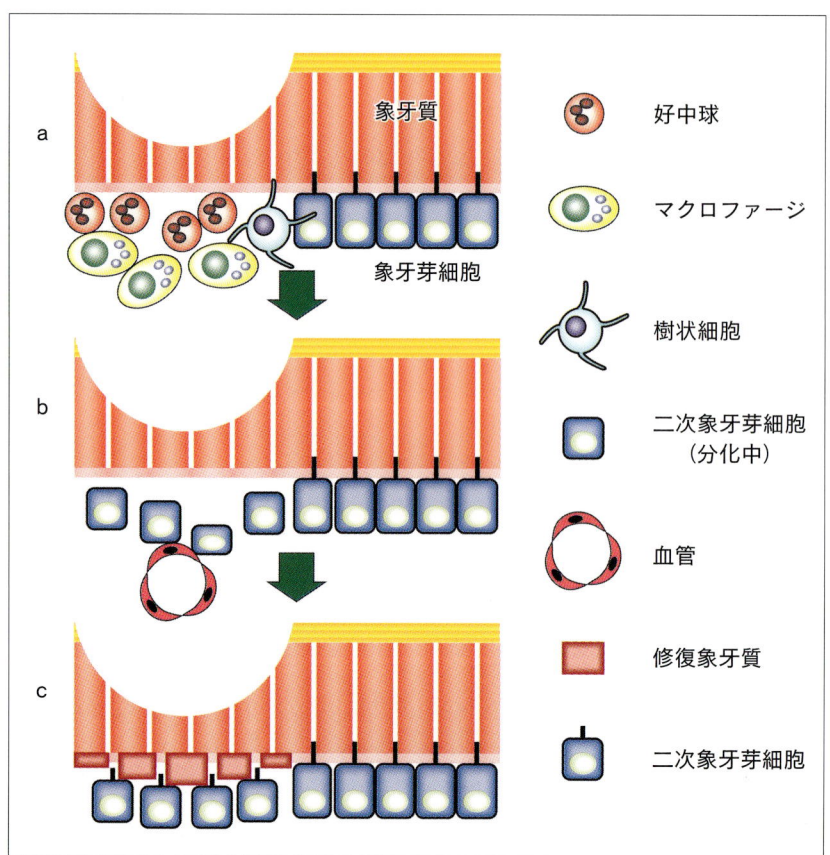

図1 修復象牙質の形成過程．

1 | 歯髄保存療法の基礎

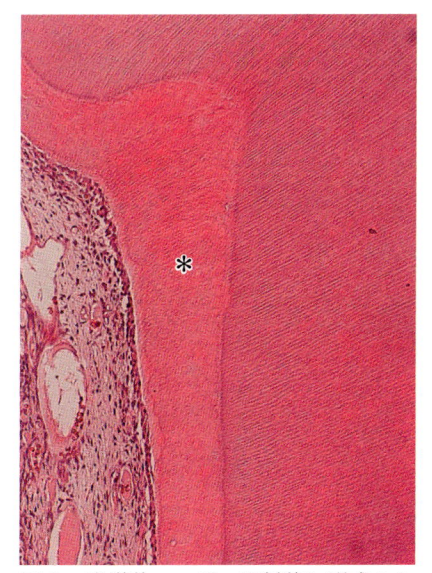

図2 半導体レーザー照射後に形成された修復象牙質(＊)．ラット臼歯，照射30日後．

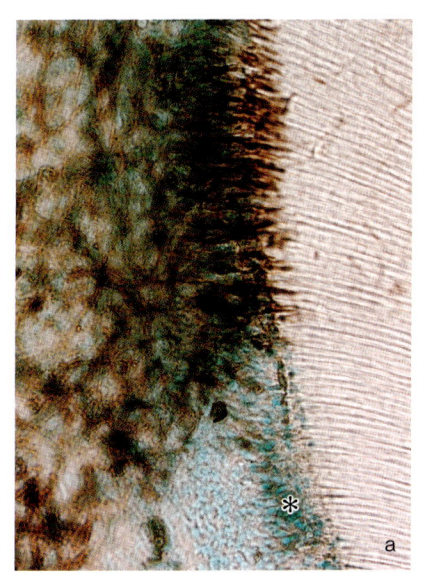

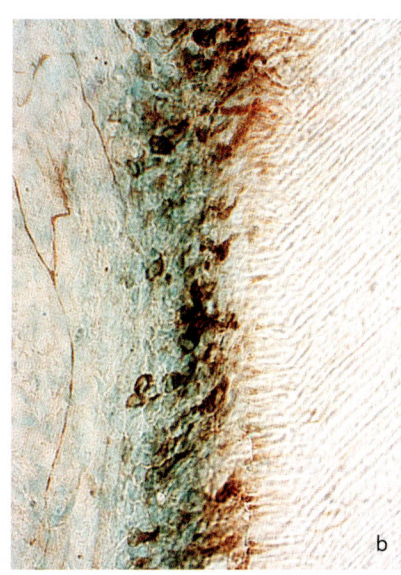

図3 半導体レーザー照射後の象牙芽細胞の反応(ラット臼歯)．Heat shock protein (HSP-25)に対する免疫染色．
a：照射6時間後．照射野の象牙芽細胞は染色性を失っている(＊)．その近傍では象牙芽細胞，歯髄細胞とも染色性が増強されている．
b：照射7日後．新生象牙芽細胞と思われるHSP-25陽性細胞が歯髄象牙質境に沿って配列している．

象牙芽細胞の修復・再生

象牙芽細胞に傷害が及ぼされた後の治癒経過は，歯髄保存の基礎となる重要な事項の一つである．象牙芽細胞への刺激が比較的弱いときには，静止状態にある既存の象牙芽細胞が象牙質形成に転じる．一方，刺激がある一線を越えると象牙芽細胞は不可逆的に傷害されるが，この場合もしばしば修復象牙質の形成を伴う治癒が生じる(図1)．この際には，変性，壊死に陥った象牙芽細胞に代わって好中球，マクロファージ，樹状細胞などが一時的に出現した後(図1a)，歯髄内(細胞稠密層の毛細血管周囲といわれる)に存在する未分化間葉細胞が新たな象牙芽細胞(二次象牙芽細胞)に分化しながら象牙質の方向に移動する(図1b)．最終的には傷害を受けた部位に二次象牙芽細胞が配列し，同部に修復象牙質(刺激象牙質，第三象牙質とも呼ばれる)を形成する(図1c，図2)．

以上の経過の細胞・分子レベルでの解析，とりわけ歯髄に存在する幹細胞の同定や新生象牙芽細胞への分化過程で作用する分化制御因子の解明は，象牙

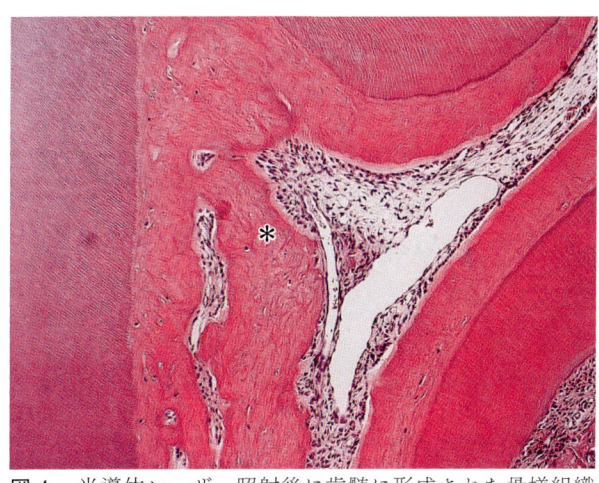

図4 半導体レーザー照射後に歯髄に形成された骨様組織(＊)．ラット臼歯，照射30日後．

質の生物学的再生療法の創生に直結すると考えられることから，多くの研究者の注目を集めている[1,2]．詳細は歯髄再生(175頁)の項を参照されたい．

筆者らの研究グループでは，半導体レーザーをラット臼歯に照射後の象牙芽細胞の反応を，分化した象牙芽細胞のマーカーである熱ショックタンパク25(heat shock protein：HSP-25)に対する免疫染色法を用いて組織学的に検索した(図3)[3]．その結果，硬組織の蒸散が生じない範囲内であっても，照射直後では出力の増加にしたがい象牙芽細胞のHSP-25陽性反応が消失する傾向がみられた(図3a)．これ

第6章　ここまで進んだ歯髄の研究

[絞扼説]

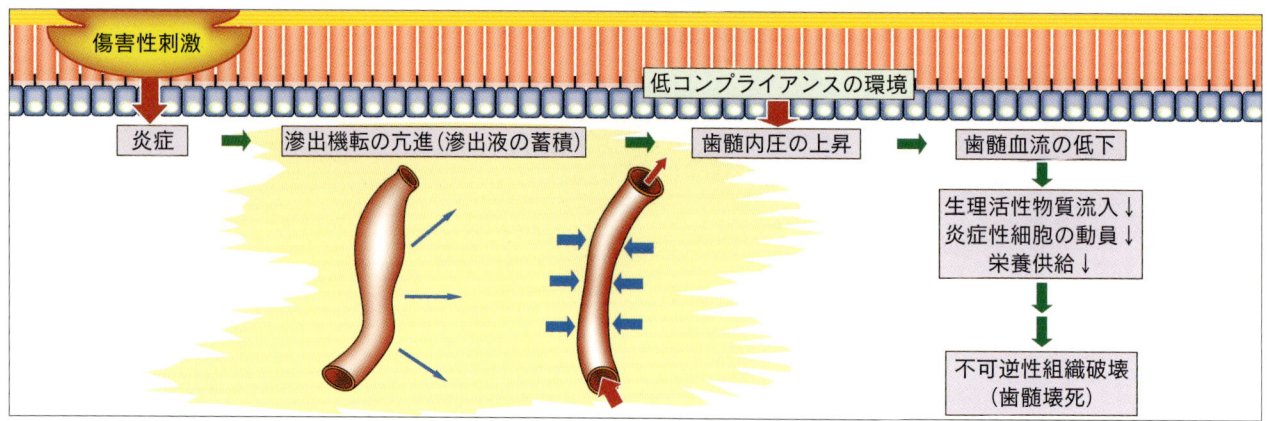

図5　歯髄ではコンプライアンスが低いことから，炎症により滲出液の蓄積が生じると，容易に組織内圧が上昇して血管が圧迫され血流が低下する．その結果，虚血状態の持続による不可逆性傷害に陥りやすいと考えられている．

[炎症歯髄の血流動態]（文献6より改変）

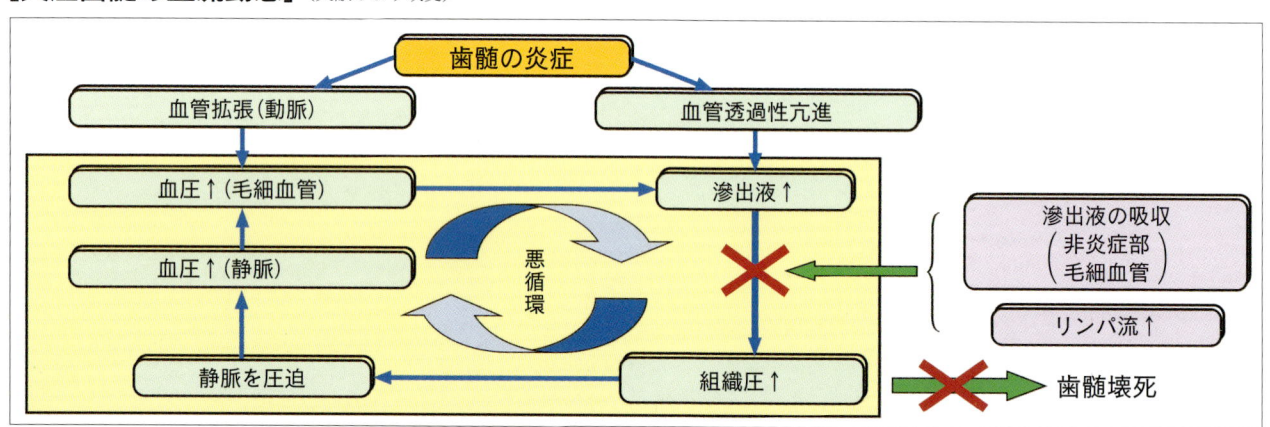

図6　歯髄の炎症による血管の拡張，血管透過性の亢進は，いずれも滲出液の貯留を招き組織圧を上昇させる．この組織圧の上昇は静脈圧の上昇につながるため，上流の毛細血管での血圧上昇を引き起こす．その結果，再度組織圧上昇につながる「悪循環」が始動する．この「悪循環」がいわゆる「絞扼説」の根拠でもある．しかしながら，非炎症部毛細血管からの滲出液の吸収やリンパ管経由の排出など，悪循環を断ち切る機構の存在も判明している．

は，象牙芽細胞の不可逆的変化を意味する所見と思われる．

　その後，主として低出力で照射された場合に，修復象牙質形成がみられたが（図2），この際，新生象牙芽細胞と思われるHSP-25陽性細胞が歯髄・象牙質界面に配列する像が観察された（図3b）．一方，照射エネルギーの大きい場合は，骨様の新生硬組織が広範に形成される傾向がみられた（図4）．これは概して傷害の程度が強い場合に生じるいわば瘢痕形成に類した反応であり，理想的な治癒形態とは考えにくい．これらの現象は，半導体レーザーの象牙質知覚過敏抑制作用の一端を説明するものと推定される．一方で，歯髄における新生硬組織形成の適切な制御が容易でないことも示唆されよう．

歯髄の微小循環系

　歯髄には血管が極めて高密度に分布しており，血流量も口腔内のどの部位よりも豊富である．すなわち，歯髄自体は活発な新陳代謝を営む組織と考えることができる．ところが傷害性因子の影響がある一線を越えた場合に，歯髄に不可逆性の組織破壊が起こることも事実である．このメカニズムの一端を説明するものとして，容積変化の許容度（コンプライアンス）が低い環境（周囲に硬組織があるため容積変化が起こりにくい），そしてこのなかでの特異な血流動態を挙げることができる．すなわち，歯髄に炎症が起こり滲出液の漏出が生じると，コンプライアンス

1 | 歯髄保存療法の基礎

[歯髄の感覚神経線維は高密度に分布]

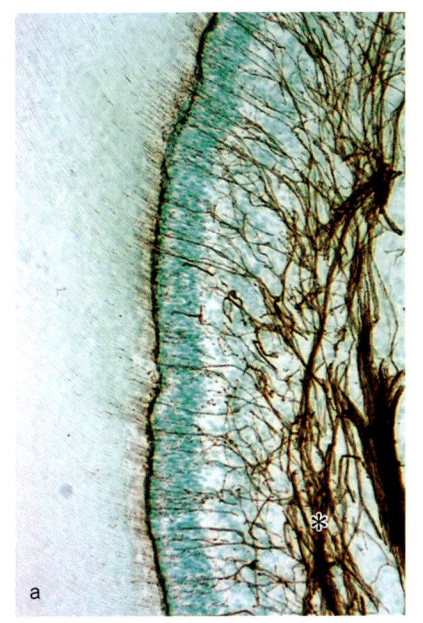

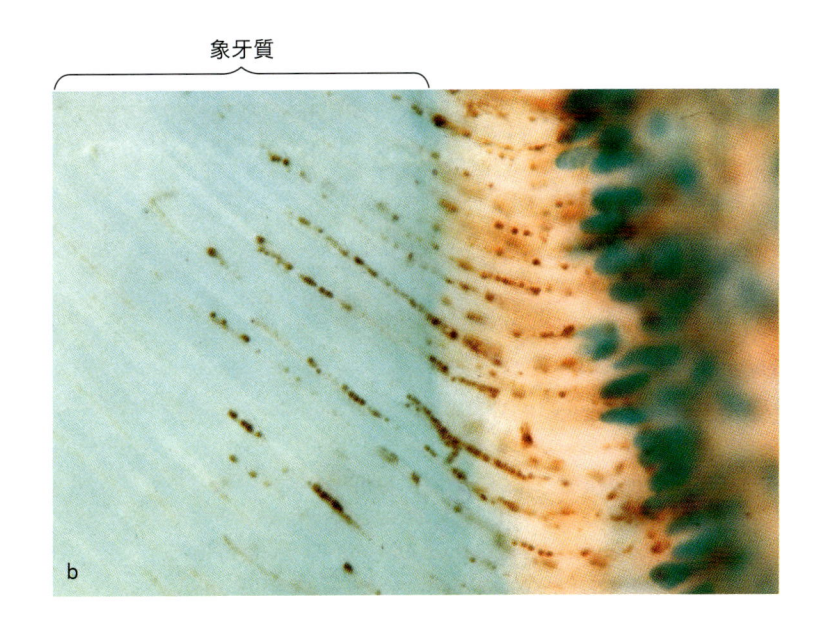

図5 歯髄における神経要素の分布.
a：ヒト歯髄．抗神経成長因子受容体抗体を用いた免疫組織化学染色．象牙芽細胞層直下にRaschkowの神経叢（＊）を形成し，ここで著しく分枝したのち，象牙質方向に多数の終枝を伸ばす．
b：ラット歯髄．カルシトニン遺伝子関連ペプチド（神経ペプチドの一種）に対する抗体を用いた免疫組織化学染色．神経線維は象牙細管内にわずかに侵入する．

が低いことから組織内圧が上昇し，次いで血管が圧迫される結果，容易に血流の低下が生じる[4]（図5）．

これと関連して，歯髄に不可逆性の組織破壊がすみやかに生じる根拠として，いわゆる「絞扼説」（strangulation theory）が従来より提唱されている．これは，歯髄への血液供給が主として狭い根尖孔から進入する血管に依存することから，炎症が歯髄全体に及んだ場合は，根尖孔付近で血管が圧迫され虚血状態から容易に壊死に陥るとするものである（図5）．

ところが近年では，「絞扼説」は絶対的なものと考えられていない．すなわち，炎症時の組織圧の上昇が炎症部位に限局すること[5]が確認されて以降，歯髄内圧の上昇を抑えるさまざまな機構についての報告がなされている．たとえば，炎症部位から離れた非炎症部位の毛細血管で組織液の吸収が起こり，内圧上昇が抑制されるという[6]．また，動脈血が動静脈吻合というバイパスを経由して流出する結果，その停滞による内圧上昇が抑えられ血流が維持されるとも考えられている[7]．さらには，歯髄ではリンパ管の存在が不明確であったが，これも近年確認されており[8]，組織液などの排出に関与すると想定されている．これらの知見はいずれも，血流停止への「悪循環」を断ち切り，歯髄壊死を防ぐための機構が歯髄に備えられていることを示唆するものである（図6）．

なお，血流の存在は生活組織の存在を意味することから，これを検出して歯髄の生死の診断を行うことが試みられている．たとえばレーザードップラー血流計は，受傷直後で電気診による診断が困難な外傷歯に有効であることが報告されている[9,10]．

歯髄の神経系

歯髄には感覚神経線維が末梢組織としては屈指の高密度で分布する（図7）．これらは主として径の細い線維で構成されており，もっぱら痛みの感覚を生じる．また，伝導速度の比較的速い有髄線維（A線維）と伝導速度の遅い無髄線維（C線維）に分類される（表1）．A線維の多くは象牙質・歯髄境付近に終止し，鋭く刺すような一過性の痛み（いわゆる「象牙質の痛み」）を伝える．これに対してC線維は鈍く定

第6章　ここまで進んだ歯髄の研究

表1　歯髄に分布する感覚神経線維の分類.

分類	種類	直径 (μm)	伝道速度 (m/s)	象牙質・歯髄境での分布	反応閾値
Aβ線維	有髄	5-12	30-70	+	低
Aδ線維	有髄	2-5	12-30	+	低
C線維	無髄	0.4-1.2	0.5-2.5	−	高（組織損傷時）

表2　歯の痛みの分類.

分類	関与する神経線維	痛みの性状	疾患・症候
象牙質の痛み	(Aβ線維) Aδ線維	鋭い 刺すような	象牙質知覚過敏症
歯髄の痛み	C線維	焼けつくような うずく 耐え難い	急性歯髄炎

［動水力学説の機構］

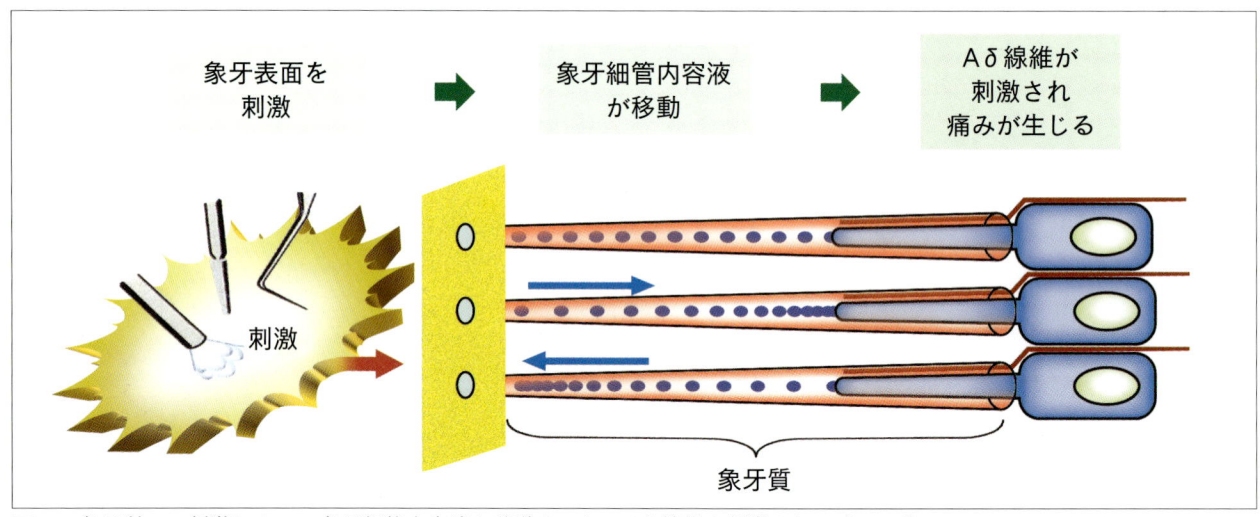

図8　象牙質への刺激によって象牙細管内容液が移動すると，Aδ線維が刺激されて痛みが生じる.

位の悪い痛み(いわゆる「歯髄の痛み」)を伝えると考えられている(表2)[11].

象牙質の表層は，神経支配を受けていないにもかかわらず(図7)，刺激に応じて鋭い痛みを感じる．このような「象牙質の痛み」の受容機構として最も広く受け入れられているのが，動水力学説(hydrodynamic theory)である(図8)．すなわち，象牙質への刺激によって象牙細管内容液が移動すると，象牙質・歯髄境近傍や細管内に存在する受容器(Aδ線維の自由神経終末)が刺激され痛みが生じるとするものである．

一方，C線維は炎症により歯髄中で産生された内因性発痛物質などの刺激に応じて活動電位を発生すると考えられている．定位の悪い自発痛の存在や冷・温熱刺激による誘発痛の長時間の持続は，不可逆性歯髄炎の臨床診断基準であるが，これらはC線維の伝える痛みの性状とよく一致する．換言すれば，C線維の痛みの存在は，しばしば不可逆性歯髄炎の診断基準となる．

さらに，神経線維が痛みを伝えるのみならず，血管系との相互作用により防御反応に関与することが知られている[12]．この機構は神経原性炎症と呼ばれ，歯髄炎の初発反応の一つと考えられている．歯髄では神経・血管とも高密度に分布するため，その意義は他の組織より高いことが想定される．

神経原性炎症は，神経線維が保有する神経ペプチド(サブスタンスP，カルシトニン遺伝子関連ペプチドなど)が血管拡張作用や血管透過性亢進作用を示すことによる．すなわち，歯髄神経への刺激に応じて神経終末に蓄えられている神経ペプチドが放出される結果，血流増加や血漿漏出が生じる(図9)．このような神経ペプチドの放出は，軸索反射と呼ばれる

1｜歯髄保存療法の基礎

［神経原性炎症の機構］

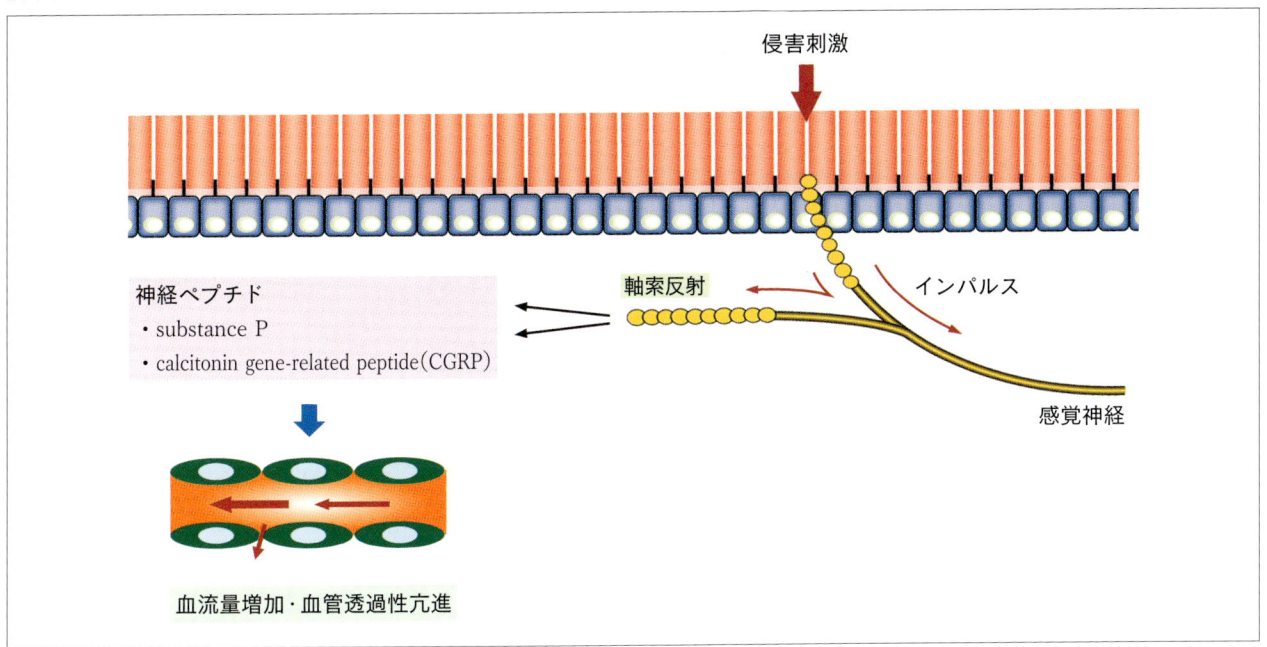

図9　象牙質への刺激により生じる感覚神経線維のインパルスの一部は，軸索反射により分岐部から末梢方向に伝えられる．これにより神経終末より神経ペプチドが放出され，血流量増加，血管透過性亢進などの反応が生じる．

［象牙質う蝕による神経要素の密度の増加］

（ヒト歯髄，神経成長因子受容体に対する抗体を用いた免疫組織化学染色）

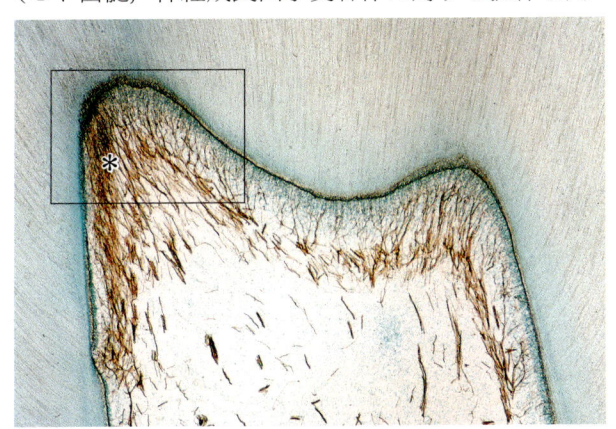

図10a　う蝕に対応した部位に密度の増加（＊）がみられる．

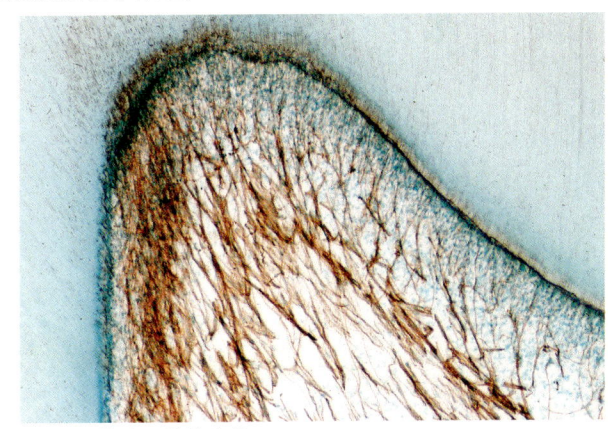

図10b　枠内の強拡大像．

機構により，直接刺激を受けていない他の終末からも生じる．すなわち，象牙質‐歯髄境付近に存在する終末が刺激を受けた際には，同一軸索から枝分れして血管の付近に分布する終末からも神経ペプチドが放出され，血流増加などの変化が加速される．

歯髄に炎症が生じると，神経線維は発芽・増生して密度を増加させることも知られている（図10）[11,13]．この現象は痛覚受容器（自由神経終末）の密度の増加を意味しており（図11），炎症時にみられる象牙質表

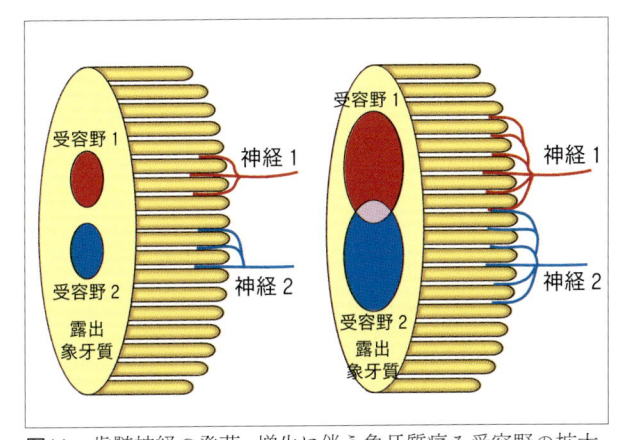

図11　歯髄神経の発芽・増生に伴う象牙質痛み受容野の拡大．
左：非炎症時における個々の神経線維の受容野を示す．
右：神経の発芽・増生に伴い，象牙質痛み受容野の拡大と重複が生じる．

171

第6章　ここまで進んだ歯髄の研究

[歯髄の免疫担当細胞]

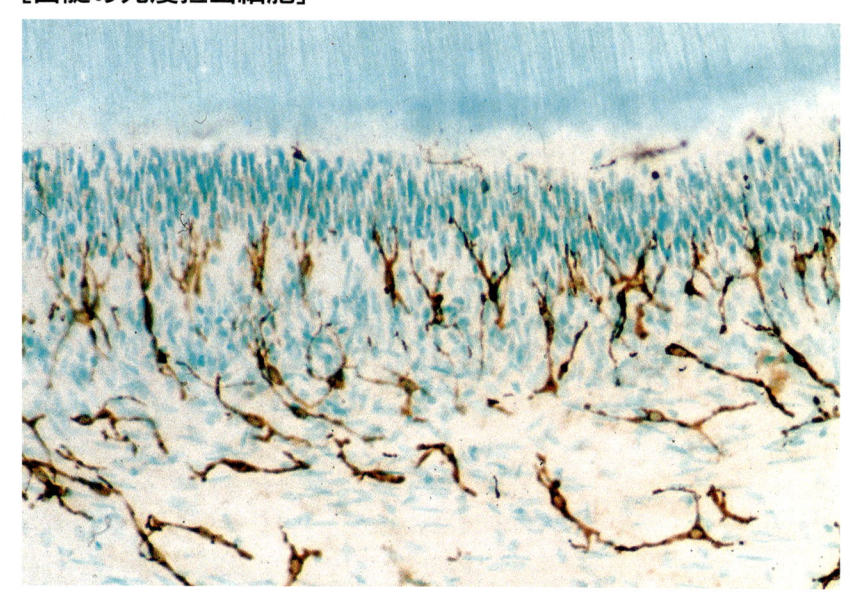

図12　歯髄内樹状細胞（ヒト歯髄）．Factor XIII a（皮膚の樹状細胞のマーカー）に対する免疫組織化学染色．

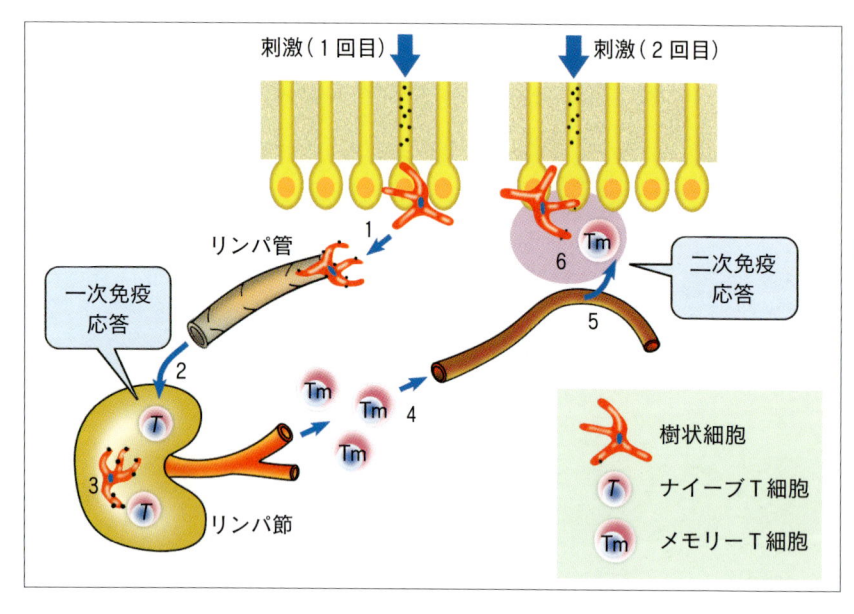

図13　歯髄内樹状細胞の機能．
1：象牙細管経由の抗原侵襲を検知．
2：リンパ管を経由して所属リンパ節に移動．
3：所属リンパ節でナイーブT細胞に抗原提示（一次免疫応答）．
4：同一クローンのメモリーT細胞が増殖，血流に乗って体内を循環．
5：メモリーT細胞が歯髄に到達．
6：同一抗原の2回目の侵襲を樹状細胞が検知．その場でメモリーT細胞に抗原提示（二次免疫応答）．

面の感受性の亢進と密接に関連すると思われる．さらに，上述の神経原性炎症を促進させる可能性もある．

歯髄の免疫担当細胞

　近年の免疫組織化学的検索から，マクロファージ，樹状細胞などの免疫担当細胞が歯髄に常在することが確認されている．とりわけ，歯髄で営まれる生体防御反応における樹状細胞の役割が注目されている[14-16]．

　樹状細胞は骨髄に由来する白血球の一種で，細長い突起を周囲の細胞間に伸ばす特有の形態，および主要組織適合抗原（major histocompatibility complex：MHC）クラスII分子の恒常的発現を特徴とする．これらは歯髄では象牙芽細胞層の付近と血管周囲に明瞭な偏在を示すが，とくに歯髄の表層部では，象牙芽細胞間，ときには象牙細管内にまで突起を伸ばしながら規則正しく配列している（図12）．抗原提示細胞として，象牙細管経由の抗原侵襲を検知し，その情報をTリンパ球に伝達して免疫応答を始動させる役割を演じていると考えられている（図13）．

　樹状細胞が象牙細管経由の細菌侵襲に速やかに応答することを示唆する知見も蓄積されつつある．た

1 | 歯髄保存療法の基礎

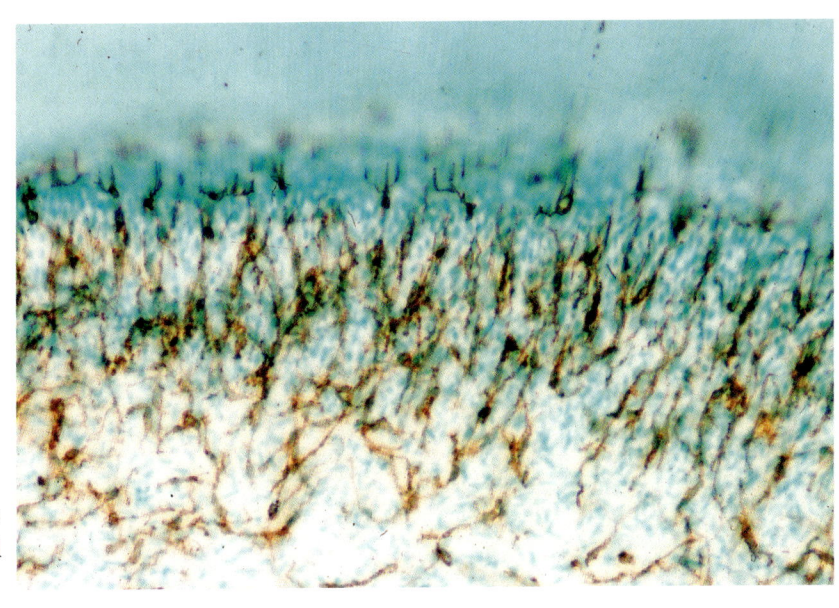

図14 象牙質う蝕による樹状細胞の密度の増加(ヒト歯髄, HLA-DR に対する免疫組織化学染色).

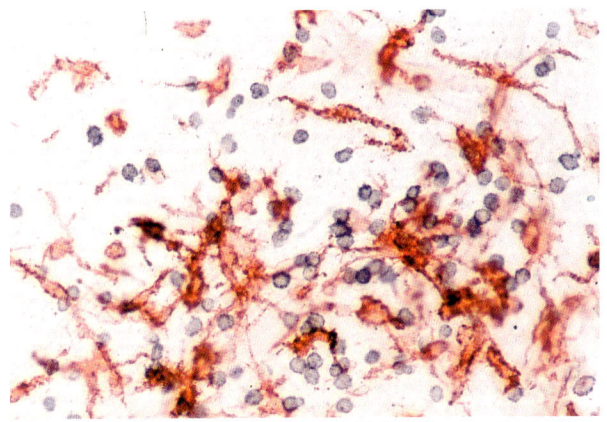

図15 象牙質う蝕歯歯髄における樹状細胞, T リンパ球の免疫二重染色像(歯冠歯髄表層部). 赤：樹状細胞(HLA-DR 陽性). 青：T リンパ球(CD3陽性). 樹状細胞, T リンパ球とも密度が増加している. 両者が近接して存在する傾向がみられる.

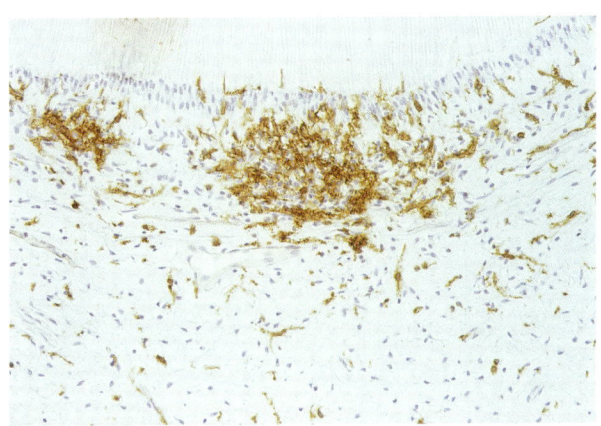

図16 う蝕除去, コンポジットレジン充填3か月後の樹状細胞の分布(ヒト歯髄, HLA-DR に対する免疫組織化学染色). 窩洞直下における集積像を示す.
(新潟大学 吉羽邦彦博士提供)

とえば，ラット臼歯に実験う蝕を誘発すると，象牙質う蝕病巣直下の歯髄に MHC クラスⅡ分子陽性細胞(歯髄内樹状細胞)の集積が限局性に観察される．この集積像は修復象牙質の形成とともに一旦消失するため，象牙細管経由の抗原侵襲の多寡に応じて変動することが窺われる[17]．さらにヒトう蝕歯の観察からも，歯髄内樹状細胞が浅在性象牙質う蝕の段階より限局性に集積することが見出されている(図14)．T リンパ球もこの段階で増加するため(図15)，局所における歯髄内樹状細胞と T リンパ球との相互作用(二次免疫応答における抗原提示)が，象牙細管経由のう蝕侵襲に対して歯髄で営まれる初期免疫応答に重要な役割を演じることが示唆される[13,18].

一方，B リンパ球は，浅在性う蝕あるいは可逆性歯髄炎の段階では少数が存在するのみであるが，深在性う蝕や不可逆性歯髄炎の症例では著しい増加を示す場合がある[18,19]．これらの細胞の役割は明確ではないが，歯髄炎の不可逆化に何らかの意義を有することが推察される．いずれにしても，各種免疫担当細胞の密度・分布様式の変動を解析することから，歯髄炎の可逆性・不可逆性の診断についての新たな情報が得られる可能性がある．

さらに最近の研究では，う蝕除去・接着性レジン充填後数か月を経た時点においても，歯髄に樹状細胞の集積像が残存することが報告されている(図16)[20]．象牙細管深部に何らかの抗原物質がわずかに

第6章　ここまで進んだ歯髄の研究

残存しており，これに対して防御反応が長く継続されることを示唆する所見であろう．

歯髄疾患の分子生物学的解析

歯髄疾患の過程では，さまざまな遺伝子が病態の変動に応じて局所で発現し，防御修復機構が時々刻々と展開される．歯髄生物学の分野にも分子生物学の手法は着々と導入されており，とくに歯髄炎の発症機構[21]や象牙芽細胞の再生過程[2]を中心に研究が進められている．

一方，この方面の研究は，従来「ある物質が発症に関与する」との仮説に基づき特定の物質にターゲットを絞って行われていたが，近年では全く異なる手法として，網羅的遺伝子発現解析法が導入されている．これは，マイクロアレイと呼ばれる装置（シリコンなどの小基盤上にDNA分子（の一部）を高密度に配置して作成される）を用い，数千〜数万におよぶ遺伝子の発現を広く同時に観察して，発現パターンの同定や診断・治療に有用な遺伝子のスクリーニングを行う方法である．

最近，この方法でヒトう蝕歯髄の約15,000種の遺伝子を解析し，健全歯と比較して85種が1/2以下，360種が2倍以上の発現レベルを示したとの報告がなされた[22]．う蝕歯で発現が増強した遺伝子に炎症，免疫応答，細胞間情報伝達などにかかわるものが多いのは当然とも思われるが，adrenomodullinと呼ばれる生理活性物質など，これまで歯髄では検索範囲外であった数種の遺伝子の発現増強も見出されている．このようなアプローチからも，新たな診断・治療法の創生への糸口が見いだされる可能性がある．

参考文献

1. Smith AJ. Pulpal responses to caries and dental repair. Caries Res. 2002；36(4)：223-232.
2. Mitsiadis TA, Rahiotis C. Parallels between tooth development and repair:conserved molecular mechanisms following carious and dental injury. J Dent Res. 2004；83(12)：896-902.
3. Tate Y, Yoshiba K, Yoshiba N, Iwaku M, Okiji T, Ohshima H. Odontoblast responses to GaAlAs laser irradiation in rat molars: an experimental study using heat-shock protein-25 immunohistochemistry. Eur J Oral Sci. 2006；114(1)：50-57.
4. Van Hassel HJ. Physiology of the human dental pulp. Oral Surg Oral Med Oral Pathol. 1971；32(1)：126-134.
5. Tønder KJ, Kvinnsland I. Micropuncture measurements of interstitial fluid pressure in normal and inflamed dental pulp in cats. J Endod. 1983；9(3)：105-109.
6. Heyeraas KJ, Berggreen E. Interstitial fluid pressure in normal and inflamed pulp. Crit Rev Oral Biol Med. 1999；10(3)：328-336.
7. Kim S, Dörscher-Kim JE, Liu M, Grayson A. Functional alterations in pulpal microcirculation in response to various dental procedures and materials. Proc Finn Dent Soc. 1992；88(Suppl 1)：65-72.
8. Sawa Y, Yoshida S, Ashikaga Y, Kim T, Yamaoka Y, Suzuki M. Immunohistochemical demonstration of lymphatic vessels in human dental pulp. Tissue Cell. 1998；30(5)：510-516.
9. Ebihara A, Tokita Y, Izawa T, Suda H. Pulpal blood flow assessed by laser Doppler flowmetry in a tooth with a horizontal root fracture. Oral Surg Oral Med Oral Pathol Oral Radiol Endod. 1996；81(2)：229-233.
10. Emshoff R, Moschen I, Strobl H. Use of laser Doppler flowmetry to predict vitality of luxated or avulsed permanent teeth. Oral Surg Oral Med Oral Pathol Oral Radiol Endod 2004；98(6)：750-755.
11. Byers MR, Närhi MV. Dental injury models: experimental tools for understanding neuroinflammatory interactions and polymodal nociceptor functions. Crit Rev Oral Biol Med 1999；10(1)：4-39.
12. Olgart L. Neural control of pulpal blood flow. Crit Rev Oral Biol Med. 1996；7(2)：159-171.
13. Sakurai K, Okiji T, Suda H. Co-increase of nerve fibers and HLA-DR- and/or factor XIIIa-expressing dendritic cells in dentinal caries-affected region of the human dental pulp. An immunohistochemical study.J Dent Res. 1999；78(10)：1596-1608.
14. Jontell M, Okiji T, Dahlgren U, Bergenholtz G. Immune defense mechanisms of the dental pulp. Crit Rev Oral Biol Med. 1998；9(2)：179-200.
15. Okiji T. Pulp as a connective tissue. In: Hargreaves KM, Goodis HE. Seltzer and Bender's dental pulp. Chicago, IL.: Quintessence, 2002：95-122.
16. 張　健，東みゆき．歯髄における免疫応答メカニズムを考えるために　樹状細胞は何をしているのか？. the Quintessence 2005；24(7)：77-84.
17. Kamal AMM, Okiji T, Kawashima N, Suda H. Defense responses of dentin/pulp complex to experimentally-induced caries in rat molars: an immunohistochemical study on kinetics of pulpal Ia antigen-expressing cells and macrophages. J Endod 1997；23(2)：115-120.
18. Okiji T, Suda H, Kawashima N, Kaneko T, Sakurai K. Responses of pulpal dendritic cells to microbial challenges across dentin. In: Ishikawa T, Takahashi K, Maeda T, Suda H, Shimono T, Inoue T. Dentin/Pulp Complex. Proceedings of the International Conference on Dentin/Pulp Complex 2001. Tokyo: Quintessence, 2002：24-30.
19. Izumi T, Kobayashi I, Okamura K, Sakai H. Immunohistochemical study on the immunocompetent cells of the pulp in human non-carious and carious teeth. Arch Oral Biol. 1995；40：609-614.
20. Yoshiba K, Yoshiba N, Iwaku M. Class II antigen-presenting dendritic cell and nerve fiber responses to cavities, caries, or caries treatment in human teeth. J Dent Res. 2003；82(6)：422-427.
21. Fouad AF. Molecular mediators of pulpal inflammation. In: Hargreaves KM, Goodis HE. Seltzer and Bender's dental pulp. Chicago, IL.: Quintessence, 2002：247-280.
22. McLachlan JL, Smith AJ, Bujalska IJ, Cooper PR. Gene expression profiling of pulpal tissue reveals the molecular complexity of dental caries. Biochim Biophys Acta. 2005；1741(3)：271-281.

第6章 ここまで進んだ歯髄の研究

2 歯髄再生

● 吉山昌宏
岡山大学大学院医歯学総合研究科生体機能再生・再建学講座歯科修復学分野

歯髄再生療法の可能性

　現代歯内療法学の古典的なテキストブックである Grossman 著の『エンドドンティックス』(第1版)において,「歯髄は最良の根管充填材である」と記述されている．この名言は21世紀の歯内療法学においても真実であるといえる．ガッタパーチャに代わる種々のバイオマテリアルが開発され,根管充填材として臨床応用が試みられてきたが,歯髄にまさる根管充填材はいまだ開発されていないのが現状である．

　歯を口腔内で永く保存するためには,健全な歯髄組織の存在が重要である．失活歯では,歯の破折の危険が高まるとともに,う蝕に対する防御システムが失われているため歯の崩壊に陥りやすい．

　そこでもし不可逆性歯髄炎となり不幸にして抜髄された後に,歯髄組織を再生したり,再生した歯髄組織を移植したりできれば歯の寿命は飛躍的に向上するであろう(図1).

　本編ではこの夢のような,しかしながら近未来的でもある歯髄再生療法の可能性を探ってみたい．

歯髄幹細胞(DPSC)

　近年,再生工学あるいは組織工学と称される,胚性細胞(ES細胞)や体性幹細胞(Stem Cell)などの多能性幹細胞を用いた組織再生技術が驚くべき進歩をとげている．1998年にウィスコンシン大学のThomsonらによって確立されたES細胞は,その多能性ゆえに究極の幹細胞と考えられたが,受精卵を利用するという倫理的問題や,クローン胚を複製することの是非など問題も多い[1].

　一方,成体の各組織に存在する体性幹細胞を用いることで,患者自身の細胞を用いた再生移植療法が可能となりつつある．とくに,血液幹細胞のような骨髄由来の幹細胞に加えて骨髄の基質中に存在する間葉系幹細胞(mesenchymal stem cell：MSC)が骨の再生療法の切り札として注目を浴びている[2].

　歯科領域においても,従来のセメントや金属などの人工材料に頼るのではなく,幹細胞と足場(マトリックス matrix,スキャフォールド scaffold)と生理活性物質の3つを組み合わせて生きた歯,歯周組織あるいは歯質を再生させる治療法の開発が具体化してきた(図2).

　歯髄の再生を考える上で近年注目されているのが,2000年に見い出された歯髄幹細胞(Dental pulp stem cell：DPSC)である[3].

　このDPSCは,患者自身の智歯などから得ることができ,従来の骨髄由来幹細胞(Bone marrow stem cell：BMSC)と比較して,免疫的なマーカータンパク質の発現パターンはほぼ同じであったが,細胞分化試験でDPSCはBMSCと異なり脂肪細胞を形成しなかった．ヒト歯髄幹細胞(DPSC)は試験管内(in vitro)で自己複製能および多分化能を有することが報告されている[4]．またハイドロキシアパタイト・リン酸三カルシウムに吸着させたDPSCを免疫不全マウスに移植すると,細管象牙質が形成させることもみいだされている．中島の総説[4]によれば,DPSCは歯髄組織の血管,とくに周皮細胞および血管平滑筋細胞と密接に関係しているといわれている．

175

第6章　ここまで進んだ歯髄の研究

[歯髄再生療法]

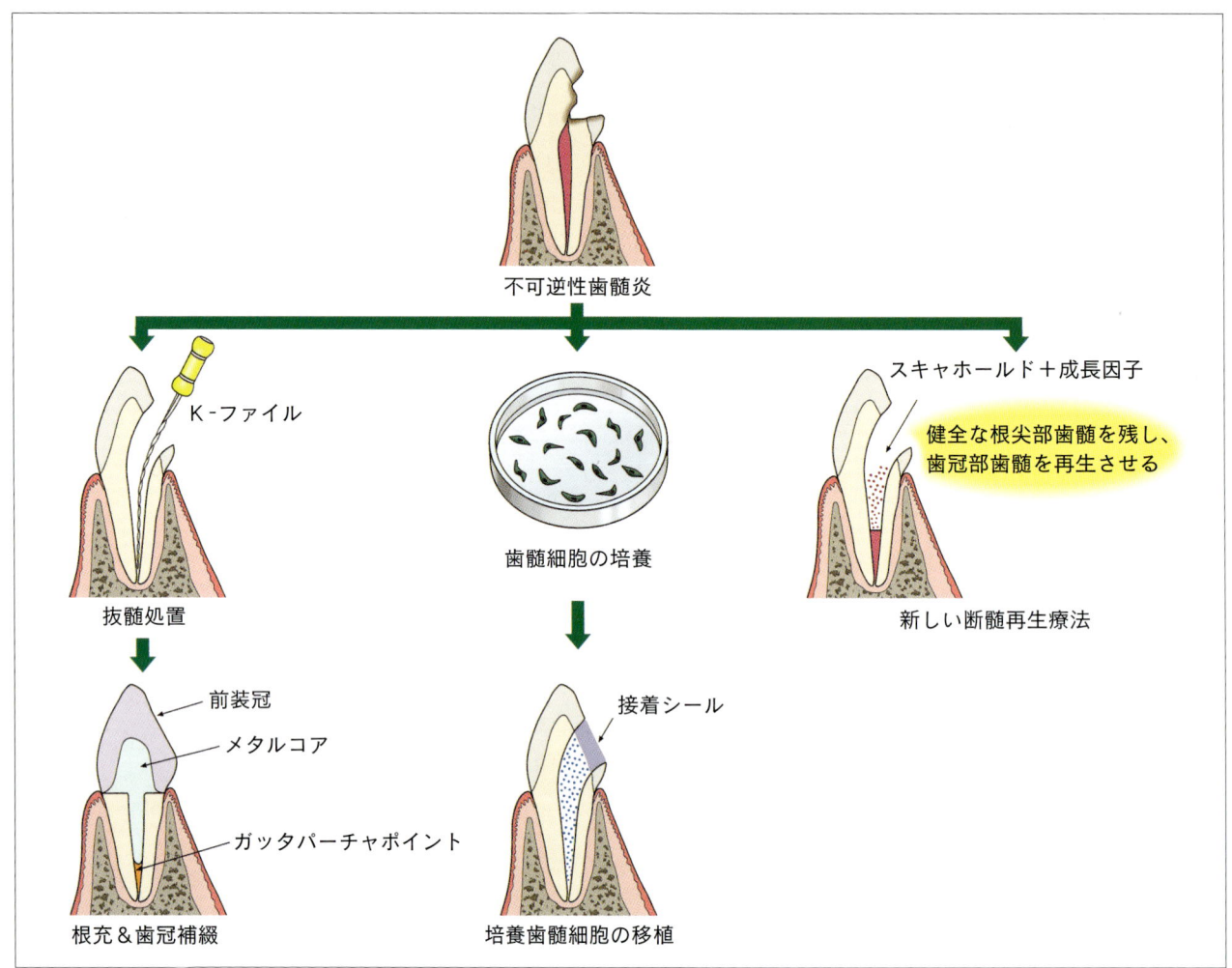

図1　従来の歯内療法に変わる歯髄再生療法.

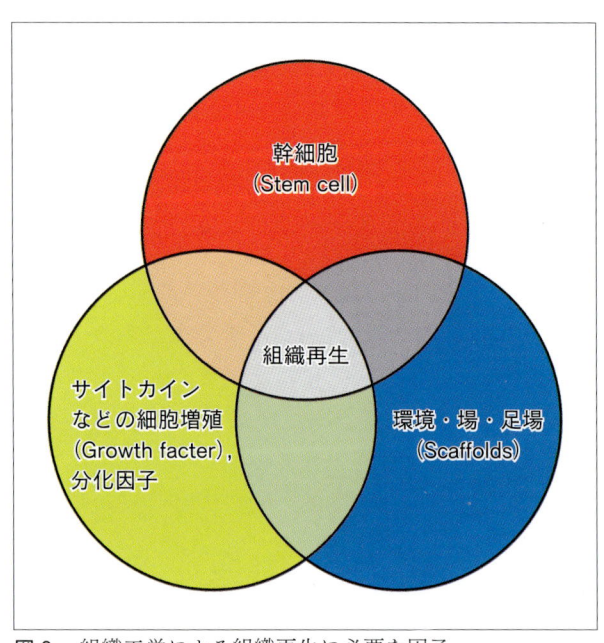

図2　組織工学による組織再生に必要な因子.

DPSCを用いた生体外遺伝子治療法による歯髄再生

　中島らは，生体外遺伝子導入したDPSCを露髄した歯髄組織上に移植する方法を提唱している[5]．GDF11/BMP11(Growth differentiation factor11/Bone morphogenic protain11)の遺伝子である*Cdf11/Bmp11*をDPSCに遺伝子導入し，三次元培養して象牙芽細胞に分化させ，その基質とともに露髄面上に移植すると，大量の骨様象牙質，次いで細管象牙質が形成されることが報告されている[6]（図3）．

　Rutherfordらは[7]，アデノウィルスベクターを用いてBMP7の遺伝子である*Bmp7*を培養皮膚線維芽細胞に遺伝子導入し，可逆性歯髄炎を生じている露髄歯に移植することで，修復象牙質の形成がみら

[生体外遺伝子導入法による修復象牙質形成]
提供／中島美佐子先生（国立長寿医療センター研究所口腔機能再生研究室）

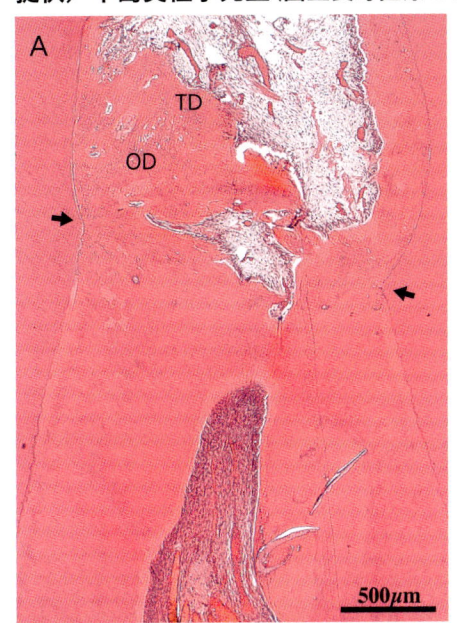

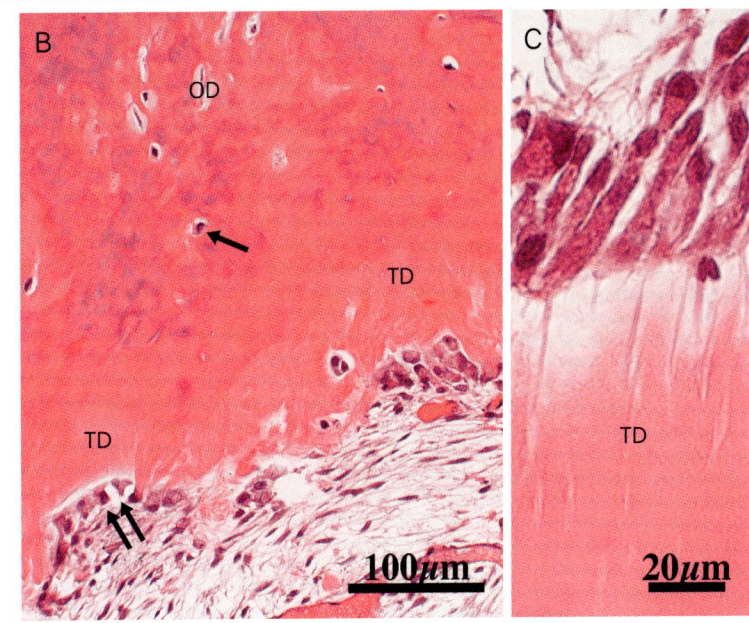

図3　歯髄幹細胞・前駆細胞にGdf11遺伝子を電気的に導入し，三次元培養14日後，分化した象牙芽細胞とその基質をイヌ生活歯髄切断面上に自家移植を行った．
A：3か月後，歯髄切断面（矢印）上に骨様象牙質（OD）ならびに細管象牙質（TD）の形成がみられる．
B：骨様象牙質ならびに細管象牙質の拡大像．骨様象牙芽細胞（矢印），象牙芽細胞（2本矢印）．
C：象牙芽細胞は細管象牙質に突起を伸ばしている．

れたことを報告している．このような生体外遺伝子治療は，宿主歯髄細胞の分化を誘導している可能性があるものの，臨床応用するためには，移植された細胞の薬理的作用や動態をさらに検討する必要がある．

成長因子（CTGF）を応用した歯髄／象牙質複合体再生療法

MI（minimal intervention；最小限の侵襲）の観点から，歯髄に対して積極的に硬組織の再生・再建を誘導できるような生物学的覆髄法の開発が急務と考えられる．従来，水酸化カルシウムによる覆髄法が臨床に応用されてきた．しかしながら形成された二次象牙質は多孔性で脆弱であり，二次う蝕に罹患する可能性も高い．

吉山らはモディファイド・シールドレストレーション（MSR）[8]を提唱し，可及的歯質保存療法の開発を目的に一連の研究を展開してきた．さらに，ティッシュエンジニアリングを応用した生物学的覆髄法の開発を目的として，硬組織の形成ならびに顎骨のリモデリングに重要な成長因子として報告[9]されているconnective tissue growth factor（結合組織成長因子：CTGF）に着目し，ヒト培養歯髄組織片におけるCTGF刺激によるI型コラーゲンとアルカリフォスファターゼの発現を解析することにより，歯髄に対する石灰化誘導能について検討を行った．

滝川ら[10]は内軟骨性骨形成全般を促進する多機能成長因子であるCTGFのリコンビナントタンパク質の合成にも成功している．そこで筆者ら[11]は抜去小臼歯から得られたヒト正常歯髄を1 mm^{3}の細片とし，リコンビナントCTGFによる刺激をインキュベータ中にて37℃で24，48，72，96時間行った[4]．各刺激時間培養後，歯髄組織片から切片を作成し，アルカリフォスファターゼの発現を染色キットにて解析するとともに，抗ヒトI型コラーゲンウサギ抗体を用いて，免疫染色を施した．

免疫染色の結果，I型コラーゲンはリコンビナントCTGFによる歯髄刺激24時間後にすでにその発現が顕著にみられており，96時間後まで発現の頻度に大きな差はみられなかった．一方，アルカリフォスファターゼの発現はCTGFによる歯髄刺激24時

第6章　ここまで進んだ歯髄の研究

[歯髄組織片にアルカリフォスファターゼの発現[1]]

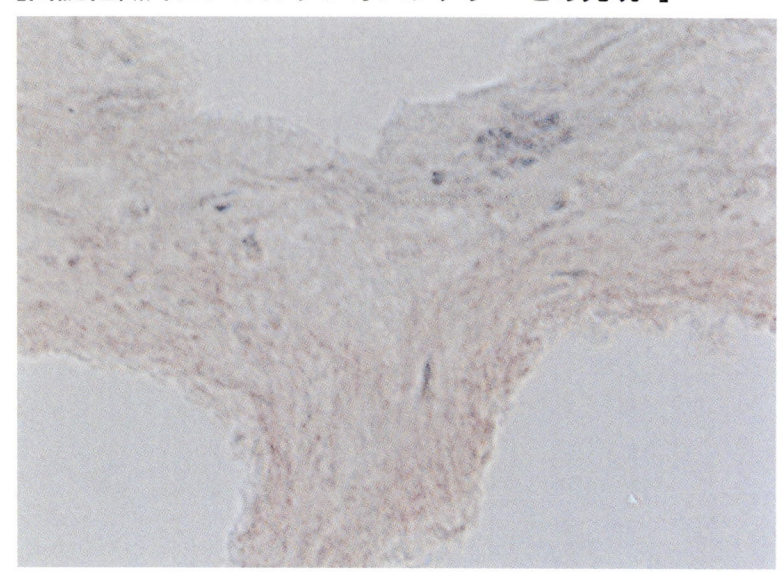

図4　CTGFによって96時間刺激された歯髄組織片を切片にし，アルカリフォスファターゼ染色キットにより発現を解析した．組織中にピンク色に染色されている部分が検出部位である．

[EVA＋C含有接着システムによる象牙質再生実験結果[12]]

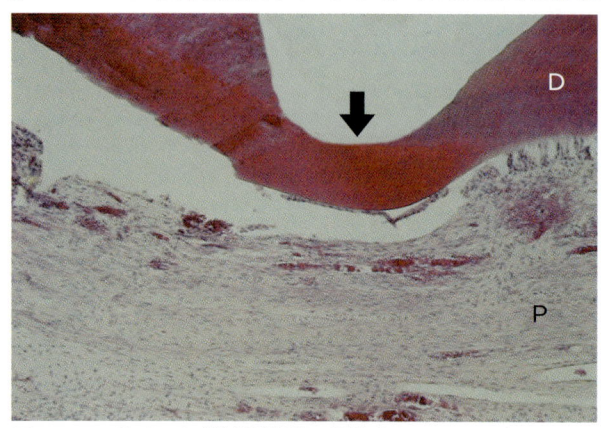

図5a　メガボンド単独覆髄群．平均約360μmのデンティンブリッジ（矢印）と修復象牙質が形成されていた．
P：歯髄　D：健全象牙質

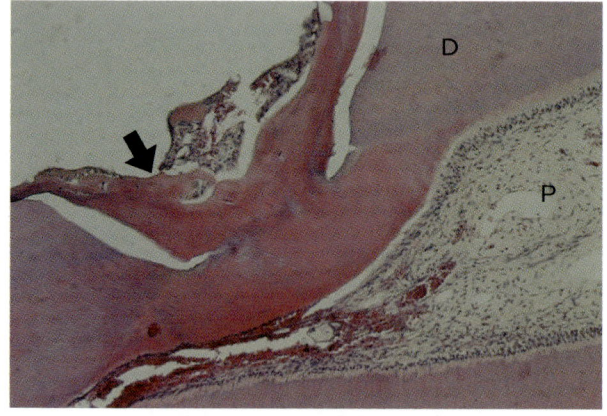

図5b　EVA＋C含有メガボンド直接覆髄群．デンティンブリッジや修復象牙質のみならず，一部窩洞内で穿出して平均約620μmの厚さの再生象牙質（矢印）が生じていた．

間後から48時間後でほとんど観察されず，72時間後で局所的な発現がみられるものの，顕著な発現は96時間後に観察された（図4）．このことから，CTGFは歯髄に対して石灰化基質のひとつであるⅠ型コラーゲンの産生を早期に促進させ，ついで石灰化の指標となるアルカリフォスファターゼの発現を誘導する機能を有していることが明らかとなった．

コラーゲン固定化EVAの歯髄再生療法への応用

歯髄再生療法のスキャフォールドとしては，歯髄細胞への親和性のほかに，コンポジットレジンおよび象牙質への接着性が不可欠である．

そこで筆者らは，エチレン-ビニルアルコール共重合体（EVAフィルムソアノールAP，日本合成化学）に注目し，コラーゲン固定化EVAフィルム（EVA＋C）のヒト歯髄培養細胞への親和性を確かめている．さらにカニクイザルの犬歯の露髄面に，EVA＋C配合接着システムを応用し，3か月後に平均約600μmの厚さの再生象牙質と象牙芽細胞が再生していることを見いだしている（図5）[12]．

[歯髄に対するCTGFの作用[1]]

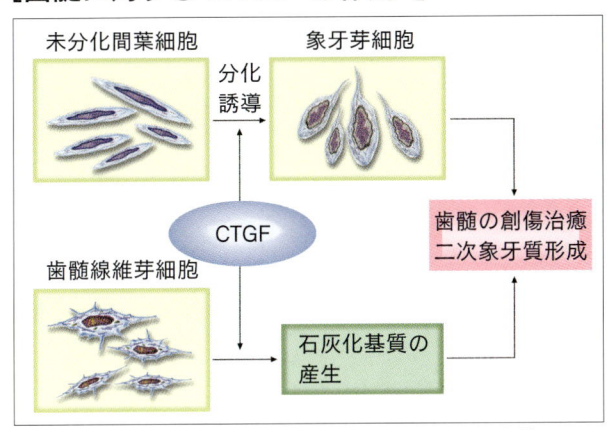

図6 CTGFによって歯髄線維芽細胞の再生が誘導され，そこから石灰化基質の発現が促進される．また，未分化間葉細胞から象牙芽細胞が直接的あるいは間接的に誘導され，硬組織の再生が誘導されると考えられる．

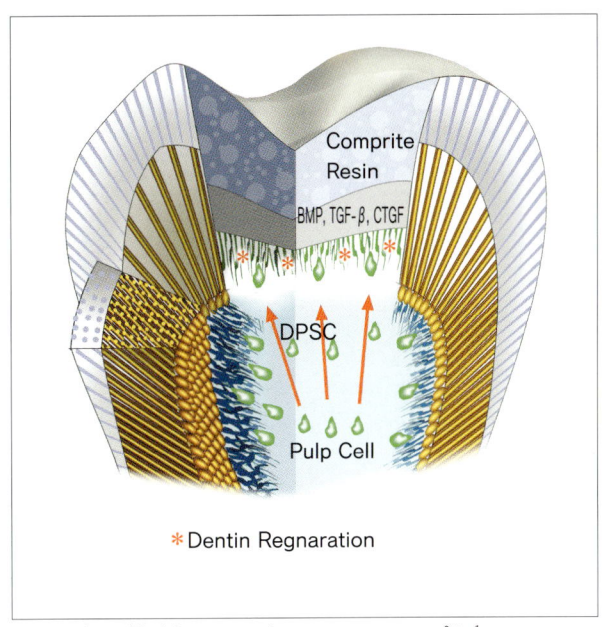

図7 象牙質再生メカニズムのキーコンセプト[1].

今後の展望

今後は，CTGFが歯髄のどの細胞に作用しているのか，また石灰化を誘導する各種タンパク質の発現にどのように作用しているのかについて，さらなる解析を展開していきたい．う蝕で侵された成人患者の歯髄細胞の象牙芽細胞分子誘導能は決して高くないと推測される．したがってCTGFを含めた複数の成長因子による"バイオフィジカル・カクテル"を応用した生物学的覆髄法の確立に結びつけたいと考えている(図6).

さらにはDPSCを用いた生体外遺伝子治療法が確立されれば，「ガッターパーチャ根管充填」は完全に過去の遺物となるであろう．図7に示すような歯髄／象牙質再生メカニズムのキーコンセプトに基づいた治療法の実現に向けて今後とも研究を続けていきたい．

参考文献

1. 中西徹，大山和美，滝川正春．歯髄細胞再生の最前線．歯髄幹細胞(DPSC)の役割．The Quintessence, 2003；22(1)：220-221.
2. Pittenger MF et al. Multilineage potential of adult human mesenchymal stem cells. Science. 1999；284：143-147.
3. Gronthos S et al. Postnatal human dental pulp stem cells(DPSCs) in vivo and in vitro. Proc Natl. A cdd. Sci. USA. 2000；97：13625-13630.
4. Grontho S et al. Stem cell properties of human dental pulp stem cells. J Dent Res. 2002；81：531-535.
5. 中島美佐子．Gdf 11を電気的遺伝子導入した歯髄幹細胞を用いた生体外遺伝子導入法による修復象牙質形成．日歯保存誌．2005；48(6)：803-805.
6. Nakajima M et al. Stimulation of reparative dentin formation by ex vivo gene therapy using dental pulp stem cells electrotransfected with Gdf11：Human gene Ther. 2004；15：1045-1053.
7. Rutherford RB：BMP-7 gene transfer to inflamed ferret dental pulp：Eur J Oral Sci. 2001；109：422-424.
8. 吉山昌宏，鳥井康弘，糸田俊之，西谷佳浩：MIを生かす接着材料の新展開．In：別冊the Quintessence．YEAR BOOK 2001．現代の治療指針．東京：クインテッセンス出版，2001；22-38.
9. 滝川正春，中西徹，志茂剛：骨組織におとずれた新世紀 内軟骨性骨形成に最も重要な新規成長因子CTGF．細胞工学．1998；17(3)：357-362.
10. Yamashiro T, Fukunaga T, Kobashi N, Kamioka H, Nakanishi T, Takigawa M and Takano-Yamamoto T. Mechanical Stimulation Induces CTGF Expression in Rat Osteocytes. J Dent Res. 2001；80：461-465, 2001.
11. Shimizu H, Nishitani Y, Nishida T, Takigawa M, Yoshiyama M. Development of the Dentin Regeneration Therapy-Expression of alkaline phosphatase induced by CTGF in human cultured dental pulp, J Hard Tissue Biology, in press.
12. 吉山昌宏，仲保聡，西谷佳浩，糸田俊之．象牙質再生をめざす接着性レジン．the Quintessence. 2004；23(6)：53-58.

索引

[あ]

アペキシフィケーション　144, 149, 160
アペクソジェネシス　161
アマルガムのマージン部の適合　82
アロディニア(allodynia)　41

[い]

移植後の歯根発育の可能性　148
移植歯と歯髄保存療法　160
移植歯の歯髄治癒のメカニズム　146
痛み
　――と鑑別診断　41
　――の原因部位　41
　――の表現と原因部位　40
　咬合力による亀裂のわずかな離開を原因とする歯髄の――　153
一部性歯髄炎と考えられるケース　118
一過性冷水痛　68
イルミネーター　57
違和感　44
インピーダンス測定検査　85, 87
インフェクション・コントロール　106
インフォームドチョイス　132
インレー修復歯の冷水痛　128
インレー脱落　43

[う]

う蝕検知液　59, 81
う蝕検知液の染色程度　135
う蝕歯薄切切片の実体顕微鏡像　95
う蝕除去時に露髄　135
う蝕の深達度　61, 67

[え]

永久歯の抜歯原因調査報告書　10
エックス線画像読影の要点　60
エックス線検査　59
エックス線透過像の有無　62
エッジ強調　67
エッジ強調の加工処理　68
エナメル質の亀裂　83
エナメル質の破折　46
炎症歯髄の血流動態　168

[お]

温度診　49
温熱刺激　51

[か]

外傷
　――による歯根破折　63, 73
外傷歯
　――の歯髄の生死の診断法　155
　――への対応と歯髄保存　151
可逆性歯髄炎か非可逆性歯髄炎かの診断　117
カリエスチェック　81
カリエスディテクター　81
カリエスメーター　116
カリエスメーターL　87
軽い冷水痛と審美障害　119
患者が痛みを訴える部位　41
患者による選択　132
間接覆髄症例　96
間接覆髄法　94
間接覆髄薬　90
完全脱臼(再植歯)　159
間葉系幹細胞　175

[き]

既往歴　44
頬側根尖部の圧痛　65
亀裂　44, 46, 57, 151
亀裂・破折の有無　84
亀裂歯症候群　152

[く]

偶発的露髄＝抜髄ではない　138
グラスアイオノマーセメント　126
クランプが装着しづらい場合　110
クリアフィルメガボンドによる直接覆髄失敗例　133
クリアフィルメガボンドによる直接覆髄成功例　133
グルマ・ディセンシタイザー　130

[け]

警告信号としての歯痛　11
軽度の冷水痛　117
血管収縮薬無配合の歯科用局所麻酔剤　78
ケフラールカプセル　102
ケミカルサージェリー　97
ケミカルサージェリー施術例　137
顕微鏡検査　80
現病歴　42
現病歴の注意深い聴取の重要性　44
現病歴を聞くときの注意事項　43

[こ]

誤飲・誤嚥の防止　106
硬化性骨炎　61
抗菌剤　102
口腔内環境の遮断　105
咬合時違和感　61
咬合痛　44, 64
咬合面う蝕　123
口内法エックス線撮影法　59
口内法デジタルエックス線画像撮影法　67
絞扼説　168
高齢者の歯髄保存　161
呼気によるミラーの曇りの防止　107
黒褐色の軟化象牙質　45
骨髄由来幹細胞　175
コラーゲン固定化EVAの歯髄再生療法への応用　178
コロナルリーケージ　14
根管充填・歯冠修復の状態と根尖病変発現との関係　15
根管処置
　――歯の運命　34
　――の予後成績　34
根尖歯周組織疾患　72
根尖性セメント質異形成症　64, 74
根尖病変
　――と類似した解剖学的構造(物)の鑑別　73
　――と類似した疾患の鑑別　74
　――の有無・大きさからみた未処置根管の治療成績　35
　――を伴わない無髄歯の予後成績　33
根尖部の硬化性骨炎　60
コントラストや明度の調整　67
コンポジットレジン修復　123, 124
根未完成移植歯に生活断髄を行った症例　161

根未完成移植歯の歯髄腔の経時的石
　　灰化　160
根未完成外傷歯の歯髄保存による根
　　尖孔の完成　159
根未完成歯の自家移植　160
根未完成歯の歯髄保存療法　161

[さ]

再根管治療　91
再根管治療の成功率　33, 91
さまざまな連続防湿　109
酸化亜鉛ユージノールセメント　51
暫間的間接覆髄処置　61
暫間的間接覆髄法　98, 161
酸処理した象牙質　115

[し]

次亜塩素酸ナトリウム水溶液と過酸
　　化水素水による交互洗浄　134
シールドレストレーション　124
歯科恐怖症　122
歯科用CT　70
歯科用CTによる検査　71
歯科用CTを使用した歯髄疾患の鑑
　　別診断の有効例　71
歯冠・歯根破折　154
歯冠修復の重要性　16
歯冠修復物の形態とその適合　62
歯冠修復物マージンの適合や辺縁漏
　　洩の有無の確認　83
歯冠側からの漏洩　14
歯冠破折　153
歯冠破折歯における偶発的露髄
　　134
歯冠部エナメル質や象牙質の亀裂・
　　破折の診査　83
歯冠変色　20
歯頸部知覚過敏症における露出象牙
　　質の拡大像　129
歯原性歯痛に共通する特徴　76
歯原性病因の有無　76
歯根完成歯の移植　160
歯根の発育と歯髄治癒　147
歯根破折（水平破折）　154, 155
歯根膜腔の拡大　60
歯根膜腔の拡大の有無　61, 67
歯根未完成歯の移植から考察される
　　歯髄治癒　140
歯根未完成歯の移植の時期　148
歯根未完成歯の移植の治癒　146
歯根未完成歯の自家歯牙移植　140

視診　45
視診による歯髄保存の可否のクライ
　　テリア　46
歯髄炎のstage分類　117
歯髄炎の分類　38
歯髄幹細胞　175
歯髄幹細胞（DPSC）　175
歯髄血流　10
歯髄腔との関係　67
歯髄腔の石灰化を伴う歯髄の治癒
　　160
歯髄腔の閉塞　140
歯髄再生　175
歯髄再生療法の可能性　175
歯髄再生療法のスキャフォールド
　　178
歯髄失活が疑われたケース　120
歯髄疾患の進行過程　116
歯髄疾患の分子生物学的解析　174
歯髄診断のポイント　117
歯髄喪失の悲劇　10
歯髄組織片にアルカリフォスファ
　　ターゼの発現　178
歯髄治癒に影響を与える因子　147
歯髄治癒の確率　148
歯髄鎮静・鎮痛薬　90
歯髄鎮静療法　51
歯髄内圧の上昇　11
歯髄に分布する感覚神経線維の分
　　類　170
歯髄の感覚神経線維は高密度に分
　　布　169
歯髄の血流量　10
歯髄の状態別にみた抜歯数　10
歯髄の神経系　169
歯髄の診査方法　115
歯髄のスクリーニング検査と痛みの
　　鑑別診断　38
歯髄の治癒　146
歯髄の痛覚　13
歯根の発育分類　147
歯髄の微小循環系　168
歯髄の病態　166
歯髄の変性　57
歯髄の防御機構　10
歯髄の免疫担当細胞　172
歯髄保存か抜髄かを診断する　42
歯髄保存療法の基礎　166
歯髄保存療法の術式　94
歯髄保存療法の成功率　100
歯髄保存療法の適応症　94

歯髄を保存すべきか否かのポイント
　　48, 51, 54, 57
歯槽硬線（白線）の有無　61, 67
歯槽硬線（白線）の消失　60
実体顕微鏡下の窩洞形成　106
歯内療法でのマイクロスコープの役
　　割　80
歯肉腫脹　56
歯肉の違和感　62
歯肉の腫脹　65
自発痛　41
自発痛の有無　22
シプロキサン錠　102
シプロフロキサシン　102
社会保険歯科診療報酬点数　31
社会保険歯科診療報酬点数と所要時
　　間　28
周囲軟組織の圧排・保護　106
重度知覚過敏　130
重度の知覚過敏症の処置　129
修復象牙質　10
主訴　42
術中に露髄　55
術野の隔離によるアクセスや視認性
　　の向上　107
触診　46
処置の安全性確保　106
シリコーン印象材　111
白黒反転　67
神経原性炎症　170
神経原性炎症の機構　171
深在性う蝕　68, 70
　　——が歯髄に及ぼす影響　114
　　——と歯髄腔との位置関係の確認
　　　　71
　　——や露髄の有無の診査　79
診断の重要性　42
深部う蝕症例のレジンコーティ ング
　　法による処置　127
深部う蝕除去後にグラスアイオノ
　　マーセメントで暫間充填　125
深部う蝕の処置　115
深部う蝕のレジン修復症例　117
深部根面う蝕　121
深部象牙質う蝕　122
新付着　146
診療所要時間と社会保険診療報酬点
　　数　28

[す]

水酸化カルシウム　100

181

水酸化カルシウム製剤　95, 100, 122, 143
水酸化カルシウム粉末＋滅菌蒸留水または生理食塩水　100
垂直性歯根破折　15, 16
　　──のエックス線所見　16
　　──の客観的臨床所見　16
　　──の自覚症状　16
スクリーニング検査の感度と特異度　38

[せ]

生活歯歯冠形成時の偶発的露髄　134
生活歯と無髄歯の物性比較　20
生活断髄（歯頸部歯髄切断）の成功率　154
生体外遺伝子導入法による修復象牙質形成　177
生体防御反応　114
切削による検査　85
摂食時の温熱痛　51
接着性コンポジットレジン修復　105
接着性レジンシステム　100
接着性レジンによる直接覆髄　132
セファクロール　102

[そ]

象牙芽細胞の修復・再生　167
象牙細管経由の外来侵襲　10
象牙細管の密度と集中　115
象牙質う蝕による神経要素の密度の増加　171
象牙質知覚過敏症治療薬　90
ソラーレ　122

[た]

待機的診断法　88
待機的診断法（広義）で用いられる薬剤　90
待機的診断法と歯髄保存療法のフローチャート　90
第三象牙質の形成　10, 94
体性幹細胞（Stem Cell）　175
代表的な歯科用局所麻酔剤　78
唾液・血液による術野の汚染阻止　105
打診　40, 47
打診痛　44
多数歯に外傷が生じた症例　157

脱臼　46

[ち]

知覚過敏のオフィストリートメント　129
知覚過敏の処置　129
知覚過敏の治療ポイント　129
知覚過敏の発症メカニズム　129
知覚過敏抑制材　84
中心結節破折　161
長期間経過後に歯髄壊死に陥った歯根（水平）破折の症例　155
直接覆髄症例　97
直接覆髄に推奨されるレジン　138
直接覆髄の成功率　154
直接覆髄法　96
直接覆髄薬　90

[つ]

痛覚過敏　41
痛覚の閾値　54

[て]

電気診　52
テンティンブリッジ　132
デンティンブリッジの形成　153
電動式歯科用注射器　78
デントテスター　53, 116

[と]

透照診　57
動水力学説の機構　170
疼痛
　筋・筋膜──　77
　数歯の──　76
　──の継続期間　43
　両側性の──　76
動揺度診査　47

[の]

膿瘍形成　145

[は]

胚性細胞（ES細胞）　175
破折　59
破折線の有無　63
抜髄
　──の現状　26
　──の失敗症例　13
　──の診療報酬　21
　──の頻度　26

　──の予後成績　32
　──は10～30％の予後不良例を伴う　33
歯の痛みの分類　170
歯の脱臼の分類　151
歯の破折の診査　57
歯の破折の分類　151
パノラマエックス線画像の読影の要点　66
パノラマ断層撮影法　66
パノラマデジタルエックス線画像撮影法　69
パルパー　50
反応象牙質　10

[ひ]

光重合と化学重合の違い　138
鼻口蓋管嚢胞　64, 74
非歯原性歯痛の主な特徴　76
病原性物質の歯髄への侵入　10

[ふ]

フェネストレーション　64, 74
不可逆性歯髄炎
　正確に診断できる──　22
　　──の診断基準　170
　　──のスクリーニングテスト　22
不完全脱臼　156
不完全脱臼（歯根完成歯）における継発症の出現頻度　156
不完全脱臼歯への歯内療法　158
複根歯　56
複雑な根管形態　12
覆髄剤　100, 103
覆髄時の止血に失敗し，歯髄炎を惹起した症例　137
部分的歯髄切断　154

[へ]

米国歯内療法専門医の歯内療法料金　30
米国における根管処置の料金　29
米国の根管治療料金　30
辺縁漏洩　82
変色無髄歯への対応　21

[ま]

マージンの不適合　62
マージン部の適合　82
マイクロスコープ　79

マウスピース・ナイトガードの装着　77
麻酔診　75

[み]

未処置根管の治療成績　35

[む]

無菌的術野の確保　105
むずかしい再根管治療　91

[め]

メトロニダゾール　102
メピバカイン　77

[も]

モディファイド・シールドレストレーション　177
問診　42

[ゆ]

有害物質の内部への拡散を防止するメカニズム　115

[ら]

ラバーダム装着に対する患者の希望　108
ラバーダム装着の工夫　109
ラバーダムと歯髄保存　105
ラバーダム防湿　105
　歯の漂白時の歯肉の保護を目的とした――　106
　――とコンポジットレジン修復　107
　――と歯内療法　108
　――と覆髄法　108
　――とリスク評価　111
　――の意義　105
　――の臨床エビデンス　107
　――は患者にとって不快か　109

[り]

両隣在歯を利用して装着したラバーダム　107
リン酸カルシウム系セラミクス　100
隣接面う蝕の観察　57

[れ]

冷水痛　44，59，84，125
冷熱刺激　49

冷熱に対する違和感　52
レーザー光による診断　88
レーザードップラー血流計　88
レジン隔壁の応用　110
レジンコーティング後にメタルインレー修復　128
レジンコーティング法のコンセプト　127
レジンコーティング法の術式　127
レジンコーティング法の利点　127
レジンによる直接覆髄で歯髄は壊死するのか　132
レジンによる直接覆髄の適応症と禁忌症　132
レジンによる直接覆髄を成功させるデシジョンツリー　136
レジンによる直接覆髄を成功に導く要件　135
レジンによる直接覆髄　132
連続防湿　107，109

[ろ]

漏洩の阻止　106
漏洩への配慮　111
露髄　55
露髄の有無を確認　58
露髄のない歯冠破折　153
露髄部のケミカルサージェリーは必須　137
露髄を伴う歯冠破折　154
露髄を伴う歯冠破折に生活断髄を行った症例　153
露髄を伴う象牙質に及ぶ破折　46
露髄を伴わない象牙質に及ぶ破折　46

[α]

αリン酸三カルシウム　100

[C]

condensing osteitis　61

[D]

DIAGNOdent　88，116
DMS25ZC　80
Dycal　95，100，143

[I]

Indirect Pulp Capping：IPC 法　98

[L]

Life　100

[M]

M300 DENT　80
MI　177
Minimal Intervention(MI)Dentistry　132
MI コンセプトに基づいた歯髄保護処置　132
MS コート　84，129

[N]

Narrative Based Medicine　117

[O]

OPMI111　80
OPMI99　80

[P]

PCO　144
ProRoot MTA　100
Protege Plus　80

[S]

split-dam テクニック　110

[1]

1 分あたり総保険診療報酬点数からみた評価分類　27

[2]

2 - Mix　104

[3]

3DX の歯内療法領域における適応範囲　70
3DX マルチイメージマイクロ CT　70
3 - Mix　102
3 - Mix による間接覆髄法　103
3 - Mix による直接覆髄法　103
3 種混合抗菌剤(3 - Mix)療法　102
3 種混合抗菌剤療法の禁忌症　104
3 種混合抗菌剤療法の実際　102

失敗しない歯髄保存療法―抜髄する前にもう一度歯髄診断をしよう

2006年11月10日　第1版第1刷発行

編 著 者　須田　英明／興地　隆史／中村　洋／吉山　昌宏

発 行 人　佐々木　一高

発 行 所　クインテッセンス出版株式会社
　　　　　東京都文京区本郷3丁目2番6号　〒113-0033
　　　　　クイントハウスビル　電話 (03)5842-2270(代表)
　　　　　　　　　　　　　　　　　(03)5842-2272(営業部)
　　　　　　　　　　　　　　　　　(03)5842-2279(書籍編集部)
　　　　　web page address　http://www.quint-j.co.jp/

印刷・製本　サン美術印刷株式会社

Ⓒ2006　クインテッセンス出版株式会社　　　　　　　禁無断転載・複写
Printed in Japan　　　　　　　　　　　　　　落丁本・乱丁本はお取り替えします
　　　　　　　　　　　　　　　　　　　　　　　ISBN4-87417-930-4　C3047

定価はカバーに表示してあります